看護学テキスト **NiCE**

病態・治療論［2］

呼吸器疾患

———————
編　集
———————

石原　英樹

竹川　幸恵

JN051386

改訂第2版

南江堂

執筆者一覧

編集

石原　英樹　八尾徳洲会総合病院 副院長
竹川　幸恵　大阪はびきの医療センター呼吸ケアセンター 副センター長

執筆（執筆順）

石原　英樹　八尾徳洲会総合病院 副院長
竹川　幸恵　大阪はびきの医療センター呼吸ケアセンター 副センター長
坪井　知正　国立病院機構南京都病院 名誉院長
茄原　雄一　国立病院機構南京都病院呼吸器センター内科部門
水口　正義　国立病院機構南京都病院呼吸器センター内科部門 医長
橘　　洋正　国立病院機構南京都病院呼吸器センター内科部門 医長
酒井　茂樹　国立病院機構南京都病院呼吸器センター内科部門
佐藤　敦夫　国立病院機構南京都病院 院長
小栗　　晋　国立病院機構南京都病院呼吸器センター内科部門 医長
角　　謙介　国立病院機構南京都病院呼吸器センター内科部門 診療部長
大塩麻友美　国立病院機構南京都病院呼吸器センター外科部門 医長
森下　　裕　大阪はびきの医療センター呼吸器内科 主任部長
北原　直人　大阪はびきの医療センター呼吸器外科 副部長
渡部　妙子　大阪はびきの医療センター看護部
平田　聡子　大阪はびきの医療センター看護部 副師長
岡田由佳理　大阪はびきの医療センター看護部 副師長
橋本　美鈴　大阪はびきの医療センター看護部 副師長
田村　嘉孝　大阪はびきの医療センター臨床検査科 主任部長
韓　　由紀　大阪はびきの医療センター感染症内科 副部長
北島　平太　大阪はびきの医療センター感染症内科
永井　崇之　大阪はびきの医療センター感染症内科 主任部長
田村香菜子　大阪はびきの医療センター呼吸器内科 副部長
松野　　治　大阪はびきの医療センターアレルギー・リウマチ内科 主任部長
髙田　　創　大阪大学大学院医学系研究科呼吸器内科学
鈴木　秀和　大阪はびきの医療センター肺腫瘍内科 主任部長
馬越　泰生　大阪はびきの医療センター呼吸器内科 医長
松岡　洋人　日本生命病院ニッセイ予防医学センター 副センター長
佐藤　真吾　大阪はびきの医療センター肺腫瘍内科 診療主任
栁瀬　隆文　大阪はびきの医療センター肺腫瘍内科 診療主任
井内　敦彦　大阪はびきの医療センター循環器内科 副部長
原田　　博　大阪はびきの医療センター循環器内科 副部長
江角　　章　大阪はびきの医療センター 教育研修センター長・循環器内科 部長
森下　直子　大阪はびきの医療センター肺腫瘍内科 副部長

上山　廉起　　大阪はびきの医療センター呼吸器外科

杉浦　裕典　　大阪はびきの医療センター呼吸器外科

安藤紘史郎　　大阪はびきの医療センター呼吸器外科

柏　　庸三　　大阪はびきの医療センター集中治療科 主任部長

廣田　哲也　　大阪はびきの医療センター救急診療科 主任部長

益弘健太朗　　大阪大学大学院医学系研究科呼吸器内科学

はじめに

今回，『看護学テキスト NiCE 病態・治療論 [2] 呼吸器疾患』を改訂することになった．ここ数年は，呼吸器領域に留まらない大きな出来事として，新型コロナウイルス感染症（COVID-19）のことが一番のトピックスとして挙げられる．呼吸管理領域においては，1990年代後半からの非侵襲的陽圧換気療法（NPPV），2010年代後半からのハイフローセラピーなどの非侵襲的呼吸管理の普及により劇的な変化がもたらされた．さらに2009年の新型インフルエンザの流行時より，体外式膜型人工肺（ECMO）療法の見直しと普及が進み，呼吸管理の世界が多様化の時代を迎えるようになった．しかしCOVID-19の流行は，当初この呼吸管理の多様化に逆行をもたらした．すなわち，NPPV・ハイフローセラピーなどの非侵襲的呼吸管理がほぼ禁忌とされ，酸素療法で改善が認められない症例は，非侵襲的呼吸管理を経ることなく，侵襲的呼吸管理の適応となり，数十年前の呼吸管理の世界に逆戻りをしたような感覚を覚えた．その後，学会などによる各方面の働きかけによって，COVID-19の患者にも非侵襲的呼吸管理の適応が可能となり，ようやく通常の呼吸管理の世界が戻ってきたと実感している．未知の一つの感染症が，このように呼吸の世界にも大きな変革をもたらしたことに驚きを隠せないと同時に，様々な問題を徐々にではあるが，克服してきた医療の進歩という点も見逃せないと考えている．

本書の改訂が，これからの未来につながる呼吸器疾患やその患者の理解の一助になれば幸いである．

2023年11月

石原　英樹

竹川　幸恵

初版の序

　「呼吸」とは，人間の生体現象の中でも直接生命に関係するものであり，「呼吸」の破綻は生命の危機につながる．「呼吸」というと息を吸う・吐くという動作を思い浮かべるであろう．しかし，「呼吸」はそれだけでは成立しない．まず，吸い込んだ空気を肺でガス交換（外界からの酸素の取り込みと生体からの二酸化炭素の放出）する必要がある．これは「外呼吸」といわれるものである．さらに「呼吸」にはもう一つの側面があり，それは「内呼吸」といわれ，細胞（ミトコンドリア）が酸素を利用してエネルギーを産生し，二酸化炭素を放出する代謝系である．さらに，呼吸の動作は，呼吸中枢とよばれる神経系の仕組みによって維持されている．したがって，「呼吸」の障害は肺だけではなく，全身の変化を反映しており，呼吸器疾患のみならず，あらゆる疾患をもつ患者に対して看護を提供する看護師には，多岐にわたる「呼吸」に関する知識が必要となる．

　そこで本書では，まず第Ⅰ章で，呼吸器病学の基礎となる呼吸器の構造と機能，呼吸の生理，呼吸器の障害と症状についてくわしく解説した．さらに実際の医療現場で活用できる知識に重点を置くという編集方針のもと，第Ⅱ章では呼吸器症状からの診断過程や，各種検査・治療法の考え方や注意点を示した．第Ⅲ章の呼吸器疾患各論では，各疾患の病態・診断・治療はもとより，その疾患をもつ患者がどのような治療経過や予後をたどるのか，また，どのような退院支援や患者教育が必要なのかを解説している．本書が呼吸器疾患看護に関わるすべての方々の一助になれば幸いである．

　本書の執筆にあたり，大阪はびきの医療センターの先生方には全科を挙げてご執筆いただいたこと，また，国立病院機構南京都病院呼吸器科の坪井知正先生をはじめ呼吸器科・呼吸器外科の先生方にご協力いただいたことに対してこの場を借りてお礼を申し上げたい．

　最後に本書の企画から出版まで，支援と助言を惜しまれなかった南江堂編集部の皆様，なかでも直接ご担当いただき，忍耐強く原稿を待っていただいた竹田博安氏に深甚の謝意を表する．

2019 年 2 月

石原　英樹
竹川　幸恵

目次

第Ⅲ章　**呼吸器疾患　各論**　103

序　章　なぜ呼吸器疾患について学ぶのか

1 ｜ 医師の立場から

　「呼吸」とは，ヒトの生体現象の中で生命に直接関係するものであり，呼吸の破綻は生命の危機となる．その生命維持のために，種々の病態に応じた医療・看護が必要となる．また，呼吸の障害は肺や胸郭だけではなく，全身の変化を反映しており，特に「心肺蘇生」・「呼吸循環動態」などの言葉が表すように，循環器系と密接に関連している．この広範で複雑な呼吸障害への対応は，高度先進医療技術の発達と全人的医療の流れを考慮すると，高度な専門性が必要とされる．

　呼吸器疾患の中には，肺がん・肺炎など一般市民にも認知度の高い疾患がある反面，慢性閉塞性肺疾患（COPD）・間質性肺炎などのように，認知度がきわめて低い疾患も少なからず存在する．たとえばCOPDの場合，日本での疫学調査によると500万人以上の患者数が推定されているにもかかわらず，実際に診断・治療を受けている患者は10%前後といわれており，いかに啓発をしていくかという大きな問題を抱えているのが現状である．また医療従事者であっても，専門医以外で間質性肺炎といわゆる肺炎の違い（炎症が起こる場所の相違点など）をきちんと理解することはかなり困難な現状がある．したがって，呼吸器病学を学ぶということは，各疾患の理解をし，それをどう治療・看護していくかということと同時に，認知度の低い疾患をいかに啓発していくのかということも重要なポイントとなる．

　また，呼吸状態が悪化しなんらかの呼吸ケアが必要となる症例に対してのアプローチも重要で，近年の呼吸ケアの多様化という現状を考慮し，個々の患者に応じた最適な呼吸ケアの選択が必要になる．さらに急性期の呼吸管理の延長線上には，慢性呼吸不全に対する呼吸ケアとしての，在宅酸素療法・在宅人工呼吸療法などの医療メニューがあり，これらを適切に導入し，よりよい在宅呼吸ケアを継続できるような医療・看護的なアプローチも重要となってくる．特に在宅医療に関しては，国が「在宅医療推進」を掲げていると同時に，患者のADL・QOLの向上を重視する在宅医療が積極的にすすめられる傾向があり，慢性疾患を抱える患者にとって，住み慣れた自宅で必要な医療が受けられることは大きなメリットである．

　本書が呼吸器疾患の理解の一助になり，看護実践力・看護の質の向上に役立てていただければ幸いである．

（石原英樹）

COPD：chronic obstructive pulmonary disease

ADL：activity of daily living

QOL：quality of life

2 | 看護師の立場から

　患者個々に望ましい看護ケアを提供するために，看護師は，看護過程という思考過程を踏む．これは，看護の知識や経験に基づいて患者の看護上の問題を明らかにし看護計画を立案，実施，評価するための系統的，組織的な活動のことで，アセスメント，診断，計画，実施，評価というサイクルで繰り返される．つまり看護はアセスメントからはじまり適切なアセスメントがなされないと患者にあった適切な看護を展開できない．そしてアセスメントをするための土台が病態の理解であり看護展開には不可欠である．

　ある研修に参加したときのことである．2年目の看護師が，間質性肺炎の患者が，動くときに息切れが強いため，口すぼめ呼吸を指導していくことが必要であると発表していた．呼吸器疾患の患者すべてに口すぼめ呼吸が有効であろうか．慢性閉塞性肺疾患（COPD）の患者と間質性肺炎の患者では，呼吸困難のメカニズムが異なる．COPDは，気流閉塞による呼気排出障害であるため，気道内圧を高め，末梢気道を開存させる口すぼめ呼吸は必要であるが，間質性肺炎においては，必ずしも必要なものではない．また，同じ病気でも，進行度によって患者が取り入れなければいけない息切れの緩和方法は異なってくる．たとえば軽症のCOPD患者には横隔膜呼吸は有効であるが，重症のCOPD患者では，横隔膜が平低化しており収縮が十分になされないため，横隔膜呼吸の指導は好ましくない．

　このように患者の疾病にみられるさまざまな症状や徴候とそのメカニズムである病態を理解することにより医学的根拠に基づいて患者の身体に何が起こっているのか，また今後起こりうることの予測が可能となり，適切な観察とアセスメントをすることができる．それにより異常の早期発見や対処，安全に効果的な治療の提供，個々の患者に必要な適切な療養法の教育など，質の高い科学的な看護を提供することが可能となる．

　呼吸器疾患の患者は，息切れや胸痛などさまざまな症状を抱えながら生きていくことを余儀なくされる．患者が望む生活ができるように，病態・治療を学び，質の高いテーラーメイドの看護実践に役立てていただければ幸いである．

（竹川幸恵）

第 I 章　呼吸器の機能と障害

1 | 呼吸器の構造と機能

1 | 呼吸器の構造と機能

　呼吸とは，人間の生体現象の中でも直接生命に関係するものであり，呼吸の破綻は生命の危機につながる．呼吸というと，まず肺でのガス交換（外界からの酸素の取り込みと生体からの二酸化炭素の放出）が思い浮かぶが，これは**外呼吸**といわれるものである．呼吸にはもう１つの側面があり，それは**内呼吸**といわれ，細胞（ミトコンドリア）が酸素を利用してエネルギーを産生し，二酸化炭素を放出する代謝系である．

　呼吸器系は，鼻腔，口腔，咽・喉頭，気管，気管支，左右の肺，壁側・臓側胸膜，横隔膜，肋間筋など呼吸にかかわる器官からなる．さらに，酸素，二酸化炭素の運搬経路である循環器系とも密接な関係がある．

A　肺の構造（図Ⅰ-1-1）

　肺の構造として，右肺は上・中・下葉の３葉に，左肺は上・下葉の２葉に分葉する．

　右肺は，上葉に３区域（S_1, S_2, S_3），中葉に２区域（S_4, S_5），下葉に５区域（$S_6, S_7, S_8, S_9, S_{10}$）の10区域がある．左肺は，上葉に４区域（$S_1+S_2, S_3, S_4, S_5$），下葉に４区域（$S_6, S_8, S_9, S_{10}$）の８区域がある．

B　気道系（図Ⅰ-1-2）

　鼻腔・口腔から吸入された空気は，**気管・気管支**を経て，23回もの分岐を繰り返して肺胞まで到達し，ガス交換に利用される．外界とガス交換器を連絡する通路である気道，ガス交換の場である肺胞，およびその周辺器官について概説する．

1）上気道

　鼻腔・口腔から喉頭までを上気道という．鼻腔から吸入した空気は鼻粘膜の血流により加温・加湿され，大きな粉じん（粉塵）は鼻毛によって除去される．喉頭には声帯があり，発声器官となっている．

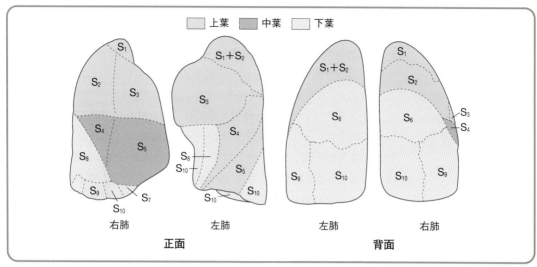

図I-1-1　肺の構造

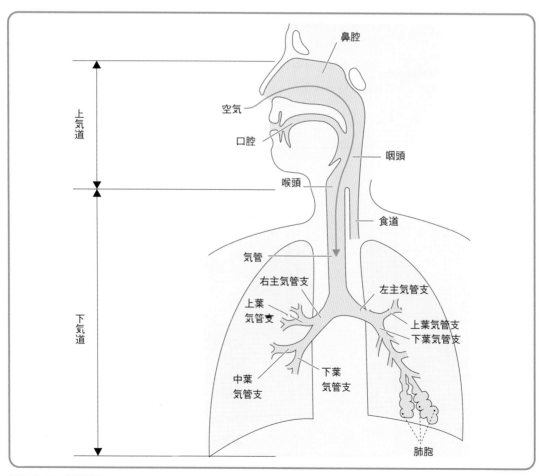

図I-1-2　気道系

2）下気道

喉頭より先の気管以降の気道を**下気道**という．気管部分は約10cmで，16〜20個の気管軟骨よりなり，第4〜6胸椎の位置で分岐し左右の主気管支となる．この分岐は左右非対称で，右主気管支は気管に対して約25°，左主気管支は約45°の角度で分岐する．また，右主気管支は左に比べ約2cm短い．

右主気管支は2回目の分岐で上葉気管支を分岐し，下降部は中・下葉気管支に分岐する．一方，左主気管支は，分岐して上・下葉気管支となる．葉気管支はさらに分岐して，区域気管支となる．区域気管支はさらに分岐を続け，小葉気管支，細気管支となり第16分岐で終末細気管支となるが，この部分まではガス交換に関与しない空気の通り道である．これ以降の呼吸細気管支，肺胞管，肺胞嚢，肺胞へと続き，この部分でガス交換が行われる．

メモ

右主気管支の方が気管に対する角度が浅いため，気管異物や誤嚥は右側で起こりやすくなる．

C　気管・気管支の組織（図Ⅰ-1-3）

気管・気管支の内腔は線毛円柱上皮で覆われており，約10μm以上の大きさの異物を口側へと排除する働きがある．気道に流入する空気が乾燥していたり，タバコの煙などに曝露したりすると，線毛運動に障害が生じ，異物除去がうまくいかず呼吸器感染症のリスクが高くなる．また線毛円柱上皮の隙間に杯細胞が存在し，粘液を分泌し空気を加湿する．さらに粘液中には免疫

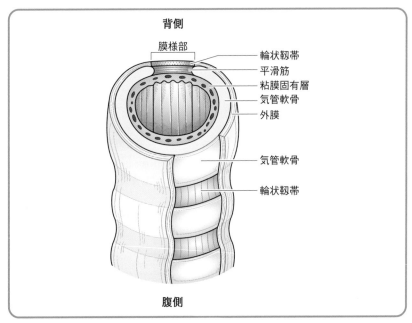

図Ⅰ-1-3　気管の断面
輪状靱帯は，主に弾性線維からなる．

グロブリンAも含まれており，局所免疫の役割も果たしている．

　線毛円柱上皮の外側には弾性線維からなる粘膜固有層があり，ここには気管腺があり，杯細胞よりも多量の粘液を分泌する．その外側は平滑筋層，さらに外側は軟骨層となっている．

　軟骨は気道の内腔をつぶれないよう保持する働きがあるが，部位により形状が異なる．気管・気管支では，背側の約1/5が欠けたC字型の軟骨が連なっている．軟骨のない部分は膜様部といわれ，平滑筋や弾性線維でできている．気管の背側には食道があり，食物が通過する際に膜様部が前方に張り出すことで通過しやすくなる．また，咳嗽（がいそう）時にはこの膜様部が収縮することで気管・気管支の内径が狭くなり，それによって呼気流速が速くなることで排痰を促進する．葉気管支より末梢では軟骨は不整形となり，膜様部は消失する．軟骨・杯細胞・気管支腺は小葉気管支まで存在し，それよりも末梢部位（細気管支以降）では消失する．とくに，細気管支以降の組織で軟骨が消失することで，肺の軟らかさを保持し，収縮・拡張を容易にしている．さらに軟骨を持たない細気管支以降の組織が，呼気時に押しつぶされて導管としての役割を果たせなくなるのを防ぐために，細気管支周囲の肺胞壁内に弾性線維が存在し，細気管支を外側に引っ張っている．

D 肺胞（図I-1-4）

　分岐を繰り返した気管支は最終的に肺胞にいたるが，その数は左右の肺で3〜5億個，総面積は80〜120 m²になる（テニスコート約半分）．肺胞の構造はガス交換の役割を果たすため気道とは異なっており，肺胞内腔の上皮細胞には線毛がなく，95%を占めるI型肺胞上皮細胞と，残り5%のII型肺胞上皮細胞で構成されている．I型肺胞上皮細胞は扁平な細胞で，肺胞に流入し

局所免疫

気道粘膜などの局所で独立して抗体産生を行い，侵入抗原を排除する生体防御反応．気道粘膜は常に抗原や微生物にさらされる可能性があり，これらの侵入を防御する局所免疫機構があり，免疫グロブリンAがその役割を担っている．

呼気・吸気・呼気流速

息を吸うことを吸気，息を吐くことを呼気という．呼気の空気の流れの速さを呼気流速という．

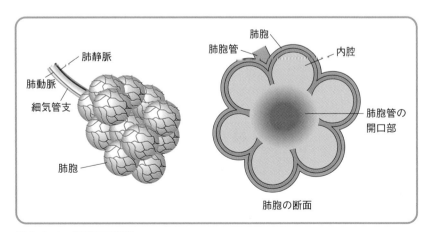

図I-1-4　肺胞の構造

肺胞の虚脱

肺胞の中の空気が抜けてぺしゃんこになってしまい，再度膨らむことができなくなった状態．

肺実質と間質

肺胞では酸素と二酸化炭素の交換，すなわちガス交換が行われるが，肺実質とはこの空気に触れている部分（肺胞上皮細胞と肺胞腔）である．一方，間質とは，これらの肺胞と肺胞の隙間を埋める支持組織である．

IRDS：infantile neonatal respiratory distress syndrome

てきた空気が通過しやすく隣接する毛細血管との間でガス交換を行うのに適した構造となっている．Ⅱ型肺胞上皮細胞は大型の細胞で，肺胞の虚脱を防ぐサーファクタント（後述）という物質を分泌している．また，肺胞内に存在する白血球の一種である肺胞マクロファージには，気道の線毛によって除去できない約 2 µm の異物を貪食し除去する働きがある．肺胞と毛細血管の間を間質といい，弾性線維やリンパ管で構成されている．

サーファクタントは，Ⅱ型肺胞上皮細胞から分泌されるリン脂質からできている．肺胞などの末梢気道には軟骨がなく，また肺胞は非常に小さいため（内径約 0.2 mm），肺胞内水分の表面張力により容易につぶれてしまう．サーファクタントはこの表面張力を小さくする表面活性物質で，肺胞が虚脱するのを防いでいる．

臨床で役立つ知識　新生児のサーファクタント

サーファクタントは胎生 28〜32 週頃から分泌されはじめるため，それより早く生まれる新生児は，肺胞が虚脱し呼吸不全となる（IRDS）ため，人工的なサーファクタントの投与が必要となる．

E　胸 郭

胸郭は，胸骨，胸椎，肋骨とそれを囲む肋間筋などの筋肉，および横隔膜で構成されている．胸膜（**図Ⅰ-1-5**）は，壁側胸膜が胸郭に裏打ちされ，肺門部（気管支が肺に入る部分）で翻転して肺を包む臓側胸膜となる．つまり壁側・臓側胸膜は一続きの袋となっており，この袋の内部を胸腔（胸膜腔）という．胸腔には少量の胸水が存在し，表面張力で両胸膜を引き離しにくい状態に保っている．このため胸水は，呼吸運動の際，両胸膜が同じ方向に動くことで，効率的に肺が膨らみやすいようにする潤滑剤としての働きもある．なお胸水は，壁側胸膜で産生され，臓側胸膜で吸収され，リンパ系を介して静脈系に還流する．産生量は 60〜100 mL/日（片側）で，心不全などで静脈圧が高まると吸収が遅れ胸水貯留となる．

F　縦 隔（図Ⅰ-1-5）

縦隔は，左右の肺と胸椎，胸骨で囲まれた部位で，上部は頸部，下部は横隔膜までである．縦隔には心臓，大血管，気管，食道，神経などが存在する．

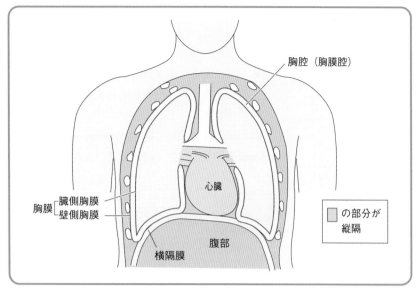

胸腔（胸膜腔）

心臓

胸膜 [臓側胸膜
　　　 壁側胸膜]

腹部

横隔膜

■ の部分が縦隔

図I-1-5　**胸膜・縦隔・横隔膜**

G　横隔膜（図I-1-5）

　横隔膜は，主に筋肉より構成されているドーム型の組織で，中心部分が腱膜となっている．胸郭の下部に位置し，胸部と腹部を分けている．横隔膜の動きは横隔神経によってコントロールされているので，横隔神経の異常（横隔神経麻痺など）が呼吸の異常を引き起こすことがある．

H　血管系──肺動静脈系と気管支動静脈系

　呼吸器の血管系は，ガス交換に関与する**肺動静脈系**（肺循環系）と呼吸器自体の栄養血管（組織に必要な栄養を運ぶ血管）としての**気管支動静脈系**（大循環系）から構成されている．

　肺動脈は右心室から肺動脈本幹として上行し，肺門部で分岐し左右の肺動脈となり，肺に入る．肺動脈は気管支に沿って走行し，気管支と同様に分岐を繰り返し，ガス交換の場としての肺胞にいたる．肺動脈系の役割は，全身から還流してきた静脈血をガス交換の場としての肺胞に送り，酸素化された血液を心臓に送り返すことである．肺胞にいたる毛細血管は，網状に肺胞壁を取り囲み，ガス交換▶を行う．ガス交換を行った毛細血管は次第に合流し太くなり，肺静脈となって左心房に入る．

　一方，栄養血管である気管支動脈は，下行大動脈や肋間動脈，まれに左鎖骨下動脈より分岐し，心拍出量の1～2％の血流量がある．肺門部から肺に流

ガス交換
肺胞内の空気と毛細血管内の血液との間で行われる，酸素や二酸化炭素のやりとり（p.13,「呼吸の生理」参照）．

入し，主気管支に沿って分岐を繰り返しながら走行する．気管支静脈の走行は明らかでない部分も多いが，小葉気管支より中枢を還流した気管支動脈は気管支静脈となり，奇静脈を介して上行大静脈に，一部は下行大静脈に合流し右心房に入る．細気管支より末梢を還流した気管支動脈は肺静脈に合流し左心房に戻るため，酸素化されずに生理学的シャント（「もう少しくわしく」参照）となる．

　肺循環系は収縮期で約24 mmHg，拡張期で約9 mmHgと低圧系であるが，大循環系である気管支動静脈系は大動脈と同じ高圧系である．

> **もう少しくわしく　生理学的シャント**
>
> 通常，シャントとは，血液が本来通るべきルートとは別のルートを流れる状態のことであるが，呼吸器におけるシャントとは，換気のない肺胞への血流を指す．換気のない肺胞を流れた血液は，酸素化されずに肺静脈に戻ることになり，低酸素血症の原因となる．ここでは，正常な血液のルートとして，血液が酸素化されずに左心房に入るため，生理学的シャントと呼んでいる．

Ⅰ　リンパ系

　肺胞の間質にはリンパ管が存在し，間質に漏れ出たさまざまな物質や液体成分を回収している．間質のリンパ管は合流しながら胸膜下や気管支に沿って走行し，肺門や周囲のリンパ節を経て縦隔を上行し，頸部で鎖骨下静脈と総頸静脈の間（静脈角）より静脈内に流入する．

J　神経系

　呼吸器に関連する神経には，① 気管支・肺に分布して反射を司る神経，② 呼吸運動に関する神経，③ 声帯に分布する神経（反回神経），などがある．

1）気管支・肺に分布する神経

　迷走神経や交感神経からなり，気管支の杯細胞，気管支腺，平滑筋や血管平滑筋の働きを調整している．また，肺に分布する神経からの情報が中枢に伝わることで，いくつかの反射を起こす．

＜咳反射（刺激受容器）＞

　気管・気管支の知覚神経が異物の侵入を感知して中枢に信号を送り，中枢から迷走神経や交感神経を介して横隔神経や肋間神経，反回神経に命令を出して咳が起こる．

＜肺迷走神経反射（伸展受容器）＞

吸気により気管支や肺胞が伸展すると，平滑筋に分布する受容器が信号を送り，吸気を終了して呼気に切り替わる．

＜J受容器反射＞

肺水腫，肺うっ血などで間質の浮腫が起こると，肺毛細血管に近接するJ受容器（juxtapulmonary capillary receptor）が信号を送り，呼吸困難感が出現したり，速くて浅い呼吸となるように調節する．

＜迷走神経反射＞

肺に分布する迷走神経刺激が信号となり，急激な血圧低下や徐脈を引き起こす．

2）呼吸運動に関する神経

呼吸運動の大半を担う横隔膜には，横隔神経が分布する．横隔神経は第3～5頸髄より伸び，縦隔を下行して横隔膜に分布する．また呼吸運動を担う肋間筋には，各胸髄から伸びる肋間神経が分布する．すなわち，第5頸椎以下の頸髄損傷では横隔膜の運動だけが残り，肋間筋の動きがなくなるので腹式呼吸となる．また，左右片側のみの横隔神経麻痺では，麻痺側の横隔膜が挙上する．

3）声帯に分布する神経（反回神経）

反回神経は，迷走神経本幹から分岐し下行する．右は右鎖骨下動脈，左は大動脈弓の下を回り，その後は上行して喉頭に入り左右の声帯に分布する．肺尖部肺がんなどで反回神経が傷害されると，患側の声帯麻痺が起こり，嗄声や誤嚥を引き起こす．

K 代謝機能

肺には多くの代謝機能があり，前述のサーファクタントや種々の血管作動物質などのホルモンが分泌される．

2 呼吸の生理

生理学的側面からの呼吸を考える際，適切な呼吸状態を維持するための呼吸器系の機能として，以下の3つがあげられる．

① **換気**：吸気・呼気によって，大気と肺との間で空気を出し入れする現象．

② **ガス交換**：肺胞内のガスと肺胞に接している毛細血管内の血液との間で，酸素と二酸化炭素が移動する現象．気道から肺胞内に運ばれてきた酸素は，酸素分圧（後述）の差による拡散という現象で肺胞と接する血管（毛細血管）に移行する．

③ 血流：ここでは肺胞を流れる血液のこと．血液中の酸素のほとんどは，赤血球内のヘモグロビンと結合した状態で運ばれる．したがって一定時間内に組織に供給される酸素量は，ヘモグロビン量と**酸素飽和度**（酸素と結合したヘモグロビンの割合），および血流量で規定される．
　以上をふまえたうえで，さまざまな機能をみていこう．

A　呼吸の調節（図I-1-6）

　呼吸運動は通常，不随意的に行われる．呼吸中枢は延髄網様体にあり，そこから出たニューロンは脊髄前角細胞に達し，シナプスを介して呼吸筋に分布する．呼吸中枢では，さまざまな受容器から送られてくる情報をもとに，呼吸筋へ命令を出している．さらに，延髄の呼吸中枢は，橋にある呼吸調節中枢の指令を受けている．ここでは，吸気・呼気時間など呼吸回数に関する調節を行っている．一方，意識的に呼吸運動を行う場合，他の運動中枢と同じように大脳前頭葉皮質から指令を受ける．たとえば，意識的にじっと息止めをすることはできるが，息苦しさを感じ呼吸してしまうのは，血液中の二酸化炭素分圧の上昇などの信号が受容体から延髄に送られ，呼吸開始の命令がまさるからと考えられる．

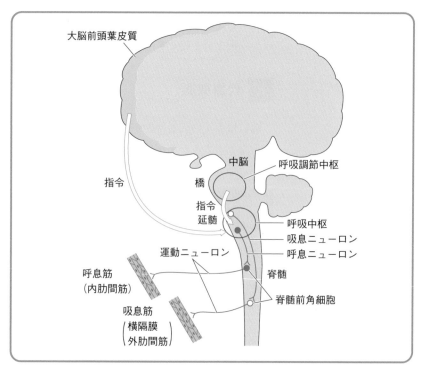

図I-1-6　**呼吸の調節**

B 化学受容器

　延髄では，血液中の酸素・二酸化炭素分圧を維持するために呼吸の調節を行っているが，その情報は，前述した伸展受容器をはじめとした機械的受容器の他，化学受容器からも情報を収集している．化学受容器には，中枢（延髄）受容器と末梢受容器がある．第4脳室底にある中枢（延髄）受容器は，主に髄液や血液の二酸化炭素分圧の上昇（pHの低下）を感知する．一方，末梢受容器は内頸，外頸動脈分岐部にある頸動脈小体と大動脈弓にある大動脈小体の2種類があり，これらは主に血液中の酸素分圧を感知する．通常はより鋭敏な中枢受容器が呼吸調節に関与し，二酸化炭素分圧をほぼ一定に調節しているが，末梢受容器の感度はそれに比べるとやや低く，低酸素血症がある程度進行（PaO_2 60 Torr以下，p.19参照）しないと反応しない．

> **臨床で役立つ知識**　**CO_2ナルコーシスが生じる仕組み**
>
> 　慢性的な高二酸化炭素血症の場合，二酸化炭素に対する中枢受容器の応答が低下するため（体が高二酸化炭素に慣れる），末梢受容器の低酸素血症に対する刺激だけが呼吸調節として作用する．この状態でいきなり高濃度酸素吸入を行い低酸素血症の改善を図ると，末梢受容器の呼吸調節が減弱し，高二酸化炭素血症のさらなる悪化（CO_2ナルコーシス）を招くことがある．

C 呼吸の仕組み（図Ⅰ-1-7）

1）吸気

　肺がみずから膨張するのではなく，呼吸筋の収縮により胸郭が広がること

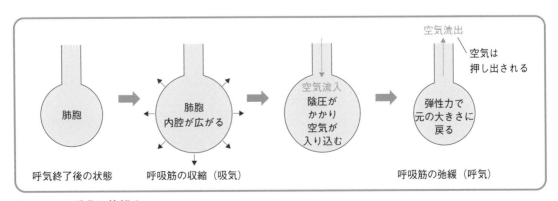

図Ⅰ-1-7　呼吸の仕組み

で能動的に空気が外界から気道・肺胞へ流入する．呼吸中枢から吸気の司令がくると，横隔膜や肋間筋が収縮し，ドーム状の横隔膜は下方に引き下がり，肋骨が前上方に持ち上がることで胸郭が広がる．前述のように，胸郭を裏打ちしている壁側胸膜と肺を包んでいる臓側胸膜との間には少量の胸水があり，その表面張力のために離れにくくなっていて，胸郭が広がることで肺も広がる．ここで胸腔内は陰圧になり，自然と空気が肺に流入する．通常の安静呼吸時には，吸気運動の約75％を横隔膜が担っている．

2）呼気

吸気がおわり吸気筋が弛緩すると，広がっていた肺は元の大きさに縮もうとする力（弾性力）が働くため，自然に元の大きさになり，空気が呼出される．つまり安静呼気時に働く筋肉はない．

3）努力呼吸

安静呼吸時には上記のような呼吸が行われるが，体内でより多くの酸素を必要とする状態や，より多くの二酸化炭素が産生される状態になると，通常の安静呼吸では換気が不十分となり，努力して吸気・呼気を行う必要がある．努力呼吸時には横隔膜，外肋間筋の他，呼吸補助筋として胸鎖乳突筋，大小胸筋，肋骨挙筋，広背筋，僧帽筋，肩甲挙筋，鎖骨下筋などが働く．また，安静呼気時には吸気筋の弛緩のみで呼気が行われるが，努力呼気時には腹直筋，内肋間筋などが働く．

メモ

肺炎などで低酸素血症を伴う病態では，より多くの酸素が必要となる．運動時・発熱時などは，二酸化炭素の産生量が増加する．

D　肺コンプライアンスと気道抵抗

前述の吸気・呼気が正常に行われていても，肺の軟らかさ（肺コンプライアンス）や気道抵抗によって，吸気・呼気運動が障害されることがある．間質性肺炎などで肺が硬くなるような病態（肺コンプライアンス低下）では，正常の吸気筋の動きだけでは十分に肺を拡張させることができなくなる．また気管支喘息などの病態で，気道（空気の通り道）に狭窄などを認める場合も，吸気・呼気に障害をきたす．

気道抵抗

気道を空気が通る際に，空気の流れる向きとは反対向きにかかる圧力のこと．

E　ガス交換（図Ⅰ-1-8）

前述のように，ガス交換は，肺胞内のガスと肺胞に隣接している毛細血管内の血液との間のガスの圧力の差によって行われる．

肺胞と毛細管血の間は，Ⅰ型肺胞上皮細胞，基底膜，毛細血管内皮などの構造になっており，ガスはこの部分を通過することができる．この部分を血液空気関門という．

空気中や液体内にあるガス（気体）の量は，圧力によって表される．これをガス分圧という．正常であれば，肺胞内のガスにおいて，酸素分圧（P_{O_2}）

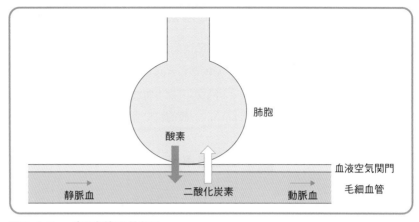

肺胞

酸素

血液空気関門
二酸化炭素
毛細血管

静脈血　　　　　　　　　　　　　　　　　　　　　　　　動脈血

図I-1-8　ガス交換の仕組み
I型肺胞上皮細胞，基底膜，毛細血管内皮の3つをまとめて，血液空気関門として表示している．

は100 Torr，二酸化炭素分圧（P_{CO_2}）は40 Torrほどである．それに対し，体内を巡って肺に戻ってきた肺胞の毛細血管内の血液中のガス分圧は，酸素が消費され二酸化炭素が排出されているため，酸素分圧は下がり，二酸化炭素分圧は上がっている．圧力の較差があると，圧力の高い方から低い方に移行する現象が生じる．これを拡散というが，この現象によって，酸素は肺胞内から毛細血管内に移行し，二酸化炭素は毛細血管内から肺胞内へと移行する．毛細血管内のガスよりも肺胞内のガスの方が圧倒的に多いため，毛細血管内のガス分圧は，ほぼ肺胞内のガス分圧と同じ値になる．すなわち，理論上は，動脈血酸素分圧（P_{ao_2}）は100 Torr，動脈血二酸化炭素分圧（P_{aCO_2}）は40 Torrとなる．

メモ

P_{ao_2} のa は arterial（動脈の）の略で，動脈血（a）の酸素（O_2）の分圧（P：partial pressure）を表している．

> **もう少しくわしく**
>
> ## P_{ao_2} の基準値はなぜ100 Torrなのか
>
> P_{ao_2} の基準値は約100 Torrであるが，大気（空気）中の酸素分圧（P_{O_2}）は約160 Torrである．この差はどこから生じるのであろうか？
> 空気中の酸素は，大気圧（760 Torr）の21％を占める．したがって空気の P_{O_2} は $21/100×760＝160$ Torrとなる．ところが，吸入された空気は体内温度37℃において水蒸気で飽和される．37℃の飽和水蒸気圧は47 Torrであり，乾燥ガスの全体圧から引いて，$760－47＝713$ となる．すなわち吸入された気道内の湿った空気の P_{O_2} は $21/100×713＝150$ Torrとなる．さらに肺胞に入る空気は，すでに肺胞に存在する肺胞気と平衡に達し，肺胞気は血液から肺胞へ拡散してきた二酸化炭素を含んでいるため，肺胞気の P_{O_2} はさらに低下し100 Torrとなる．
> 肺の拡散能が優れ，肺胞気と肺毛細血管血との間には大きな酸素分圧較差があるので，酸素が血液中に運搬されるときには，P_{O_2} はほとんど低下しない．各部位からの毛細血管血が混和し，肺静脈，左房を経て動脈血液となるが，それぞれの肺胞における酸素化の状態が異なるため，動脈血液の P_{O_2}（P_{ao_2}）は，理想状態の肺胞内の P_{ao_2}（100 Torr）よりも若干低下する．

F　換気と解剖学的死腔

　換気において，吸気したすべての空気を呼気によって排出できるわけでなく，呼気が終了した時点で，気道内には空気が残っている．次の吸気の際には，この呼気の一部を再吸入することは避けられない．この部分を解剖学的死腔といい，一般的には鼻腔，咽・喉頭，気管・気管支がこれに相当する．

G　酸塩基平衡

　血液中には酸と塩基があるが，酸は CO_2 量に，塩基（アルカリ）は重炭酸イオン（HCO_3^-）の量により決まる．健常者の血液は，pH 7.35〜7.45 すなわち軽度アルカリ性に保たれている（pH 7 が中性）．この範囲に pH を調節するメカニズムが酸塩基平衡である．pH が低下して酸性側に傾いた状態がアシドーシス，pH が上昇してアルカリ性側に傾いた状態がアルカローシスである．生体が生存可能な pH の範囲は，6.8〜7.8 といわれている．

　この酸塩基平衡の調節は，肺での二酸化炭素排泄量の増減と腎臓での HCO_3^- の排泄・再吸収により行われている．すなわち，呼吸器系においては，アシドーシスに傾くと，呼吸中枢から呼吸量を増やして二酸化炭素の排泄量を増やす指令が出され，アルカローシスに傾くと，逆に呼吸量を減らして二酸化炭素の排泄量を減らす指令が出される．

2 呼吸器の障害と症状

1 酸素化障害と呼吸困難

A 呼吸不全の病態

　はじめに，呼吸不全の病態について述べる．呼吸不全とは，呼吸機能が障害され，生体の各臓器，器官，組織，各細胞に必要な呼吸が維持できない病的な状態を表す．外呼吸を維持する主な器官は肺であり，呼吸状態を評価する指標の1つが動脈血液ガス分析（p.67,「血液ガス検査」参照）である．実際，呼吸不全の定義（表Ⅰ-2-1）は，動脈血酸素分圧（PaO_2）と動脈血二酸化炭素分圧（$PaCO_2$）で表されている．したがって呼吸不全の病態を理解するためには，血液ガス中の酸素・二酸化炭素と肺の働きとの関係を理解することが重要である．

B 酸素化障害

　酸素化障害は呼吸不全の原因となり，呼吸困難をきたす．その呼吸不全には，高二酸化炭素血症を伴わない低酸素血症（Ⅰ型呼吸不全）と，高二酸化炭素血症を伴う低酸素血症（Ⅱ型呼吸不全）がある．
　p.13（「呼吸の生理」）で述べたように，呼吸は換気，ガス交換，血流の3つの機能によって成り立つが，低酸素血症は，換気の障害（換気不全）もしくは肺実質におけるガス交換の障害のいずれか一方，または両方によって起こる．
　肺実質におけるガス交換障害の成因は，拡散障害，シャント，換気血流比不均等であり，これらの3つの病態は高二酸化炭素血症を引き起こさない．

表Ⅰ-2-1　呼吸不全の定義

室内空気吸入下の PaO_2 60 Torr 以下を呼吸不全といい，次のように分けられる
- $PaCO_2 \leqq 45$ Torr：Ⅰ型呼吸不全
- $PaCO_2 > 45$ Torr：Ⅱ型呼吸不全

　一方，換気不全の成因は，肺胞低換気であり，これが高二酸化炭素血症を引き起こす．したがって，動脈血液ガスデータで高二酸化炭素血症が認められる場合は，肺胞低換気が関与していることになる．

　低酸素血症に関しては，拡散障害，シャント，換気血流比不均等，肺胞低換気の4つが単独あるいは混在している場合がある．まず先に肺胞低換気から述べる．

1）肺胞低換気（換気障害）

　肺胞低換気は，二酸化炭素の産生量に見合った肺胞換気量が得られていない状態であり，肺内の空気の出し入れを行うポンプ機能の障害である．

　室内空気下で$Paco_2$が上昇すると，$Paco_2$が上昇した分，Pao_2は低下する．換気量が少ないため，ガス交換によって$Paco_2$が高まった肺胞内の空気を，十分に大気と交換することができず，肺胞内の$Paco_2$が高い状態となる．すると，相対的にPao_2は低下する．結果，CO_2もO_2も十分なガス交換ができず，血液内の$Paco_2$は上昇し，Pao_2は低下する．前述のとおり，高二酸化炭素血症は肺胞低換気でのみ生じるため，血液ガスデータで，換気が正常に行われていれば$Paco_2$は正常，逆に$Paco_2$が正常であれば換気は正常に保たれていることになる．また，肺胞低換気状態では$Paco_2$は上昇し，逆に$Paco_2$が高値であれば肺胞低換気が疑われる．また，換気が過剰に行われると$Paco_2$は低下し，逆に$Paco_2$が基準値以下の場合は，換気が過剰に行われているということになり，この状態を過換気という．

2）拡散障害

　肺胞内に入った酸素は，通常はすみやかに肺胞と毛細管血の間のI型肺胞上皮細胞，基底膜，毛細血管内皮などの血液空気関門を通過して肺毛細血管内へと移行するが，この血液空気関門が間質性肺炎などなんらかの原因で肥厚すると，肺胞から毛細血管への酸素の受け渡しが障害されるため，酸素が十分供給されず低酸素血症をきたす（**図I-2-1**）．

> **もう少しくわしく　拡散障害と二酸化炭素**
>
> 　拡散障害では，二酸化炭素の排出も障害されるために高二酸化炭素血症をきたすであろうか？　その答えは「No」である．なぜなら二酸化炭素の拡散能力は，酸素に比べ非常に速いため（酸素の数十倍），血液空気関門の肥厚によって生理学的に問題になるような高二酸化炭素血症をきたすことはない．

3）シャントと換気血流比不均等分布の理解のために

　シャントと換気血流比を理解するにあたり，まず正常を理解することが重要である．**図I-2-2**は，同じ血流を受けている2つの肺胞を表している．ど

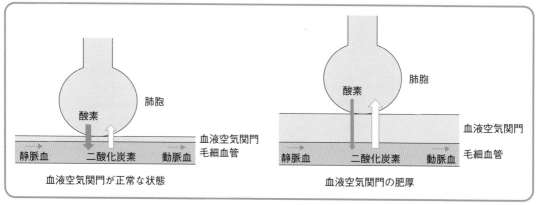

図Ⅰ-2-1 **拡散障害**

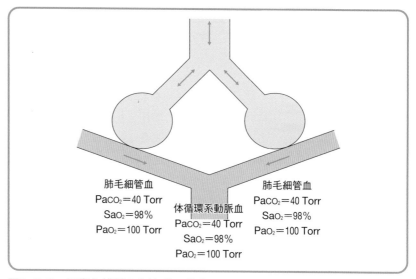

図Ⅰ-2-2 **正常な状態の血液ガス成分**

ちらの肺胞でも正常にガス交換が行われており，これらの血液が合流したときの血液ガス成分を考えると，当然同じ成分の血液が混ざり合ったので，合流後の成分も同じになる．

　次に**図Ⅰ-2-3**のように，片方の肺胞になんらかの障害があるため十分なガス交換ができない場合と，正常なガス交換が行われた肺胞の血液が合流した場合を考えてみる．この場合，まず$PaCO_2$は両方の血液の数値の平均値になる．その理由は，二酸化炭素に関しては，分圧と含有量の関係が直線的であるからである．ではPaO_2はどうか？　同じように$(100+40)/2=70$となるのであろうか？　残念ながらこの計算式は正しくない．なぜなら，酸素に関しては「酸素分圧＝酸素含有量」ではないからである．正確にはそれぞれ

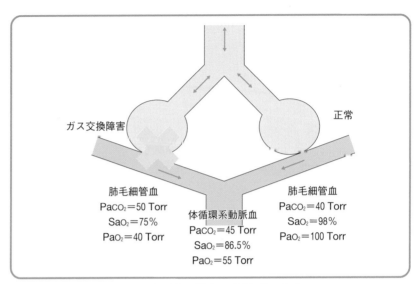

ガス交換障害

正常

肺毛細管血
$PaCO_2$＝50 Torr
SaO_2＝75%
PaO_2＝40 Torr

体循環系動脈血
$PaCO_2$＝45 Torr
SaO_2＝86.5%
PaO_2＝55 Torr

肺毛細管血
$PaCO_2$＝40 Torr
SaO_2＝98%
PaO_2＝100 Torr

図Ⅰ-2-3　片方の肺胞に異常がある場合の血液ガス成分

■メモ

SaO_2 の S は saturation（飽和度）の略で，a（動脈血）の酸素（O_2）の飽和度（S）を表している．

＊酸素解離曲線
動脈血酸素飽和度（SaO_2）と動脈血酸素分圧（PaO_2）の関係を表した曲線のことである（下図）．この曲線を用いて SaO_2 の値から PaO_2 の値を推定することができる．

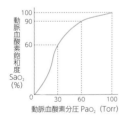

動脈血酸素飽和度 SaO_2（%）

動脈血酸素分圧 PaO_2（Torr）

の酸素含有量の平均を求める必要があるが，酸素の大部分はヘモグロビンに結合しているという特性を考慮すると，合流した血液の酸素飽和度（SaO_2）の平均値でよいことになる．すなわち，$(98＋75)/2＝86.5$ となり，酸素解離曲線＊からこれに相当する PaO_2 を求めると約 55 Torr となる．

このように，酸素化の程度が異なる毛細血管終末血が混合すると，最終的な動脈血液の酸素化の程度は，酸素化不良の部分の影響を強く受けることになる．

4）シャント

シャントとは，血液が本来通るべきルートとは別のルートを流れる状態のことであるが，呼吸器系におけるシャントとは換気のない肺胞への血流のことである．したがってシャント部の血液は動脈化されず，静脈血液がそのまま動脈に還流するために，低酸素血症の原因となる．この場合，換気がまったく行われていないため，吸入気の酸素濃度を上げても酸素化は改善されない．逆にいえば，酸素吸入を行っても改善しない低酸素血症の場合，シャントの存在が示唆される．

前出の**図Ⅰ-2-2**を参考に，シャントを考えてみる．**図Ⅰ-2-4**左の肺胞は大気と隔絶され（腫瘍や痰などにより），まったく換気ができないので，そこを通過する血液は酸素化を受けることができず，静脈血のまま右からの血流と合流する．その結果，**図Ⅰ-2-3**のときと同様，最終的な体循環系動脈血液の酸素化の程度は，酸素化不良の部分の影響を強く受けることになる．このケースに FIO_2 1.0 の酸素吸入をしても，**図Ⅰ-2-5**に示すように左の肺胞は酸素吸入の恩恵にあずかることはできず，右の肺胞の PaO_2 はかなりの高値とな

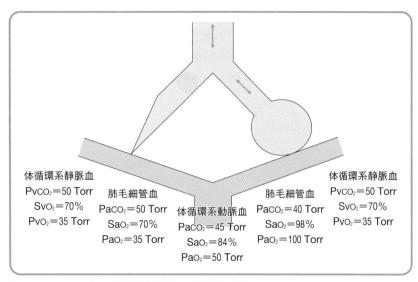

図Ⅰ-2-4 シャントがある場合の血液ガス成分
a：動脈内，v：静脈内.

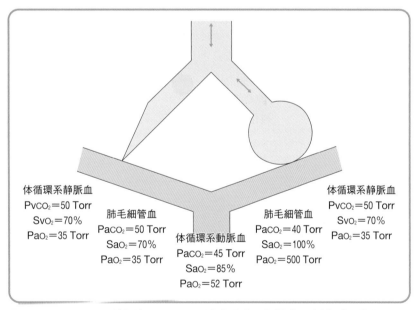

PEEP：positive end expiratory pressure

図Ⅰ-2-5 シャントがありF_{IO_2} 1.0 で酸素吸入した場合の血液ガス成分

> **PEEP**
>
> 機器を用いて患者の換気を行う人工呼吸器の設定の1つ. 通常, 呼気時には, 肺胞に向かう空気圧はかからないが, 呼気時にも一定の圧力で空気を患者側に送り込む設定である. これによって, 肺胞に常に内圧がかかることになり, あいた肺胞の再虚脱を防ぐ.

るが, 前述のとおり, 酸素の大部分はヘモグロビンに結合しており, 合流後の体循環系動脈血液のPaO_2はSaO_2の平均値となることから, 酸素化にはあまり寄与しないことがわかる. したがって, シャントによる低酸素血症の改善には, シャントの原因の改善が必要である. たとえば, 肺の虚脱が原因であれば, 人工呼吸器などで虚脱した肺胞を開く必要があり, そこでのポイントは呼気終末陽圧（PEEP）になる.

5）換気血流比不均等

　肺胞での換気の状態と血流の状態は，場所によって異なる．そのため，各区域から肺静脈に流入する動脈血液の酸素化の程度が異なり，これを換気血流比不均等分布という．

　たとえば仰臥位の場合，血流は重力の影響で腹側よりも背側に多くなり，一方，換気が自発呼吸の場合は，下方の背側部の横隔膜の動きが大きいため，血流の多い背側部での換気が良好となるため問題にならない．しかし人工呼吸管理の場合は，上方の腹側部の横隔膜の動きが大きくなるため，血流の多い背側よりも腹側の肺の換気が良好となり，このような状態が換気と血流の不均等分布となる．酸素化の程度が異なる毛細血管終末血が混合すると，最終的な動脈血液の酸素化の程度は，酸素化不良の部分の影響を強く受ける．これは，前述の酸素解離曲線での SaO_2 と PaO_2 の関係に起因しており，SaO_2 が PaO_2 を規定するためである．

　換気血流比不均等分布による PaO_2 低下は，前述のシャントと違って，酸素吸入により改善する．

　前出の図I-2-2を参考に換気血流比不均等分布を考えてみる．**図I-2-6**は，左の肺胞が低換気，右が正常のモデルである．左は換気が乏しいため肺胞気の酸素分圧は右と比べると低下し，逆に二酸化炭素分圧は高値となる．したがって，合流後の体循環系動脈血液の PaO_2 が低くなるだけではなく，$PaCO_2$ の上昇も伴う．$PaCO_2$ 上昇の程度は，換気がわるくなり，肺胞内の二酸化炭素分圧が高値になるほど高くなることがわかる．

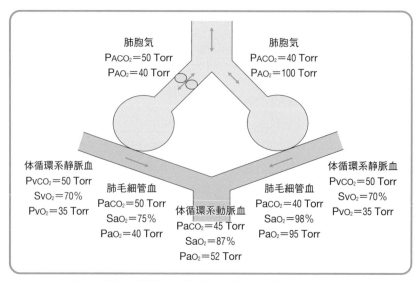

図I-2-6　片方の肺胞が低換気の場合の血液ガス成分
a：動脈内，v：静脈内，A：肺胞内．

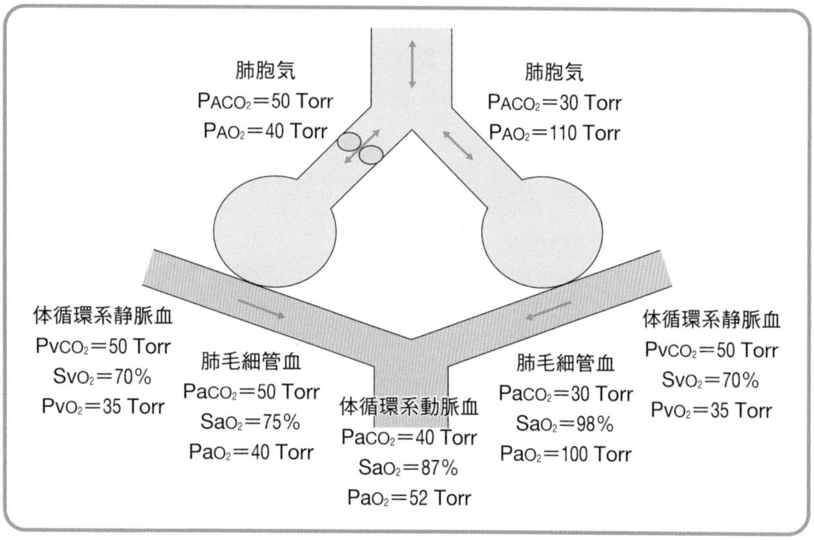

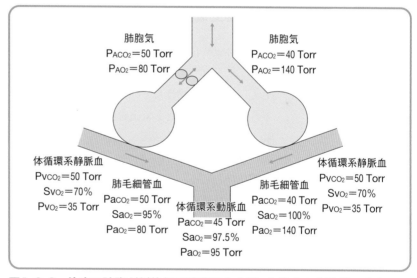

図Ⅰ-2-7 片方の肺胞が低換気で換気量を増やした場合の血液ガス成分

図Ⅰ-2-8 片方の肺胞が低換気で酸素吸入を行った場合の血液ガス成分

　次に，同じモデルで換気量を増やした場合（過換気気味にした場合）はどうなるか？　**図Ⅰ-2-7**の左の肺胞は低換気モデルなので，過換気の恩恵にあずかることはできないが，右の肺胞は過換気により肺胞内の酸素分圧が上昇し，二酸化炭素分圧は低下する．この結果，体循環系動脈血液の二酸化炭素も低下する．すなわち，高二酸化炭素血症については，他の領域の過換気が，別の領域の低換気を代償しうるということがわかる．しかし，酸素化の程度は，酸素化不良の部分の影響を強く受けるため，酸素化に関してはほと

んど変化がない.

　では, **図I-2-6**のモデルに酸素吸入をさせた場合を考えてみると (**図I-2-8**), 左の肺胞内のPaO_2が高くなり, 左の血流の酸素化が改善する. 結果, 体循環系動脈血液のPaO_2も上昇する. このように, シャントと異なり, 換気血流比不均等の場合は, 酸素吸入を行うことで, 酸素化は改善する.

2 痰・喀痰

　痰は気道・肺からの分泌物の塊であるが, 健常者の場合, 下気道分泌物は少量なので通常は痰として認知されない. したがって痰を自覚することは病的な状態である. また多量の痰があっても無意識に嚥下し痰を自覚しない場合や, 後鼻漏・唾液を痰と認識する場合があり, 問診が重要なポイントになる.

A 発生機序

　気道分泌物は, 気道表面の線毛上皮を覆うことにより, 常に湿った状態を維持しており, これにより気道の乾燥を防ぐとともに, 吸気中に含まれる粉じん (粉塵) や異物などの末梢気道への侵入を防いでいる. しかし, 気道に炎症などが起こると, 気道分泌物の量が増加したり, 線毛運動が低下し分泌物が貯留した状態となる. これらの分泌物が咳嗽とともに喀出されたものが, 喀痰となる.

　喀痰は粉じん, 病原微生物, 細胞成分などさまざまな成分を含んでいることから, 喀痰の分析は疾患の診断にとって重要な要因となる.

　気道内に痰が貯留すると空気の流れがわるくなり, 痰による気道の閉塞では, それよりも末梢の気道には空気が入らなくなり, ガス交換障害・換気障害をきたす.

B 痰の性状

　痰の粘稠度によって, ネバネバしていて喀出困難になりやすい**粘性痰**と, さらさらとしていて喀出が容易な**漿液性痰**に分けられる

　膿性痰か**非膿性痰**かは, ある程度は痰の色調で鑑別可能である. 膿性痰の場合, 黄色, 黄緑色の色調となるが, これは白血球に含まれる酵素の影響であり, 感染の関与が疑われる. 一方, 非膿性痰の場合, 痰に気泡が混入するため白っぽい色調となることが多い. ピンク色の**泡沫痰**の場合, 肺水腫などが疑われる.

痰のにおいも重要で，嫌気性菌による感染症の場合，腐敗臭のような悪臭を認めることが多い．

C 喀痰への対応

感染症のように喀痰の原因が明確な場合は，原因疾患の治療（感染症に対する抗菌薬など）が中心になる．逆に原因疾患の特定が困難な場合，あるいは慢性呼吸器疾患に伴うもので根治的な治療が困難な場合は，去痰薬，気道の加温・加湿など対症療法が中心となる．

3 血痰・喀血

喀痰に血液成分が混入している場合を血痰（けったん），咳とともにほぼ血液そのものを喀出する場合を喀血（かっけつ）という．1時間に50mL以上，あるいは24時間以内に600mL以上の喀血を大喀血という．

A 血痰・喀血の原因

気管・気管支から肺胞にいたる呼吸器系の血管の障害・破綻で起こり，気管支粘膜のびらんなどの損傷による場合が多く，これらの場合は，ほとんどが自然止血する．一方，気管支動脈が出血源の場合は出血量が多く，自然止血しない場合もあり注意が必要である．喀血の原因となる血管は下行大動脈から分岐したものであることが多く，とくに気管支動脈-肺動脈シャント部に起因する場合が多い．

B 血痰・喀血への対応

まず原因疾患として肺結核などが疑われる場合は，感染予防の対策として，N95マスク装着を含めた標準予防策を実施する．

緊急時は，基礎疾患の有無，出血量などから疾患・病態を推定する．とくに肺結核，気管支拡張症，肺アスペルギルス症などの場合，大喀血をきたすことがある．さらに出血部位同定（少なくとも左右いずれかの同定）のために，聴診などの身体所見，胸部単純X線写真・CTでの異常の有無，適応があれば気管支鏡による出血源の確認などを実施する．

大喀血の場合，出血による気道閉塞（窒息）に留意する必要がある．致死的な気道閉塞の可能性がある場合は，気管挿管などによる気道確保が必要になる．気道確保のメリットは，気道閉塞の予防だけでなく，気管支鏡による

出血部位の確認，吸引操作などが容易になることがある．

　出血部位について，少なくとも左右のどちらかがわかっている場合は，健側肺保護の目的で，出血している肺が下になるような体位を確保し，血液が健側の肺・気道に流入するのを防ぐことが重要である．

BAE：bronchial artery embolization

　止血薬などでも出血がコントロールできない場合は，選択的気管支動脈塞栓術（BAE）を考慮する．これは，まず気管支動脈造影で出血部位を同定し，その原因血管に金属コイルや塞栓物質を挿入し，出血部位の血流を遮断することで止血を行う治療法である．しかし，出血部位の同定が困難な場合や，血管の分岐が複雑な場合，原因血管だけを選択的に塞栓することが困難なことがある．

　出血部位が限局している場合は，病変部を外科的に切除するという方法もあるが，原疾患によっては再発することもあり，慎重に適応を検討する必要がある．

C　吐血との鑑別

　吐血(とけつ)との鑑別が問題になることがある．鑑別点としては，喀血は咳嗽とともに喀出するのに対し，吐血は嘔吐とともに喀出すること，また喀出物のpHが鑑別に有用なこともある（吐血では酸性度の高い胃酸が混じるため，pHが低下する）．

4　咳嗽

　咳嗽(がいそう)とは肺内の空気が気道を通じて一気に呼出される呼吸運動であり，**表Ⅰ-2-2** に示すように，気道内に貯留した分泌物や吸い込まれた異物を気道外に排除するための一種の生体の防御反応である．しかし，極度の咳嗽は（咳の強さの程度や期間）体力の消耗につながる可能性がある．

A　発生機序

　吸気後に声門が閉じ，気道内圧が上昇したところで一気に声門が開き，肺

表Ⅰ-2-2　咳嗽の目的

1）気道内への異物侵入に対する防御反応
2）喀痰などの肺・気道で分泌された分泌物の排出
3）気道クリアランスの維持

内の空気が呼出される現象であり，神経系が関与する一種の反射運動である．迷走神経末端の受容体に刺激が加わると，その刺激が延髄の咳中枢に伝達し，反射運動として咳嗽が誘発される．迷走神経は中枢気道，末梢気道，肺胞領域だけではなく，胸膜，横隔膜，心臓，食道などにも分布している．したがって，胸膜・横隔膜などへの刺激，心臓・食道に分布する迷走神経刺激に対しても咳嗽が誘発される．また自発的に咳嗽することも可能なことから（咳払いなど），咳中枢には大脳からの支配もあり，緊張などによる咳嗽も大脳から咳中枢に刺激が伝導することによって誘発される．

咳嗽を誘発する刺激には，化学的刺激と物理的・機械的刺激がある．

1）化学的刺激

粉じん，乾燥した空気・冷気，刺激性のガス，ヒスタミン，ブラジキニンなどの化学的物質による刺激．

2）物理的・機械的刺激

腫瘍による気道の狭窄，無気肺などによる末梢気道，肺胞領域の虚脱による刺激．

B 咳嗽と気道炎症

異物の侵入や自発的な咳嗽以外の場合，気道の炎症が咳嗽を引き起こすことが多い．前述のように気道の炎症には感染性・非感染性のものがある．感染性の代表的なものが急性気管支炎であるが，非結核性抗酸菌症のように慢性的に感染性の気道炎症をきたすものもある．一方，非感染性気道炎症の代表的なものは気管支喘息であり，喫煙者に認められる慢性咳嗽は，タバコの煙の刺激による気道の慢性炎症が関与している．

C 咳嗽の持続期間

咳嗽の持続期間により，**表Ⅰ-2-3**のように3つに分類される．このように分類することで，咳嗽の原因をある程度推定することが可能になる．

D 乾性咳嗽と湿性咳嗽

喀痰を伴わない咳嗽を乾性咳嗽，喀痰を伴う咳嗽を湿性咳嗽という．

E 咳嗽への対応

前述のように咳嗽は一種の生体の防御反応であるため，軽度の場合は経過観察でよいが，中等度以上の場合は，原因を究明し治療する必要がある．と

表Ⅰ-2-3　咳嗽の持続期間による分類

	急性咳嗽	遷延性咳嗽	慢性咳嗽
持続期間	3週間未満	3週間以上8週間未満	8週間以上
原因	急性上気道炎 感染後咳嗽	感染後咳嗽	非感染症
代表的な原因疾患	かぜ症候群		咳喘息 アトピー性咳嗽 副鼻腔気管支症候群 逆流性食道炎 慢性呼吸器疾患

くに慢性咳嗽の場合，原因疾患により治療法が大きく変わる可能性があるため疾患の鑑別が重要である．逆に原因疾患の特定が困難な場合もあり，治療薬に対する反応から診断が可能になる場合もある（診断的治療）．たとえば，気管支拡張薬が有効な慢性咳嗽の場合は，咳喘息・気管支喘息を疑うことになる．

5 気道の障害と喘鳴

　ここでの気道の障害とは，前章で述べた喉頭より先の気管以降，すなわち下気道の障害について概説する．気道とは「空気の通り道」であり，ここになんらかの障害のため気道狭窄が起こり，狭窄部を吸気・呼気が通過する際に喘鳴が生じる．

A 障害の原因による違い

1）機械的狭窄

　気管・気管支のような太い気道に，肺がんなどの腫瘍性病変が生じると，気道の狭窄が起こり該当部位を中心に喘鳴が聴取される．

2）炎症による狭窄

COPD：chronic obstructive pulmonary disease

　気管支喘息・慢性閉塞性肺疾患（COPD）などの場合，中枢気道から末梢気道にかけて炎症が起こるために気道狭窄をきたし，喘鳴が生じる．

3）気道そのものに原因がある場合

　気管・気管支軟化症で外部の血管からの圧迫（機械的狭窄）ではなく，気道そのものに原因がある場合，呼気時に気管・気管支の断面が扁平となり，狭窄をきたすために喘鳴が生じる．

喘鳴が聴取されなくなったら注意

肺がんなどの腫瘍による喘鳴の場合，腫瘍の増大で気道が完全に閉塞されると，喘鳴は聴取されなくなる．このとき，呼吸音は減弱・消失となる．喘鳴が聴取されなくなったら，閉塞が起こっていないか，呼吸状態の悪化がないか，確認が必要である．

> **メモ**
> 胸郭内気道狭窄，胸郭外気道狭窄は，呼吸機能検査のフローボリュームカーブのパターンで鑑別できることがある．

B 狭窄部位による違い

1）胸郭内気道

胸郭内気道は胸腔内圧と関連している．正常気道でも，呼気時に胸郭が縮むと胸腔内圧が上昇し胸郭内気道は狭くなる．狭窄病変があると気道狭窄がより顕著となるため，喘鳴は呼気時に強くなる．

2）胸郭外気道

胸郭外気道（すなわち，胸郭より上の喉頭まで）に狭窄病変がある場合，吸気時に胸腔内圧が陰圧になることで狭窄病変のある気道が胸腔側に引っ張られるために狭窄がより顕著となり，喘鳴は吸気時に強くなる．

6 横隔膜の障害

6-1 横隔膜ヘルニア

前述のように横隔膜は胸部と腹部を分けている筋組織であり，この一部に穴があいた状態（裂孔）を横隔膜ヘルニアという．この裂孔から腹部臓器（胃・小腸・大腸・肝臓・脾臓など）が胸腔内に入り込み，肺を圧迫することで呼吸困難・チアノーゼなどの症状を引き起こす．

生まれつき横隔膜裂孔がある先天性横隔膜ヘルニアと，事故などの外傷に伴って裂孔ができる後天性横隔膜ヘルニアがある．

裂孔の大きさ・位置によって，ほとんど症状のないものから重篤な症状を伴うものがあり，とくに後外側部の裂孔は重篤な症状を呈するものが多く，この種の先天性横隔膜ヘルニアを胸腹裂孔ヘルニア，またはボホダレク（Bochdalek）孔ヘルニアという．生後早期に生命を脅かすような症状が出現することも多く，迅速な診断（約75％は出生前診断）と治療が必要となる．

6-2 | しゃっくり（吃逆）

　しゃっくり（吃逆）は横隔膜がけいれんすることで起こる異常呼吸であり，一過性の場合はほとんど問題にならないが，48時間以上持続する持続性しゃっくりや1ヵ月以上持続する難治性しゃくりの場合，呼吸困難，全身倦怠感，睡眠障害などの原因になることがある．逆にしゃっくりの分類という観点からは，「横隔膜性しゃっくり」だけではなく，「中枢性しゃっくり」，「末梢性しゃっくり」などもある．

　横隔膜のけいれんを引き起こす原因として，胃部膨満による刺激，刺激物の飲食，飲酒などがあげられるが，医学的に明確な原因は不明である．

6-3 | 横隔膜麻痺

　横隔膜は最大の吸気筋であり，これが麻痺すると十分な吸気運動ができなくなる．横隔膜は左右1対の横隔神経のコントロールを受けており，この神経がなんらかの原因で麻痺すると横隔膜麻痺が起こり，麻痺した横隔膜は挙上し，呼吸運動をしても動かなくなる．片側性の場合はほとんど無症状であることが多いが，両側性の場合，呼吸困難などの原因となり，とくに仰臥位で顕著になる．また，吸気時に腹部が陥没する奇異呼吸を呈することもある．

7 | 胸膜の障害

7-1 | 胸膜炎と胸水

A　胸膜炎の原因

　種々の原因により肺の表面を覆う胸膜に炎症が起こる病態を胸膜炎という．炎症により，滲出液が肺内から胸膜を通して胸腔内へ移動し胸水貯留が生じる．炎症そのものによる発熱・胸痛や，胸水量が一定以上になると，呼吸運動の障害から呼吸困難をきたす．原因としては感染症や悪性腫瘍が多く，がん性胸膜炎と結核性胸膜炎が全体の60～70%を占める．

B　胸膜炎への対応

　診断は胸水や胸膜の一部を採取して細菌学的，病理学的検査を行う．治療は原因に対する治療がメインとなり，感染症の場合は原因病原体に有効な抗菌薬を，悪性腫瘍の場合は有効な抗がん薬を投与する．胸水量が多く，呼吸

障害を伴う場合は，胸水を体外に抜く胸水穿刺も考慮する．

7-2　気胸（p.198，「気胸」参照）

（p.198，「気胸」参照）

> **ブラとブレブ**
>
> ブラ，ブレブとは，肺胞が膨張することなどによって生じる肺表面の小さな空気の袋であり，通常の肺実質より脆弱である．

気胸とはなんらかの原因で胸腔内に空気が漏れ出し，肺が虚脱した状態である．自然気胸はブラ（またはブレブ）の破裂によることが多く，続発性気胸は，COPD・間質性肺炎などの症例で，肺の脆弱な部分が破裂することによって起こることが多い．胸痛・呼吸困難などの症状を伴うことが多く，診断には胸部単純X線・CTが有用である．治療は，軽症の場合は安静による経過観察を行う場合があるが，改善がわるい場合，また中等症以上の気胸の場合は，胸腔ドレナージを考慮する．

7-3　胸膜の障害と石綿（アスベスト）

A　胸膜プラーク

胸膜プラークとは，壁側胸膜に生じる不規則な肥厚で，石綿曝露と密接に関連した病変である．胸膜プラークは呼吸器障害を伴わないため，良性の病変と考えられている．診断には胸部単純X線写真，とくにCTが有用である．

B　悪性胸膜中皮腫

胸膜の中皮細胞から発生する悪性腫瘍である．同じく石綿曝露と密接に関連した病変である．確定診断のためには胸膜生検が必要となる．治療抵抗性で，予後不良の疾患である（p.204，「胸膜腫瘍」参照）．

8　肺循環障害

A　肺循環障害の原因

肺循環障害というのは，肺疾患が原因で起こるもので，本来なら肺へと血液を送る役割を持つ右心室に異常をきたしてしまう病態である．右心室の異常としては，右心室の活動が阻害される「右心不全」，右心室が肥大化してしまう「右室拡大」がある．肺疾患が原因で引き起こされるため，肺性心ともいわれる．たとえば，COPDや間質性肺炎による低酸素血症の場合，低酸素性肺血管攣縮による肺高血圧から肺循環障害が引き起こされる（p.187，「肺性心・肺高血圧」参照）．また慢性血栓塞栓性肺高血圧の場合は，血栓により

肺血流量が悪化することで引き起こされる.

B 肺循環障害への対応

　慢性血栓塞栓性肺高血圧などの肺血管そのものに問題がある場合は，血栓除去・血管拡張術・抗凝固療法などの治療法があるが，COPD や間質性肺炎などの肺疾患が原因の場合，原疾患に対する治療を行うと同時に，低酸素血症を認める場合は，低酸素性肺血管攣縮のメカニズムから酸素療法が有効なことがある.

喫煙と呼吸器障害

喫煙は全身の諸臓器に障害をもたらしうるが，とりわけ気道〜肺は直接有害物質に曝露されるためその影響が大きい．喫煙は COPD やある種の肺がん（扁平上皮がん，小細胞がん）の直接原因となるだけではなく，気管支喘息などの他の呼吸器疾患の間接的な増悪の要因となることがある．本コラムではCOPDに代表される閉塞性換気障害と喫煙の関連について概説する．

日本では，COPD の原因はほぼ喫煙であるといっても過言ではない．実際，喫煙は COPD の最大の危険因子であり，患者の約 90%に喫煙歴を認め，発症率はタバコ煙の曝露量とともに増加する．また，COPD による死亡率も喫煙者では非喫煙者に比べて約 10 倍高くなる．ただここで悩ましいのが，喫煙者すべてが COPD を発症するわけではないということであり，実際 COPD の発症率は喫煙者の 15〜20%程度である．言い換えれば，COPD になりやすい喫煙者となりにくい喫煙者がいるということになり，これを左右するのが喫煙感受性を決定する遺伝子の有無といわれている．一方，欧米では，α_1-アンチトリプシン（遺伝子の一種）の低下・欠損による COPD の発症（喫煙とは無関係な発症）が一定数あるが，日本では非常にまれである．

COPD の場合，呼吸機能検査では 1 秒量の低下を認める（下図）．喫煙感受性のある喫煙者は非喫煙者に比べ明らかに若年時から機能の低下が認められ，なんらかの症状が認められる頃には，呼吸機能障害はかなり進行していることがわかる．しかし禁煙は COPD の進行を抑制し，禁煙することで 1 秒量の経年低下が緩やかになっている．したがって COPD 治療においては，適切な薬物療法を実施するだけではなく，同時に禁煙指導することも非常に重要な要素となってくる．COPD の進行抑制と肺がんの予防のためにすべての喫煙者に禁煙を勧めたいところであるが，ここでネックになるのが，前述の喫煙者のすべてが COPD を発症するわけではないということである．

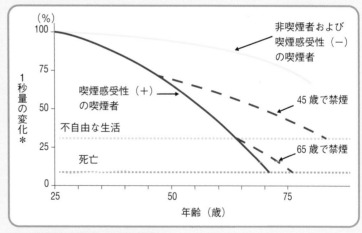

図　喫煙と1秒量の減少状況
*25 歳時の 1 秒量を 100 とした比率.
[Fletcher C, Peto R：The natural history of chronic airflow obstruction. Br Med J **1**（6077）：1645-1648, 1977 より筆者が翻訳して引用]

第Ⅱ章　呼吸器疾患の診断・治療

1 呼吸器症状からの診断過程

1 呼吸困難

A 具体的な症状

呼吸困難は,「息が苦しい」という主観的な症状であり, 呼吸時の不快な感覚を指す自覚症状である. 患者により呼吸困難の訴え方はさまざまであるが「息が切れる」,「息が吸いにくい」,「息が詰まる感じがする」といった呼吸に関する訴えから,「しんどい」,「胸が圧迫される気がする」といった漠然とした訴えがある.

B 考えられる原因・疾患

呼吸困難は, 急性（1週間以内の経過で呼吸困難が出現・悪化）と, 慢性（月単位で呼吸困難が持続・徐々に悪化）で, 原因疾患が異なることに注意が必要である. 頻度の多い疾患や病態は, 急性経過では気管支喘息発作・肺炎・急性胸膜炎（胸水）・急性心不全・過換気症候群, 慢性経過では慢性閉塞性肺疾患（COPD）・肺化膿症・間質性肺炎・肺がん・陳旧性肺結核・慢性心不全・貧血・廃用症候群・胃食道逆流症（GERD）・鼻閉である. また早期の診断が救命につながるため見逃せない疾患は, アナフィラキシーショック・上気道狭窄・気胸・急性冠症候群・肺塞栓症・心タンポナーデがあげられる.

COPD：chronic obstructive pulmonary disease

GERD：gastroesophageal reflux disease

C 鑑別・絞り込みの方法

以下の問診・身体所見から, **図Ⅱ-1-1**のような手順で診断を行っていく. それでも診断が明らかにならない場合は, 各種検査を用いて診断を進める.

バイタルサイン

呼吸困難をきたす疾患は, ときに緊急性を要する対応が必要になることがあるため, 緊急性の評価のためにまずバイタルサインを確認する. 意識状態, 呼吸状態（呼吸数, 経皮的動脈血酸素飽和度［SpO_2］✐）, 循環動態（脈拍, 心拍, 血圧）を評価する. ショックバイタル（収縮期血圧が 90 mmHg 以下）

✎メモ

経皮的動脈血酸素飽和度 (percutaneous arterial oxygen saturation) とはパルスオキシメーターを用いて皮膚を通して末梢の動脈血の酸素飽和度を測定したものである. SpO_2 の値は SaO_2 の値とほぼ同じである.

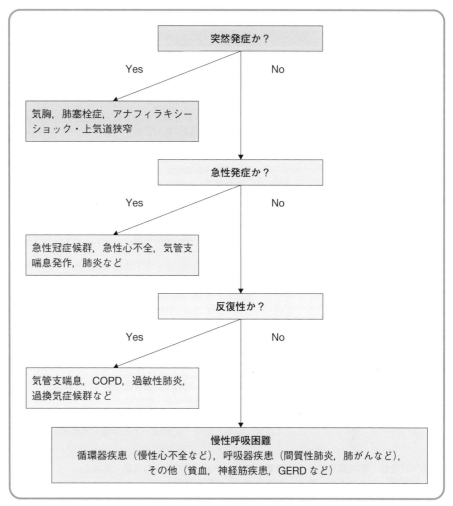

図Ⅱ-1-1 呼吸困難の鑑別

を呈している場合は循環器疾患や急性出血が原因疾患の可能性があり，SpO_2 が90％未満では呼吸不全の合併が疑われる．

問 診

問診項目を，**表Ⅱ-1-1** に示す．

突発性，数日以内の急性経過であればかなり絞り込むことができ，随伴症状や既往症，リスク因子で鑑別を行う．気管支喘息の既往がない場合で高齢発症の喘鳴は，心不全の可能性が高い．反復する呼吸困難で非発作時には無症状の場合は，気管支喘息や過換気症候群などを考える．呼吸困難が数ヵ月の経過で発症している慢性経過の場合，幅広く鑑別疾患を想定する必要があり，循環器・呼吸器・その他に分けて鑑別を行う．どのようなときに呼吸困難が生じるかの病歴聴取がポイントになる．またmMRC（修正MRC）の質

mMRC：modified medical research council

表Ⅱ-1-1　問診による呼吸困難の絞り込み

問診項目	絞り込み
1）発症様式 　いつからか 　繰り返しているか	●突発性（発症時刻を特定できる）→気胸・肺塞栓症・アナフィラキシーショック・急性気道狭窄 ●急性（数日以内の経過で発症・悪化）→急性冠症候群・急性心不全・気管支喘息発作・肺炎 ●発作性・反復性→気管支喘息・COPD・過敏性肺炎・慢性心不全・過換気症候群 ●慢性・進行性→肺結核・肺がんなど ●慢性の急性増悪→COPD・間質性肺炎・慢性心不全など
2）発症誘因 　きっかけがあるか	●手術・長期臥床→肺塞栓症 ●造影剤・食物摂取・蜂刺され→アナフィラキシーショック ●風邪→COPD
3）発症時の状態・時期 　何をしたときに，どのような時期に生じるか	●労作時→循環器疾患・呼吸器疾患・貧血 ●安静時→肺塞栓症・急性冠症候群・急性心不全などの重症疾患の可能性が高い ●発作性かつ夜間→心不全・気管支喘息 ●食後→神経筋疾患などによる嚥下障害・GERD ●不安感や疲労感が強いとき・電車やバスの中→過換気症候群 ●自宅や職場など特定の環境→過敏性肺炎 ●特定の時期（花粉の飛ぶ時期・梅雨・冬場）→気管支喘息
4）体位による変化 　どのような体位を取ると増悪するか	●臥位で増悪→心不全・気管支喘息・COPD増悪・腹水 ●坐位で増悪→肝肺症候群・卵円孔開存 ●側臥位で増悪→片側の肺病変や胸水
5）随伴症状 　他にどのような症状があるか	●胸痛→大動脈解離・気胸・肺塞栓症・急性冠症候群 ●喘鳴→心不全・気管支喘息・COPD ●血痰→気管支拡張症・肺がん・肺化膿症・肺塞栓症 ●その他：発熱・咳嗽・関節痛・下肢浮腫・四肢筋力低下・体重増加の有無を聴取する
6）既往症・薬剤服用歴・喫煙歴・アレルギー・職業歴・居住歴など	●気管支喘息・COPD・虚血性心疾患・高血圧症・アナフィラキシー・糖尿病・精神疾患などの既往歴を聴取する ●喫煙はCOPD・肺がん・急性冠症候群のリスク因子であり，粉じん曝露はじん肺，木造家屋居住は過敏性肺炎と関連する

表Ⅱ-1-2　呼吸困難（息切れ）を評価するmMRC質問票

グレード分類	あてはまるものにチェックして下さい（1つだけ）	
0	激しい運動をしたときだけ息切れがある	☐
1	平坦な道を早足で歩く，あるいは緩やかな上り坂を歩くときに息切れがある	☐
2	息切れがあるので，同年代の人よりも平坦な道を歩くのが遅い，あるいは平坦な道を自分のペースで歩いているとき，息継ぎのために立ち止まることがある	☐
3	平坦な道を約100m，あるいは数分歩くと息切れのために立ち止まる	☐
4	息切れがひどく家から出られない，あるいは衣服の着替えをするときにも息切れがある	☐

呼吸リハビリテーションの保険適用については，旧MRCのグレード2以上，すなわち上記mMRCのグレード1以上となる．

表Ⅱ-1-3　身体所見による呼吸困難の絞り込み

項　目	絞り込み
1）視診	●体型：やせ型→気胸・COPD など 　　　　　肥満型→急性冠症候群など ●呼吸様式：鼻腔が開くことや，陥没呼吸，吸気時に頸や胸筋，呼気時に腹筋を使用している場合は異常な呼吸である．特徴的な所見としては，過換気症候では過呼吸，COPD では口すぼめ呼吸や呼吸補助筋の使用，糖尿病性ケトアシドーシスではクスマウル（Kussmaul）呼吸（速くて非常に深い呼吸），心不全・気管支喘息発作では起坐呼吸を認めることがある ●呼気臭：糖尿病性ケトアシドーシスではアセトン臭（リンゴの香り），腎不全を合併している患者では尿毒症による尿臭を伴うことがある ●全身の異常所見：チアノーゼ，ばち指，眼瞼結膜の貧血，頸静脈怒張，皮疹，関節腫脹などの有無に留意する
2）打診	深吸気位で胸部を打診する ●肺肝境界・心濁音界の変化や鼓音→気胸・COPD ●濁音→胸水・無気肺 ●左右差→気胸・胸水
3）触診	●顔面・下肢の浮腫→心不全 ●肝腫大や腹部診察上の波動→腹水
4）聴診	●呼吸音の左右差，減弱・消失→気胸・COPD など ●増強，呼気延長→気管支喘息・COPD など ●ラ音，胸膜摩擦音，心音異常の有無を評価する．ラ音には連続性と断続性がある ＜連続性ラ音＞ ●笛声音（ウィーズ，wheeze）：ピーピーという音．高音性で末梢気管支の閉塞を示し主に呼気で聴取される→心不全・気管支喘息・COPD など ●類鼾音（ロンカイ，rhonchi）：ガーガーという音．低音性で wheeze よりも中枢の太い気管支の閉塞を示す→気管支喘息・気管支拡張症・COPD 増悪・心不全・肺がんなど ●ストライダー（stridor）：ゼーゼー，ヒューヒューという音．吸気に認められるはっきりとした強い連続性ラ音で，上気道狭窄を示唆し，頸部で強く聴取される→アナフィラキシーショック・上気道異物・急性喉頭蓋炎など ＜断続性ラ音＞ ●捻髪音（ファイン・クラックル，fine crackle）：プツプツという音．吸気終末に聴取される細かく短い高音性の音で，肺間質の肥厚を示唆する→間質性肺炎など ●水泡音（コース・クラックル，coarse crackle）：ブクブクという音．吸気初期に聴取される粗くて長い低音性の音で，気道内に分泌物があることを示唆する→肺炎など ●胸膜摩擦音：ギィーという音→胸膜炎
5）その他	神経学的異常所見を評価する

問票を使用し，呼吸困難の重症度を評価する（**表Ⅱ-1-2**）．

┃身体所見

　身体所見を，**表Ⅱ-1-3** に示す．視診・打診・触診・聴診を行い，各診察所見を組み合わせて診断に結びつけるようにする．視診では，体型や呼吸様式を確認する．打診では，鼓音・濁音の有無とともに左右差について評価する．聴診は，呼吸音の左右差・呼気延長・副雑音に注意して診察する．とくに心不全・気管支喘息などで聴取する**ウィーズ**（wheeze），アナフィラキシーショック・上気道異物で聴取する**ストライダー**（stridor），間質性肺炎で聴取

するファイン・クラックル（fine crackle）といった各疾患に特徴的な所見を見落とさないようにする.

検査

まず，採血検査（Hb の確認），心電図，胸部 X 線検査を行う．以上により，疑われる疾患に応じて動脈血液ガス検査，上部消化管内視鏡検査，心エコー検査，胸部 CT 検査，呼吸器機能検査などを行う.

安静時の所見に乏しい場合は，患者と一緒に廊下や階段を歩いてみるとよい．椅子から立ち上がる様子や歩く速度，呼吸のしかた，チアノーゼの有無や酸素飽和度をみることで，循環器・呼吸器疾患と神経筋疾患の区別や，運動耐容能を評価することができる．肺高血圧症や間質性肺炎では，安静時は低酸素を呈さなくとも，労作で著しい低酸素血症を示すことがある.

D 対応方法・治療方針

呼吸困難は緊急性を要する疾患によるものが多い．基礎疾患の鑑別を行い，原疾患に対する適切な治療を行うことが重要であるが，診断確定までの間に全身状態を安定させる治療を必ず並行して行う.

呼吸不全

SpO_2 90％未満やチアノーゼを認める場合は呼吸不全が疑われるので，動脈血液ガス検査を行うとともにただちに酸素投与を開始する．SpO_2 90％以上を保つように酸素量を調節するが，COPD など慢性呼吸器疾患患者では，高濃度酸素投与により低酸素換気応答が減弱し換気量が低下する．これが CO_2 ナルコーシス（二酸化炭素の蓄積による意識レベル低下）を引き起こすため，過剰な酸素投与は行わないようにする.

意識レベル低下

意識レベルの低下や気道狭窄音を聴取する場合は気道確保を行い，気管挿管が行えるように準備をする.

血圧低下・ショック

ショックバイタルのときは血管確保を行い，輸液・昇圧薬の投与を行う.

2 咳嗽

A 具体的な症状

咳嗽（咳）とは，気道内の分泌物や異物を排出するための生体防御反応である．咳嗽は患者が医療機関に受診する最も多い症状の１つである．患者は咳をすることで体力を奪われ，生活の質（QOL）が著しく低下し，また肺結

QOL：quality of life

核などの感染症では周囲に病原菌を伝播させることもある．よって早急に原因を確定し，対処する必要がある．

咳嗽には，喀痰を伴う湿性咳嗽と，喀痰を伴わないか少量の粘液性喀痰のみを伴う乾性咳嗽がある．咳嗽の持続期間も重要であり，発症3週間以内のものを急性咳嗽，3週間以上8週間未満のものを遷延性咳嗽，8週間以上続く場合を慢性咳嗽とよぶ．

B 考えられる原因・疾患

咳嗽の原因は，持続期間や喀痰の有無を考えるとわかりやすい．

急性咳嗽の主な原因には，気道感染症（普通感冒や急性気管支炎，インフルエンザウイルス感染，RSウイルス感染など）や肺炎，気胸などがある．ただし，慢性咳嗽の初発症状の場合もあるので注意が必要である．遷延性咳嗽は，感染性疾患による咳嗽が長引いている場合である．慢性咳嗽の主な原因には，乾性咳嗽では咳喘息，アトピー咳嗽，胃食道逆流症（GERD），後鼻漏症候群，アンジオテンシン変換酵素（ACE）阻害薬の服用など，湿性咳嗽では副鼻腔気管支症候群，慢性気管支炎などがあり，その他，気管・気管支の腫瘍・結核なども原因となる．

ACE：angiotensin-converting enzyme inhibitor

C 鑑別・絞り込み方法

問診

すべての呼吸器疾患が咳嗽の原因となるため，まず病歴を十分にとる必要がある．咳嗽の持続期間，季節性，夜間〜早朝に悪化するのか，喀痰の有無，発熱の有無，呼吸困難の有無，咽喉頭の違和感の有無，副鼻腔炎の有無，ACE阻害薬の服用，咳嗽が食事に影響されるか，喫煙歴，などを聴取する．

画像検査

1〜2週間以上持続する咳嗽患者では肺炎，肺がん，肺結核など除外するため胸部X線写真を撮影する．一般に咳嗽のみの症状で胸部CTまで撮影することは少ないが，気管支結核，肺がんや気管支拡張症などでは胸部CTを撮影してはじめて病変が明らかとなることがある．鼻症状を伴う際は，副鼻腔X線写真を考慮する．

血液検査

白血球数とその分画，CRP，総IgE抗体，特異的IgE抗体などを検査する．

喀痰検査

一般細菌や抗酸菌の塗抹・培養，細胞診検査が重要である．咳喘息やアトピー咳嗽では，喀痰好酸球数が増加していることが多い．自発痰が得られないときは，高張食塩水を吸入して痰の喀出を促す誘発喀痰検査を行うことも

ある.

呼吸機能検査

　換気の機能を調べるための，非常に重要で基本的な検査である．咳喘息では，軽度の閉塞性換気障害や気管支拡張薬により可逆性を認めることがある．間質性肺炎では，拘束性換気障害を認めることが多い.

呼気 NO 検査

　気道炎症の評価方法のために行われる簡便で非侵襲的な検査である．呼気中の一酸化窒素（NO）濃度は，間接的ではあるが好酸球性炎症を反映しており，咳喘息で高値を示す.

気道過敏性検査・咳受容体感受性検査

　専門施設で行われる検査で，気管支喘息の精査のために行われる．気道過敏性検査は，喘息の基本病態である気管支平滑筋の易収縮性（気道過敏性）を調べる検査である.

　咳受容体感受性検査は，カプサイシンを吸入することにより，気道に存在する咳受容体の感受性が亢進しているかどうかを調べる検査である．アトピー咳嗽，GERD による咳嗽，ACE 阻害薬による咳嗽では感受性が亢進しているが，咳喘息では亢進がみられない.

気管支鏡検査

　気管支鏡検査は，胸部画像検査で異常がみられないことがある気管・気管支腫瘍，気管・気管支結核，気道内異物などの診断に有用である．気管支鏡検査で異常がみられた場合，診断のため，経気管支生検や細菌学的検査などが行われる．気道内異物の場合は，治療的に異物の摘出を行う.

D　治療方針

　咳嗽の治療は，すぐ鎮咳薬を処方するというのはできるだけ避けて，咳嗽の原因に応じて対応する必要がある．咳嗽の原因が確定できれば，その原因に対する治療を行うとともに，場合により鎮咳薬の処方を行う.

3　喘鳴

A　具体的な症状

　喘鳴は気管支・細気管支の攣縮，気道壁の肥厚・浮腫，過度の粘液産生，腫瘍や異物などによる気道狭窄が原因となって生じ，聴診器なしでも直接聞こえる異常な呼吸音のことである．「ヒューヒュー，ゼイゼイと音がする」と表現されることが多く，吸気，呼気のどちらか一方，または吸気，呼気いず

れも生じる場合がある．喘鳴にはウィーズ（wheeze）と，上気道の狭窄によって生じるストライダー（stridor）がある（p.38，「呼吸困難」参照）．

B 考えられる原因・疾患

喘鳴は気管支喘息やCOPDだけにみられる症状ではなく，気道狭窄をきたすさまざまな疾患が原因となることを理解しておかなければならない．喘鳴の原因は，一般に狭窄部位に応じて胸腔外気道狭窄，胸腔内上気道狭窄，下気道狭窄の3つに分類されている．主な原因疾患を表Ⅱ-1-4に示す．

C 鑑別・絞り込みの方法

問診・身体所見

喘鳴は重篤な疾患が原因である可能性があるため，緊急性の有無をまず評価する必要がある．病歴をとりながら，バイタルサインをチェックする．患者本人から聴取できないときは，近親者からも聞き取りを行うべきである．

問診では喘鳴を起こす疾患を想定しながら，喘鳴の発症が急性か慢性か，季節性や日内変動があるか，喘鳴の持続期間・時間，咳嗽，発熱や呼吸困難が併存しているかどうか，喫煙歴，アレルギー歴，投薬歴，誤嚥の有無などを聴取する．

身体所見では呼吸数，酸素飽和度，血圧をチェックし，視診ではチアノーゼ，苦悶用顔貌や浮腫の有無，奇異呼吸やフーバー（Hoover）徴候*などを確認する．聴診では，喘鳴の特徴をていねいに確認する．吸気か呼気のどちらで強いのか，左右差や部位により強さが違うのかなどを注意深く聴取する．

*フーバー徴候
吸気時に，下部肋間組織が内側に陥没する徴候．

画像検査

新規に発症した喘鳴を訴える患者には，胸部X線写真を撮影する．その所見によっては，次に胸部CT検査を行う．気管病変，気管支拡張症や細気管支炎は，胸部X線写真では同定が困難なことがあり，胸部CT検査が必要になることが多い．鼻症状（鼻汁，鼻閉など）を伴う際は，副鼻腔X線写真も考慮する．

血液検査・喀痰検査

白血球数とその分画，CRP，総IgE抗体，特異的IgE抗体など検査する．心不全を疑う際はBNPも測定する．

気管・気管支結核を疑う場合は，必ず喀痰抗酸菌検査を行う．また気管支喘息では，喀痰中の好酸球が増加していることが診断の大きな手がかりとなることがある．

呼吸機能検査

状態が比較的安定している喘鳴を持つ患者には，できる限り呼吸機能検査

表Ⅱ-1-4　狭窄部位による喘鳴の原因

狭窄部位	原　因
胸腔外上気道狭窄	後鼻漏症候群，声門機能異常症，喉頭蓋炎，アナフィラキシーによる喉頭浮腫，甲状腺腫，扁桃腫大など
胸腔内上気道狭窄	気管・気管支腫瘍，気管狭窄症，縦隔腫瘍，再発性多発性軟骨炎，気管・気管支軟化症，気管・気管支結核，がん性リンパ管症など
下気道狭窄	気管支喘息，COPD，肺水腫，肺血栓症，細気管支炎，気管支拡張症，気道異物など

を行い，可能であれば気管支拡張薬吸入前後でスパイロメトリーを行い，気道可逆性の有無を調べる．呼気だけでなく，吸気時の状態を注意して確認することも忘れてはならない．

呼気NO検査

気道炎症の評価のために行われる簡便で非侵襲的な検査である．呼気中のNO濃度は間接的ではあるが好酸球性炎症を反映しており，気管支喘息で高値を示す．

喉頭鏡・気管支鏡検査

喘鳴のさまざまな原因を確定診断するために，喉頭や気管・気管支を直接観察することが必要になる場合がある．胸腔外閉塞所見がみられる場合，喉頭鏡を行う．直接観察することで，声門機能不全症や喉頭腫瘍のような異常を同定することができる．

気管・気管支腫瘍，気道異物，気管・気管支軟化症，気管・気管支結核などを疑う場合は，気管支鏡検査を行う．気管支鏡で気道内を観察するとともに病変部位から検体を採取することができ，また気道異物があれば取り除くことで治療もできる．

D　治療方針

喘鳴の原因（表Ⅱ-1-4）となる疾患を診断し，その疾患を治療することが必要である．

4　胸痛

A　具体的な症状

胸痛は患者の主観的な訴えであり，胸が痛い，胸が重い，胸が締めつけられる感じ，などと表現される．持続時間は秒単位で自然に軽快するものから，

表Ⅱ-1-5 胸痛をきたす原因・疾患

部 位	考えられる原因・疾患
心臓	急性冠症候群（急性心筋梗塞や不安定狭心症）*, 心タンポナーデ*, 狭心症, 心膜炎, 心不全
血管	大動脈解離*, 肺塞栓*
肺	緊張性気胸*, 肺炎/肺膿瘍, 気胸, 胸膜炎/膿胸, 肺がんや転移性肺腫瘍, その他に血管炎など肺に炎症を起こす疾患
縦隔	縦隔炎*, 食道破裂*
神経筋骨格系	帯状疱疹, 肋骨骨折, 胸椎圧迫骨折, 肋間神経痛
消化器系	胃食道逆流, 食道炎, 胃・胆嚢・肝臓・膵臓由来の関連痛
精神	心因性

*：とくに緊急性の高い疾患.

24時間持続するものまでさまざまである.

B 考えられる原因・疾患

　考えられる原因・疾患を，**表Ⅱ-1-5**に示す．心臓・肺・血管系の他，筋肉や肋骨などさまざまな部位・原因により胸痛をきたすが，中には命を脅かしかねない緊急性の高いものもあるため，鑑別が重要である.

C 鑑別・絞り込みの方法

問診

　以下の項目について問診を行い，絞り込んでいく.
- 痛みの部位と範囲：ピンポイントか，範囲が広いか．痛みが移動性ではないか（大動脈解離では，解離の広がりとともに痛みの部位も移動することがある）.
- 痛みの強さ：どんどん強くなっていないか．これまでで経験のないレベルか.
- 痛みの持続時間：秒単位，分単位，時間単位，24時間.
- 痛みの頻度：1日何回か．回数がどんどん増えていないか.
- 痛みのきっかけ：急激な発症か（重篤な疾患の可能性），運動との関連，体の動きとの関連，食事との関連，咳や深呼吸との関連，まったくきっかけがない.
- 既往歴：気胸（再発も多い），糖尿病/高血圧/脂質異常症（心臓や血管の合併症が多い），免疫の低下する副腎皮質ステロイドなどの薬（肺炎や帯状疱疹などが起こりやすい）.

●激しい咳や運動はしていないか（咳や激しい運動で肋骨や筋肉を痛めることは多い）.

診 察

以下の項目について，診察を行う.
- 皮膚に異常がないか（帯状疱疹を見逃すといけない）.
- 圧痛はないか.
- 呼吸音：左右差や雑音はないか.
- 心音：雑音などはないか.
- 腹部の触診，聴診：腹部疾患の関連痛の可能性.

冷や汗を伴う胸痛，バイタルサインが不安定な胸痛，急激で激烈な胸痛は，とくに重大な疾患の可能性も考えて迅速に行動する. 不安定狭心症を疑うような，回数や持続時間が長くなっていく胸痛も要注意である.

検 査

痛みをきたす呼吸器疾患では，ほとんどの場合は胸部X線あるいは胸部CTで異常所見を認める. 気胸なら虚脱した肺が，肺炎なら浸潤影などが，肺膿瘍なら腫瘤影や空洞影が，胸膜炎/膿胸なら胸水や胸膜肥厚の陰影が，肺がんや転移性肺腫瘍なら腫瘤影などが認められる. 心電図，心エコー，採血（トロポニンT，CK，CK-MB，ヒト心臓由来脂肪酸結合タンパク質[H-FABP]，CRP），などを必要に応じて施行する. 狭心症の場合は，確定診断のために専門施設での冠動脈造影や心臓（冠動脈）CTなどを要することも多い. 大動脈解離や肺塞栓が疑われる場合，造影CTも必要に応じて施行する.

D 対応方法・治療方針

各原因に応じて対処する.

急性冠症候群など重大疾患が否定できない場合，専門医へのコンサルトや高次医療機関への迅速な転送が考慮される. 原因が特定できず重大疾患が否定的であれば，鎮痛薬，鎮咳薬，湿布などにて経過をみることも多い. 呼吸器疾患が原因の場合の対応・治療については，第Ⅲ章の疾患各論を参照のこと.

5 喀血・血痰

A 具体的な症状

喀痰に血液が混じっているものを血痰（けったん）という. 喀血（かっけつ）は，気道から血液その

表Ⅱ-1-6 喀血・血痰を起こしうる疾患

部　位	考えられる原因・疾患
肺由来	肺がん，肺結核，肺非結核性抗酸菌症，肺真菌症（アスペルギルスなど），肺炎，肺膿瘍，気管支拡張症，好酸球性多発血管炎性肉芽腫症（EGPA，旧ウェゲナー肉芽腫），外傷（肺挫傷など）
耳鼻科領域	咽頭炎，扁桃炎，鼻出血，喉頭がん，咽頭がん
心臓血管系	心不全，大動脈解離/大動脈瘤破裂*，肺塞栓*，肺動静脈瘻
その他	歯周病，易出血性（ワルファリンの効きすぎや，血液疾患など）

＊：とくに緊急性の高い疾患.

ものを喀出することである．吐血は，消化器系からの血液の喀出である．

B 考えられる原因・疾患

　肺，耳鼻科領域，心臓血管系などが原因として考えられる．主な血痰や喀血を起こしうる疾患を，**表Ⅱ-1-6**に示す．

C 鑑別・絞り込みの方法

問　診
　以下の項目について問診を行い，絞り込んでいく．
- 血痰や喀血の色，量，回数．
- 咳とともに出たかどうか．嘔吐とともに出たかどうか．タール便はあるか．
- 既往歴：肝硬変（食道静脈瘤破裂を起こしやすい），胃十二指腸潰瘍の既往，抗凝固薬や抗血小板薬の内服の有無，解熱鎮痛薬や副腎皮質ステロイドの内服の有無（胃潰瘍になりやすい），肺疾患の既往（気管支拡張症や非結核性抗酸菌症など）．

診　察
　以下の項目について，診察を行う．
- 心臓や肺の聴診：心不全を疑う浮腫がないかどうか．
- 歯周病や，扁桃や咽頭の病変の有無．
- （可能なら）実際の血痰や喀血の確認．
　一般的には喀血は鮮やかな赤で，吐血はどす黒いことが多い．心不全による血痰は，ピンク〜鮮やかな赤で泡沫状のことが多い．多くの場合，pHは喀血ではアルカリ性，吐血では酸性である．しかし色なども絶対的ではなく，時間が経つと気道由来でも黒っぽくなる．喀血を飲み込むことによって気持ちがわるくなり，二次的に胃に飲み込んだ血液を嘔吐することもあり，喀血がもともとの原因であるにもかかわらず吐血のような色調でタール便を伴う

こともある．したがって，実際には吐血と喀血の鑑別が困難な場合もある．また，鼻出血や歯周病など，鼻腔や口腔由来のこともある．

検査

　血痰や喀血をきたす呼吸器疾患では，多くの場合は胸部X線あるいは胸部CTで異常所見を認める．肺がんや転移性肺腫瘍なら腫瘍影が，肺結核や肺非結核性抗酸菌症や肺真菌症であれば腫瘍影や空洞影が，肺炎なら浸潤影などが，肺膿瘍なら腫瘍影や空洞影が，気管支拡張症ならCTで気管支拡張像が，好酸球性多発血管炎性肉芽腫症（EGPA，旧ウェゲナー［Wegener］肉芽腫）なら腫瘍影や空洞影などが，外傷（肺挫傷など）なら出血像などが認められる．

EGPA：eosinophilic granulomatosis with polyangitis

　結核など感染性の疾患が否定できない場合は，喀痰検査も行う．心不全が考えられる場合は，心電図や心エコーや，採血（BNP，NT-proBNPなど）も検討する．大動脈解離や肺塞栓を疑う場合は，造影CTも検討する．易出血性が疑われる場合，凝固系や血小板数などの採血や出血凝固時間の測定を行う．

D 対応方法・治療方針

喀血

　原因疾患の治療が基本である．

　吐血の可能性が否定できない場合，出血性胃潰瘍や食道静脈破裂など緊急処置が必要なこともあるため，緊急上部消化管内視鏡も検討される．

　大喀血の場合は命が脅かされるため，気管支動脈塞栓術（喀血の原因となる血管を詰めるカテーテル治療）などが考慮されるが，緊急で対応できる医療機関はきわめて限られている．出血が健側肺に流れ込むと呼吸状態がさらに悪化するため，出血側を下にすることが多い．出血から健側肺を守るため，片肺挿管を行うこともある．重篤でなければ止血薬の点滴と安静にて喀血が止まるまで経過をみることも多い．他に方法がない場合，病変部の外科的切除が行われることもある．

血痰

　原因疾患の治療が基本である．

PCR：polymerase chain reaction

　結核の否定のため，喀痰の抗酸菌塗抹培養検査，結核菌PCR検査などを行う．待機的に，気管支鏡による原因精査を行うことも多い．対症療法としては，止血薬の内服が行われる．

6　発 熱

A　発熱とは

　体温は，日内リズムを保ちながら一定の範囲に保持される．健康成人の体温は口腔内で約 36.8℃であり，一般的に日内変動は約 1℃である．体温は計測部位によって差があり，直腸＞口腔＞腋窩で，それぞれ 0.3〜0.5℃の差が認められる．

　発熱とはマクロファージなどの免疫担当細胞が発熱性サイトカインを放出して，それが視床下部の体温調整中枢に作用することにより，通常保持される範囲よりも体温が上昇したものである．典型的な熱型（発熱の程度，持続時間など）を，**表Ⅱ-1-7** にあげる．

B　考えられる原因・疾患

　発熱は多くの疾患で認められるため，発熱そのものが直接診断に結びつくことはないが，熱型を随伴症状とともに整理すると，熱の原因となる身体部位や疾患を絞り込むことができる．発熱の随伴症状として咽頭痛，咳嗽，喀痰などの呼吸器系の症状を伴う場合に，呼吸器疾患を疑う．

C　鑑別・絞り込みの方法

　急性の発熱を伴う呼吸器疾患では，まずは呼吸器感染症を疑う．しかし，感染症以外で発熱をきたす疾患があることも，常に念頭に置かなければならない．発熱以外の随伴症状（咳嗽，喀痰，胸痛，咽頭痛など）と喀痰培養検査，血液検査，画像検査を総合して，熱源となる部位や疾患を類推していく．発熱の随伴症状と，疑うべき代表的な呼吸器感染症を，**図Ⅱ-1-2** にあげる．週の単位で発熱が持続する場合には，感染症だけでなく非感染性疾患の可能性も考慮する．具体的には悪性腫瘍，膠原病，血管炎，薬剤熱などを鑑別し

表Ⅱ-1-7　**熱型**

微熱	37〜37.5℃の発熱
弛張熱	1 日での変動が 1℃以上ある発熱で，37℃以下にはならない
稽留熱	1 日での変動が 1℃以内である発熱
間欠熱	1 日での変動が 1℃以上で，37℃以下になる
回帰熱	有熱期と無熱期が繰り返し交代でみられる

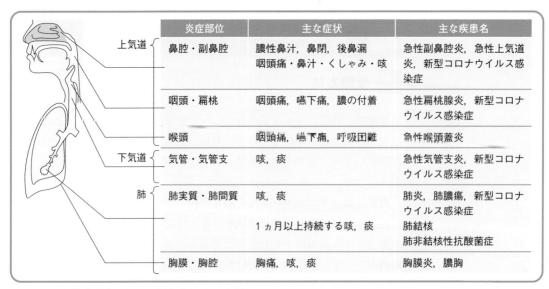

炎症部位	主な症状	主な疾患名
鼻腔・副鼻腔（上気道）	膿性鼻汁，鼻閉，後鼻漏 咽頭痛・鼻汁・くしゃみ・咳	急性副鼻腔炎，急性上気道炎，新型コロナウイルス感染症
咽頭・扁桃（上気道）	咽頭痛，嚥下痛，膿の付着	急性扁桃腺炎，新型コロナウイルス感染症
喉頭（上気道）	咽頭痛，嚥下痛，呼吸困難	急性喉頭蓋炎
気管・気管支（下気道）	咳，痰	急性気管支炎，新型コロナウイルス感染症
肺実質・肺間質（肺）	咳，痰	肺炎，肺膿瘍，新型コロナウイルス感染症
肺実質・肺間質（肺）	1ヵ月以上持続する咳，痰	肺結核 肺非結核性抗酸菌症
胸膜・胸腔（肺）	胸痛，咳，痰	胸膜炎，膿胸

図Ⅱ-1-2　代表的な呼吸器感染症とその症状

ていく．

D　対応方法・治療方針

　発熱は免疫系の活性化を介して，生体防御反応を高めるなど，生体にとって重要な反応である．しかし，発熱による消耗で全身衰弱がみられたり，けいれんを誘発する場合などがあるため，対症療法として解熱薬を使用することもある．この場合，解熱薬の使用が診断を困難にしたり，治療効果の判定を難しくしたりすることもあるため，安易な解熱薬の使用は控えるように注意が必要である．

　体温が上昇する過程において悪寒（さむけ）や戦慄（体が震えて止まらない）を伴うことがあり，とくに戦慄まで伴う発熱は発熱性サイトカインの急増を示唆するため，菌血症やウイルス血症など重篤な状態を疑わなければならない．しかし逆に，通常は発熱するはずの病態が発生していながら，体温の上昇が認められないこともある．消耗の強い高齢者や一部の敗血症患者，解熱薬や副腎皮質ステロイドを内服している場合などであり，体温だけでなく，その他のバイタルサインや随伴症状，投薬歴などにも注意を払うことが重要である．

2 呼吸器の検査

1 喀痰検査

A 喀痰とは

喀痰（かくたん）とは，のどや気管から出る粘液性の分泌物の総称である．気管など下気道から咳嗽（がいそう）を伴って喀出される分泌物を指すことが多いが，上気道由来の後鼻漏や，食道逆流液などが下部咽頭に貯留し，咳払いとともに喀出される場合も喀痰として自覚される．

患者が「痰がでる」と訴える際には，どこ由来の喀痰なのかを知ることが重要である．喀痰の細胞成分に肺胞由来の組織球が含まれていれば下気道由来の可能性が高いが，扁平上皮細胞のみがみられれば上気道由来の可能性が高い．

正常の下気道では，1日10〜100 mLの気道分泌液が産生されている．粘膜下腺や杯細胞から産生される粘液糖タンパクと気道上皮細胞由来の水分，塩分が，気道分泌液の主成分である．気道分泌液は気道上皮を潤しながら，気道上皮の線毛運動により末梢気管支から中枢気道へと送られ，多くは無意識のうちに喉頭へと排出される．

気管・気管支の炎症により，気道分泌液の分泌は亢進する．また，長期間にわたる喫煙により杯細胞が増加することで，粘液糖タンパクの産生が亢進する．増加した気道分泌液は咳嗽とともに喀出され，喀痰として自覚されるようになる．その他，肺炎や肺水腫では，気管・気管支に溢れ出た肺胞滲出液が喀痰として喀出される．誤嚥された異物や，気道に出血した血液が喀出される場合も喀痰として認識される．

B 喀痰の種類

喀痰の種類（性状）と原因となる主な呼吸器疾患を，**表Ⅱ-2-1** に示す．

表Ⅱ-2-1　喀痰の種類（性状）と原因となる主な呼吸器疾患

喀痰の種類	性　状	原因となる主な呼吸器疾患
泡沫状痰	泡状で，ときに血液を混じたピンク色	肺水腫
漿液性痰	水様で無色透明	ウイルス感染，肺がん
粘液性痰	粘性だが透明	気管支喘息，COPD
膿性痰	白血球が混入し黄色や緑色	細菌感染
血性痰	血液が混入し赤色	肺がん，抗酸菌感染，血管炎

C　喀痰検査の目的

　一般的な喀痰検査は，痰に含まれる細胞や細菌を調べることにより，肺炎や肺がんなどの下気道の疾患を診断する目的で行われる．そのためには，良質な下気道由来の痰を採取することが重要になる．また，採取された喀痰を検査室に届けるまでの過程も重要である．

D　喀痰検査の時期

　細菌検査を目的とする場合には，抗菌薬投与前に喀痰を採取する必要がある．細胞診を目的とする場合には，朝方の喀痰を採取することが多い．

E　喀痰検査の準備

　良質な下気道由来の痰を得るには，うがいにより咽頭の残留物を除いた後に喀痰を採取する．喀痰が出やすくなる姿勢や，時間帯に合わせて採取することも有用である．喀痰採取時にはエアロゾルが発生し，病原体の飛散を伴う可能性がある．吸引やネブライザー吸入の必要性も考慮し，喀痰を採取する場所を決め，必要な感染予防策をとる．感染，汚染，乾燥の防止のため，喀痰を採取する際には，密閉できる滅菌スクリューキャップ式の容器を用いる．

F　喀痰の観察

　採取された喀痰の肉眼的な観察により，良質喀痰が採取されているかどうかを判断する．ミラー・ジョーンズ（Miller & Jones）の喀痰分類（**表Ⅱ-2-2，図Ⅱ-2-1**）で，P1以上の膿性痰が細菌検査には望ましい．

表Ⅱ-2-2　ミラー・ジョーンズ（Miller & Jones）の分類

グレード	性　状
M1	唾液，完全な粘性痰
M2	粘性痰の中に膿性痰が少量含まれる
P1	膿性部分が 1/3 以下
P2	膿性部分が 1/3～2/3 の痰
P3	膿性部分が 2/3 以上

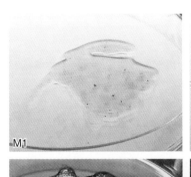
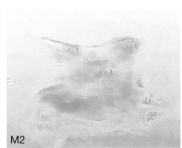
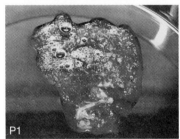
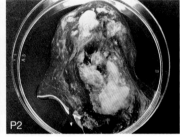
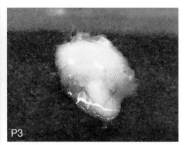

図Ⅱ-2-1　喀痰のミラー・ジョーンズの分類の例

G　喀痰の保存と輸送

　喀痰を採取した後，検査室までなるべく短時間で輸送することが必要である．長時間常温で放置することで，喀痰の菌叢は変化する．やむなく保存する場合は 4℃ 保存が勧められているが，髄膜炎菌や，淋菌など死滅してしまう菌もある．

H　喀痰細菌検査

1）塗抹検査

　検査室に送られた喀痰の膿性部分を採取し，一部をスライドグラスに塗抹し，グラム染色を行う．グラム陽性菌は紫色に染色され，グラム陰性菌は赤色に染色される．さらにその形状から球菌，桿菌を区別する．染色されてい

表Ⅱ-2-3　パパニコロウ分類（新鮮喀痰，擦過細胞診）

分　類	所　見	結　果
Class Ⅰ	異常または異常細胞を認めない	陰性
Class Ⅱ	異常または異常細胞を認めるが，悪性所見ではない	陰性
Class Ⅲa	良性域と思われる異常細胞を認めるが，悪性と判定できない	疑陽性
Class Ⅲb	悪性域と思われる異常細胞を認めるが，悪性と判定できない	疑陽性
Class Ⅳ	悪性が強く疑われる異常細胞を認める	陽性
Class Ⅴ	悪性と判定できる細胞を認める	陽性
判定不能	固定不良，塗抹不良，細胞変形，細胞数不足などによる場合	判定不能

る菌の白血球貪食像がみられる場合，原因菌の可能性が高く，培養検査を待たずに原因菌を絞り込むことができる．

2）培養検査

　検出を目的とする菌により培地，培養温度，培養条件が選択される．一般的な喀痰培養では，血液寒天培地，チョコレート寒天培地，グラム陰性桿菌分離培地が用いられる．特殊な条件での培養として，嫌気性菌を目的とした嫌気性培養がある．

I　喀痰細胞診

　気管・気管支に発生する肺がんは，胸部 X 線写真での検出率は低く，喀痰細胞診により発見される可能性が高い．集団検診では，喀痰保存溶液が入った容器に 3 日間連続で喀痰を採取する．迅速に喀痰検査が可能であれば，保存液は不要であり，塗抹検体にパパニコロウ染色を行い顕微鏡で観察する．新鮮喀痰の場合には，**表Ⅱ-2-3** の分類が用いられる．

J　迅速核酸同定法（抗酸菌）

　喀痰抗酸菌塗抹検査が陽性の場合，結核菌であれば，患者を隔離し感染対策をとる必要がある．喀痰の結核菌核酸増幅法により，結核菌かどうかを迅速に検査することができる．

2 X線検査

A 胸部単純X線

何をみるか

　胸部単純X線は，ほとんどすべての医療機関で撮影可能であり，病棟や外来診察室でも撮影でき，呼吸器，循環器診療での画像診断の入り口となる．1枚の写真の中に呼吸器疾患，循環器疾患，整形外科疾患など，非常に多くの情報が含まれ，心臓，肺，血管，骨などに異常がないかをスクリーニングする．

みかた・考えかた

　肺など空気が多い部分は黒く写り，骨や筋肉，血管，心臓，腫瘍や肺炎など放射線の通過を遮るものは白く写る．

　まず重要なことは，正常の構造を正しく認識することである．脊椎，肋骨，筋肉，心血管，気管支，横隔膜など，正常の構造を正常と認識することからはじまる．正常の胸部単純X線（**図Ⅱ-2-2a**）で骨，気管支，血管系をていねいに読影する訓練を行い，正常の構造を目に焼きつける．同時に撮影されたCTのcoronal像（冠状面）と対比すれば，とくに中枢気管支や肺門の血管陰影の理解に役立つ．

　図Ⅱ-2-2bに肺炎を示す．右中肺野に浸潤影，粒状影，すりガラス影*を認める．気管支に沿った病変の分布を認める．

　図Ⅱ-2-2cに気胸を示す．肺に穴があいて縮み，胸腔内に空気が貯留しているのがわかる．

　図Ⅱ-2-2dに間質性肺炎を示す．両側全肺野にすりガラス影，網状影を認め，横隔膜の挙上があり，肺の構造が大きく変化している．

＊すりガラス影
肺の不透明度が増加し血管影がかすんでみえる．

B 胸部CT

何をみるか

　胸部CTでは肺野条件，および縦隔，心血管をみるための縦隔条件の2種類を同時に行う（**図Ⅱ-2-3**）．縦隔，肺門の異常や塞栓症などの肺血管病変の診断のためには，造影剤を使用する．

みかた・考えかた

　胸部CTではマクロだけでなく，ミクロに近い画像まで読影可能である．胸部単純X線と同様に，正常解剖の理解が不可欠である．まず気管支の模型を利用して気管支樹を空間的に理解し，それに随伴する肺動脈，肺静脈の解剖を立体的に理解する．CT画像は横断面で読影されることが通常であるが，

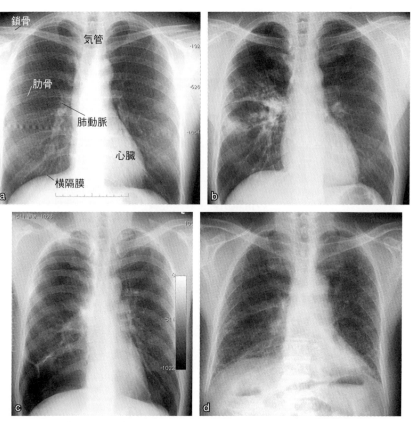

図Ⅱ-2-2　胸部単純 X 線写真
a：正常.
b：肺炎. 右中肺野に浸潤影, 粒状影, すりガラス影を認める. 気管支に沿った病変の分布を認める.
c：気胸.
d：間質性肺炎. 両側全肺野にすりガラス影, 網状影を認め, 横隔膜の挙上があり, 肺の構造が大きく変
　化している.

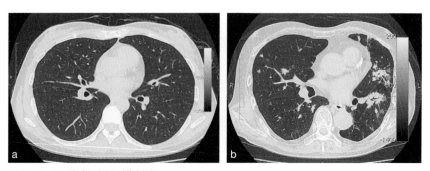

図Ⅱ-2-3　胸部 CT：横断面
a：正常. b：結核.
矢印：多発性の浸潤影結節影を認める.

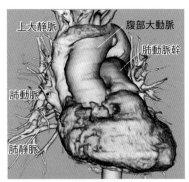

図Ⅱ-2-4 胸部造影CTの3D：正面
任意の面の像が作成できる.

肺の解剖は縦のつながりであり，冠状面や矢状面，さらに3Dでつくられた立体画像を利用することで気管支，血管のつながりを空間的に理解することが可能である（**図Ⅱ-2-4**）.

▎胸部CTのリスク・注意点 [1]

1）放射線被曝

　胸部CTの被曝線量は装置にもよるが1回5〜10 mSv（ミリシーベルト）である．胎児，胎芽被曝については閾線量があり，この線量を超えて被曝すると形態異常や胎児死亡が増加する．胎児死亡（流産）が受精後2週以内で100 mGy（ミリグレイ），形態異常が妊娠7週以内で100 mGy，精神発達遅滞が妊娠8〜15週で100〜200 mGyであり，胸部CTはこの線量を大きく下回っており問題ない．ただし発がんについては閾線量は存在しないため，検査の目的をよく考え，不要な検査はしないことが重要である.

2）造影剤の副作用

　悪心，嘔吐，かゆみ，蕁麻疹，血圧低下などの軽度のものが多いが，重篤なものではアナフィラキシーショックや心停止，呼吸困難などがある．また腎障害の可能性もあり，検査前の腎機能の確認が必要である．また副作用は投与直後だけでなく，遅発性のものもあり，造影剤使用後は十分な経過観察が必要である.

C 肺血流シンチグラフィ

　肺血流シンチグラフィ（シンチ）は，肺動脈塞栓症の診断のため，換気シンチと同時に撮影する．血流のない部位は欠損となる．同部位に換気があることがわかれば肺動脈の血流の欠損と診断できる．また肺がんの手術などで肺葉切除，肺切除を行う場合，術後の肺機能を予測するためにも利用される.

D 血管造影

呼吸器領域で重要な血管造影は，肺動脈造影と気管支動脈造影である．肺動脈造影は肺動脈血栓塞栓症や肺動静脈奇形の診断に使われるが，現在は造影 CT で代替されることが多い．気管支動脈造影は喀血に対して出血している血管を同定するために用いられ，適応があれば気管支動脈塞栓術が行われる．

3 気管支鏡検査

A 概要・目的

気管支鏡検査は，気管支の内腔の観察，分泌物や気管支・肺の組織や細胞の採取，さらに呼吸器疾患の確定診断に利用される（**図Ⅱ-2-5**）．組織や細胞，細菌などの検体を採取する方法によって，以下の検査に分類される．

直視下で行う経気管支生検・擦過細胞診

気管支鏡で気管支の内腔を観察しながら，病変部を鉗子で生検する．または歯間ブラシのようなブラシを入れて，病変部をこすることで細胞や細菌を採取する検査である．

肺野末梢病巣の経気管支生検・擦過細胞診（図Ⅱ-2-6）

気管支鏡で到達できない場所にある肺の末梢にある病変を検査するときは，X 線透視を併用して検査を行う．検査の前に，病変に到達している気管支の枝を CT で読影し，あらかじめ誘導気管支を決定する．鉗子，ブラシをその枝に挿入し，透視で病変に到達していることを確認して，組織や細胞を採取する．

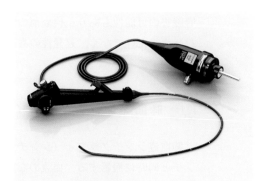

図Ⅱ-2-5 気管支鏡
［写真提供：オリンパス株式会社］

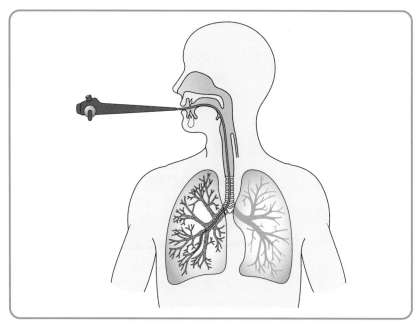

図Ⅱ-2-6　経気管支生検

経気管支針生検

　縦隔リンパ節などの生検に使われる．この場合は超音波を併用し，血管との関係を十分把握しつつ行う施設が増えている．超音波気管支鏡下縦隔リンパ節穿刺とよばれる．

経気管支肺生検

　X線透視下に気管支鏡を用いて鉗子，ブラシを病変部に進め，胸膜直下の肺組織を透視で確認しつつ採取する．サルコイドーシスなどのびまん肺疾患に使われる．

気管支肺胞洗浄

　気管支鏡を介して末梢の気管支に生理食塩水を注入し，回収する．間質性肺炎やサルコイドーシスなどのびまん性肺疾患や感染症に対して行われる検査である．

B　気管支鏡検査前の安全対策

　既往歴，合併症，内服薬を把握しておく．気管支喘息，COPD，虚血性心疾患，不整脈の有無，抗血小板薬，抗凝固薬，降圧薬などの内服薬の把握は重要で，生検の場合は事前に中止が必要な薬剤もある．

C　気管支鏡施行時の注意

　朝食は絶食とする．最近は全例静脈を確保し，検査中は静脈麻酔を使う
ケースが増えている．検査中は酸素飽和度，血圧のモニターは必須であり，
必要に応じて心電図をモニターする．

D　気管支鏡検査での合併症 [1]

肺・気管支からの出血

TBNA：transbronchial needle aspiration

　気管支鏡検査では，本邦の報告では重篤な出血は鉗子生検の0.85％，擦過
の0.25％，気管支洗浄の0.05％，TBNAの0.28％，気管支肺胞洗浄の0.02％，
観察のみの0.14％に起こると報告されている．

　中枢病変での重篤な出血にはアドレナリンの散布が行われるが，出血で気
道の確保が難しいときは，片肺挿管による気道確保が必要となる（出血と反
対側の気管支に挿入）．そのうえで，気管支動脈造影や塞栓術，場合によって
は手術が必要なケースもある．

気胸

　鉗子生検，擦過細胞診，針生検時に発生する合併症である．1ヵ所生検施
行後には，透視で気胸の発生の有無を確認し，検査終了後に胸部X線撮影を
することが重要である．検査直後のX線では気胸を認めないこともあり，数
時間後，もしくは翌日に撮影を追加することもある．

気管支炎・肺炎

　予防的に，検査後に抗菌薬を投与することがある．

リドカイン中毒

　局所麻酔に使われるリドカインによる中毒症状であり，意識障害や振戦，
血圧低下，不整脈などがある．使用上限を決めておくことが大切である．

喘息発作

　気管支鏡検査に伴う気道攣縮はまれであり，0.02％と報告されている．し
かし気管支喘息の患者の8％にみられたという報告もあり，喘息患者の検査
前には気管支拡張薬の吸入が望ましい．

間質性肺炎急性増悪

　間質性肺炎に対して気管支肺胞洗浄を施行した際，1〜2％に合併すると報
告されている．間質性肺疾患の中でも特発性肺線維症に多く，とくに呼吸機
能低下症例に多いといわれている．検査後には，酸素飽和度などの十分なモ
ニターが必要である．

4 | 呼吸機能検査

A 概要・目的

　精密な呼吸機能検査（肺機能検査）では酸素の取り込み能力やガスの肺内分布まで測定できるが，その詳細については成書に譲り，ここでは肺の大きさ（容量）をみる肺活量の測定と，気道の通りやすさをみる努力性肺活量の測定をするスパイロメトリーについて解説する．

B 方　法

　スパイロメーターという測定機器を用いる．検査室に備え付けのものもあれば，近年ではポータブルの機械でも十分に検査は可能である．

VC：vital capacity

肺活量（VC）の測定

　マウスピースを口にくわえ，鼻からの漏れを防ぐためにノーズクリップとよばれる洗濯ばさみのようなもので鼻をつまむ（現実的には口角からの漏れが問題になることが多いので，なるべく口をすぼめて隙間のないようにマウスピースをくわえてもらう）（図Ⅱ-2-7）．

　準備が整えば検査を開始する．マウスピースをくわえ，何度か安静呼吸をする．ある程度のところで大きく胸いっぱいまで空気を吸い，そしてゆっくり最後まで空気を吐き出す．これで得たものが図Ⅱ-2-8の肺気量分画である．

FVC：forced vital capacity

努力性肺活量（FVC）の測定

　準備は呼吸機能検査と同じである．何度かの安静呼吸の後，大きく空気を

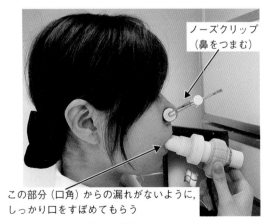

ノーズクリップ
（鼻をつまむ）

この部分（口角）からの漏れがないように，
しっかり口をすぼめてもらう

図Ⅱ-2-7　肺活量の測定
［撮影協力：国立病院機構南京都病院東病棟看護師　長井美樹］

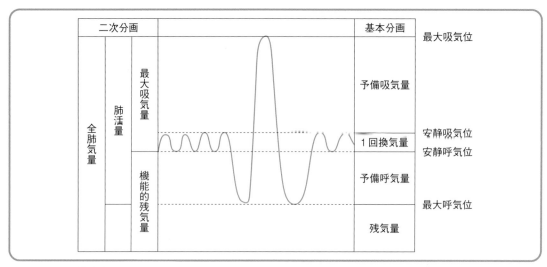

図Ⅱ-2-8 肺気量分画
1回換気量 (tidal volume：TV)：安静呼吸時の1回呼吸量.
予備呼気量 (expiratory reserve volume：ERV)：安静呼気位から最大呼気位までの気量.
予備吸気量 (inspiratory reserve volume：IRV)：安静吸気位から最大吸気位までの気量.
残気量 (residual volume：RV)：最大呼気状態で気道, 肺内に残存する気量.
肺活量 (vital capacity：VC)：最大吸気位から最大呼気位までの量.
機能的残気量 (functional residual capacity：FRC)：安静呼気位における気道, 肺内に残存する気量.
全肺気量 (total lung capacity：TLC)：最大吸気位において気道, 肺内に存在するすべての気量.

メモ
これを努力呼気という.

吸い, 今度はなるべく速く一気に空気を最後まで吐き出す✏ (**図Ⅱ-2-9**).

C みかた・考えかた (異常を含む)

　肺活量 (VC) は肺の最大容量であり, 最大でどれだけの空気を出し入れする能力があるかをみる. **図Ⅱ-2-9** の赤い矢印の部分 (肺活量) で評価する. 肺切除後のように, 物理的に肺容量が少なくなった状態や, 間質性肺炎や肺結核後遺症などのように, 肺自体や胸部が硬くなり, 大きく膨らむことのできない疾患などでは, 肺活量が低下する.

　ただし肺活量は, その値そのもので評価するのではない. 180 cm で 25 歳の屈強な男性と 140 cm で 80 歳の女性が同じ肺活量のわけがない. ゆえに身長・年齢・性別の3つから予測肺活量が計算され, 実測した肺活量がその予測肺活量に比べて何%であるか (%肺活量もしくは比肺活量) で評価する. なお, %肺活量は 80%以上が正常であり, 80%未満の場合は拘束性換気障害* といわれる (**図Ⅱ-2-10 の横軸**). たとえば, 3,000 mL という肺活量が実測されたとして, これが前述の 180 cm・25 歳の男性なら予測肺活量は 5,280 mL であるから, %肺活量は 3,000÷5,280 で 56.8%となり, 拘束性換気障害ありとなる. しかし同じ 3,000 mL の肺活量でも, 140 cm・80 歳の女性

*拘束性換気障害
肺胞壁が肥厚して肺胞が膨らみにくくなる, 胸郭が変形したり硬くなったりして容積が小さくなる, などが原因で, 肺に空気があまり入らなくなってしまう病態. 肺が「拘束」されて膨らめないというイメージ.

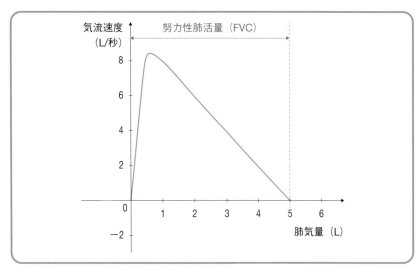

図Ⅱ-2-9　努力呼気のフローボリューム曲線

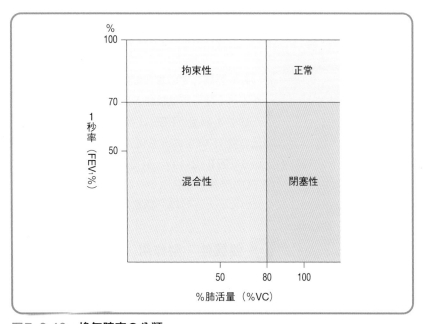

図Ⅱ-2-10　換気障害の分類

なら予測肺活量は1,990 mLなので，％肺活量は3,000÷1,990で150.8％となり，拘束性換気障害どころか，肺活量は抜群に良好となる．

　肺活量が肺の容量を評価するのに対し，気道の通りやすさをみるのが**努力性肺活量（FVC）**である．気管支喘息やCOPDなど，気道が狭くなる疾患の場合は，肺活量は維持されていることも多く（重症の場合は別である），肺活

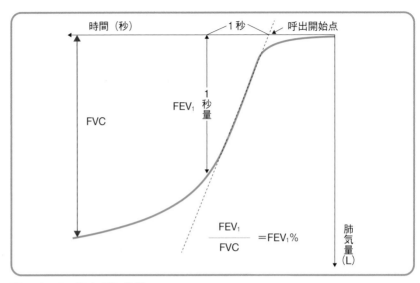

図Ⅱ-2-11　努力呼気曲線
努力性肺活量 (forced vital capacity：FVC)
1秒量 (forced expiratory volume in one [first] second：FEV_1)
1秒率 (forced expiratory volume % in one [first] second：FEV_1%)

量のみで評価していると気道狭窄の評価ができないことになる．

　なるべく速く一気に吐き出した空気の量のうち，はじめの1秒間で吐き出した量を1秒量（FEV_1）とよぶ．そしてその1秒量が最後まで吐き出した空気の量（FVC）のうち何％を占めるかを計算したものを1秒率（FEV_1%）という（**図Ⅱ-2-11**）．気道の通りやすさは，この1秒率で評価する．1秒率が70%未満の場合（すなわち，全体のうちの70%をはじめの1秒で吐き出せていないとき）は，閉塞性換気障害＊ありとなる（**図Ⅱ-2-10の横軸**）．

＊閉塞性換気障害
気道が狭くなる，肺胞が広がりすぎて弾力性を失い縮みにくくなる，などが原因で，空気の通りがわるくなってしまう病態．空気の通り道が「閉塞」ぎみとなり，うまく吐き出せないというイメージ．

Ｄ　侵襲性・副作用・リスク・注意点

　一般的には3回検査して最も信頼できる値を採用することが多い．しかし，「大きく吸って～，吐いて～」「大きく吸って～，思い切り一気に吐いて～，……」とかなり苦しい検査である．肺の障害が疑われている患者はただでさえ呼吸が苦しいので，この検査はかなりの負担になることもある．また経験のある患者は検査をいやがることもある．しかしこれは呼吸機能障害の種類を診断し，また治療効果の判定にも非常に大切な検査であるので，その点を患者によく説明する必要がある．

　なお，気胸を起こしていたり，あるいはそのリスクがかなり高いと想定される場合は，この検査が気胸を悪化・発生させることがあるので禁忌である．また狭心症や心不全など，循環動態の不安定な場合も，胸腔内圧の変動

が血圧や血流にかなり大きな影響を及ぼすので注意が必要である.

5 血液ガス検査

A 概要・目的

　肺では酸素が取り込まれ,二酸化炭素が排出される.動脈血液ガス検査は,その機能をみる検査である.静脈血では検査できない.川の源流がどれぐらいきれいなのかを調べたいときは,なるべく源流に近い場所で水を採取して調べるのが普通である.下流で調べても意味がない.それと同じで,肺でガス交換されたばかりの動脈血を評価することではじめて肺の機能が正確に評価できるのである.

B 方法

　採取部位は,手首・肘・大腿の左右,計6ヵ所である.ここは比較的浅い部位を動脈が走行している.22Gもしくは23Gの注射針を,動脈の走行に沿って垂直に穿刺する(**図Ⅱ-2-12**).
　通常の静脈血の採血と異なり,動脈血採血用の注射器の内筒は中空になっ

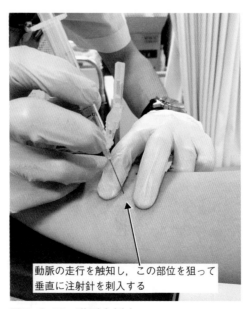

動脈の走行を触知し,この部位を狙って
垂直に注射針を刺入する

図Ⅱ-2-12　動脈血採血
[撮影協力:国立病院機構南京都病院西病棟看護師　徳地良子,槇原亜季子]

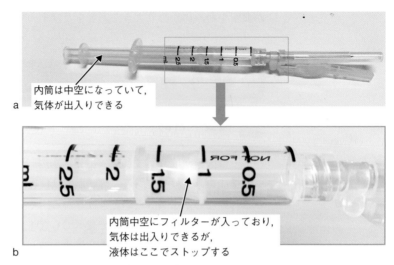

a　内筒は中空になっていて，気体が出入りできる

b　内筒中空にフィルターが入っており，気体は出入りできるが，液体はここでストップする

図Ⅱ-2-13　動脈血採血の注射器

ている（**図Ⅱ-2-13a**）ため，内筒を引く必要はない．動脈を穿刺すると血液は注射器内に自然に上がってくる．注射器の内筒は中空になっているが，特殊なフィルターが入っており，血液がフィルターまで到達したら止まるようになっている（**図Ⅱ-2-13b**）．このフィルターは，気体は通すが液体は通さないのである．

C　みかた・考えかた（異常を含む）

　血液ガス検査にはさまざまな項目があるが，大切なのは pH，$PaCO_2$（動脈血二酸化炭素分圧），PaO_2（動脈血酸素分圧），HCO_3^-（重炭酸イオン）である．

pH

　pH は 7.350〜7.450 が正常範囲である（**図Ⅱ-2-14**）．pH 7.350 より小さければ酸血症（アシデミア），pH 7.450 より大きければアルカリ血症（アルカレミア）である．これは後述のアシドーシス・アルカローシスとは違うので，混同しないように注意が必要である．

$PaCO_2$（動脈血二酸化炭素分圧）

　$PaCO_2$ は 35〜45 Torr が正常範囲である．CO_2 は肺から排出されるため，換気量に依存する．換気量が少なくなって CO_2 が体内に溜まったとき，CO_2 は酸性の物質であるため，体内は酸性に傾き，この働きを呼吸性アシドーシスという．逆にたくさん呼吸をして体内の CO_2 が少なくなったとき，体内はアルカリ性に傾き，この働きを**呼吸性アルカローシス**という（**図Ⅱ-2-14**）．

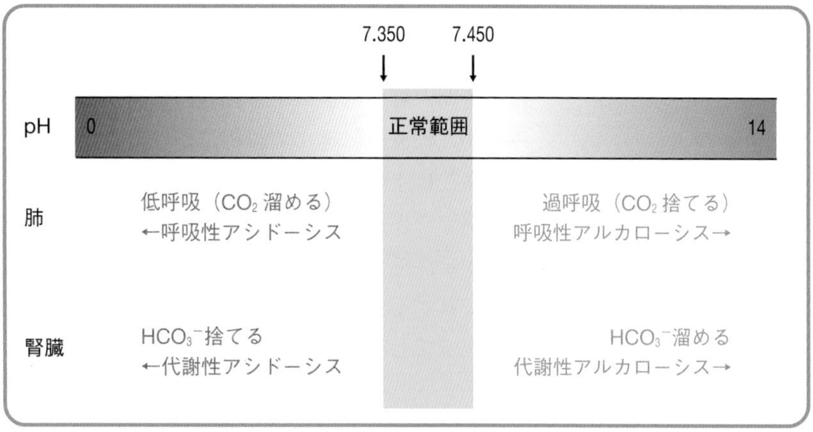

図Ⅱ-2-14　pHとアシドーシス・アルカローシス

| Pao₂（動脈血酸素分圧）

PaO_2 は 80〜100 Torr が正常範囲である．60 Torr より低ければ低酸素血症である．100 Torr より高い必要はあまりないので，基準値より高い場合は酸素流量を下げるなどの処置がとられることが多い．

| HCO₃⁻（重炭酸イオン）

HCO_3^- は 22〜26 mEq/L が正常範囲である．これは主に腎臓を介して尿中に排出される．尿中に排出される HCO_3^- が少なくなって，HCO_3^- が体内に溜まったとき，HCO_3^- はアルカリ性の物質であるため，体内はアルカリ性に傾き，この働きを代謝性アルカローシスという．逆に尿中に HCO_3^- をたくさん排出して体内の HCO_3^- が少なくなったとき，体内は酸性に傾き，この働きを代謝性アシドーシスという（図Ⅱ-2-14）．

> **もう少し
> くわしく**　**アシデミアとアシドーシス**
>
> 　本文で述べたアシデミアとアシドーシスは若干異なっており，アシデミアは現在酸性の状態であるということであり，アシドーシスは酸性に傾ける働きが存在するという状態である．たとえば，呼吸性のアシドーシスがあるが，生体の酸性とアルカリ性のバランス（酸塩基平衡）を保とうとする機能（代償機能）によって pH は正常に保たれている（つまり，アシデミアではない）こともある．アルカレミアとアルカローシスの関係も同じである．

D 侵襲性・副作用・リスク・注意点

動脈血採血用の注射器には内腔に薄くヘパリンが塗られている．採血が終

わったら注射器を錐揉みのように手のひらでよく攪拌する．これをしないと，せっかく採取した血液がそのまま固まってしまう．また採取された血液は，時間が経てば血液中の細胞の代謝が進み，値が変わってしまうので，すみやかに検査室に運んで解析にかける必要がある．

　採血後は十分な圧迫止血が必要である．静脈血採血なら採血後1分程度，穿刺部位を圧迫していれば十分である．しかし動脈血採血の場合は，血管の圧力が全然違うため，最低でも5分間のしっかりとした圧迫止血が必要である．これが不十分であると穿刺部位の動脈から皮下出血を起こし，大きく腫れ上がってしまう．

6 ｜ 胸腔穿刺検査（胸水検査）

A 概要・目的

　胸水貯留は，胸部X線などの画像検査で指摘されることが多い．胸水が少量である場合は，胸部CTやエコー検査が有用である．可能であれば胸腔穿刺を行い，貯留している胸水を採取する．採取した胸水を生化学・細菌・細胞診などの検査に提出し，胸水貯留の原因を検索して，治療方針を決定する．

B 方 法

　胸部X線（**図Ⅱ-2-15**），エコーなどの画像検査により，穿刺部位を決定する．清潔操作で局所麻酔下に肋骨上縁を穿刺し，胸水を採取する（**図Ⅱ-**

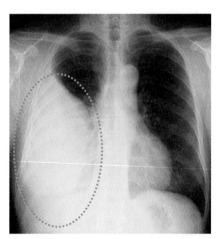

図Ⅱ-2-15　胸部X線写真（右胸水貯留）
右大量胸水（囲み）を認め，右中下肺野にはほとんど含気を認めない．

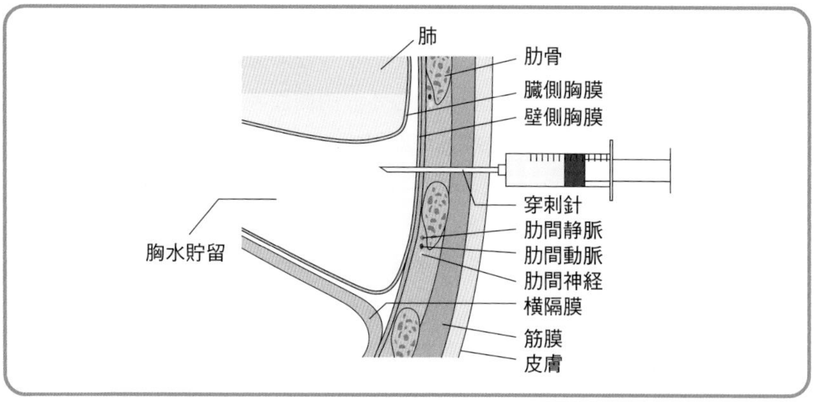

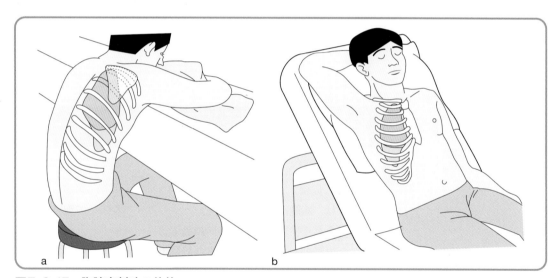

図Ⅱ-2-16　胸腔穿刺
坐位かファウラー（Fowler）位で，局所麻酔下に行う．肋骨下縁を走行する肋間動静脈・神経を避けて，肋骨上縁を穿刺する．

図Ⅱ-2-17　胸腔穿刺時の体位
a：坐位．b：ファウラー位．

2-16, 17）．大量の胸水を短時間で排出すると再膨張性肺水腫を合併することがあるため，時間をかけて1L程度で終了する．多量の胸水が肺を圧排している場合や，血液や膿を認める場合は，胸腔穿刺のみでなく，胸腔ドレナージが必要となる．

C 胸水の基準値・異常値，異常の原因

胸水は胸膜腔内に存在する液体で，壁側胸膜より産生され，臓側胸膜より

吸収される．正常な状態でも 10～20 mL の胸水があり，肺と胸壁との潤滑油として働いている．なんらかの原因で産生と吸収のバランスが崩れると，胸水貯留が生じる．両側性の場合は，心不全，肝不全，腎不全などの呼吸器以外の疾患が原因であることが多く，片側性の場合は，肺内や胸膜が原因であることが多い．

胸水は，滲出性（p.32 参照）と漏出性に分類される．

正常胸水は黄色，透明であるが，明らかな膿の場合は，膿胸と診断される．卵の腐ったような悪臭がする場合は，嫌気性菌による感染の可能性がある．血性であれば，悪性腫瘍（肺がんや胸膜中皮腫など）や外傷を疑う．

D　侵襲性・副作用・リスク・注意点

胸腔穿刺では，出血の可能性があるため，出血傾向のある抗血小板薬や抗凝固薬を内服中の患者の場合は，適応を慎重に判断する必要がある．

胸腔穿刺の前後ではバイタルのチェックを行い，合併症のないことを確認する．胸腔穿刺後は，気胸や出血の有無を確認するために胸部 X 線検査を行う．

7　胸腔鏡検査

A　概要・目的

胸腔鏡検査は，胸腔鏡（**図Ⅱ-2-18**）というカメラを用いて胸腔内を観察し，生検などを行う検査である．軽い鎮静下に局所麻酔で行われることもあるが，十分な視野のもとに安全で確実な組織生検を考え，全身麻酔下で行わ

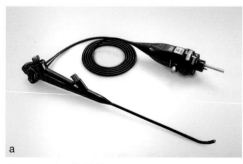
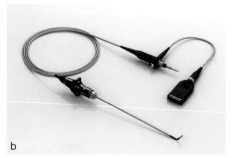

図Ⅱ-2-18　胸腔鏡
a：局所麻酔下で使用するタイプ．b：全身麻酔下で使用するタイプ．
［写真提供：オリンパス株式会社］

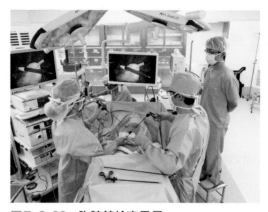

図Ⅱ-2-19　局所麻酔下で行われる胸腔鏡検査

図Ⅱ-2-20　胸腔鏡検査風景
体位は，健側を下にした側臥位で行う．
ポート刺入部は通常，胸腔鏡用，操作用2ヵ所の計3ポートで行うが，病変の大きさ，部位，触診の
必要性などによって症例ごとに異なる．

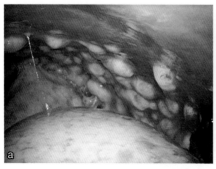
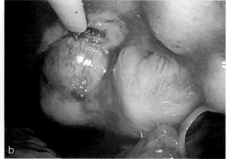

図Ⅱ-2-21　悪性胸膜中皮腫の胸腔内所見
a：壁側胸膜に，複数の隆起性腫瘤を認める．
b：壁側胸膜の腫瘤を，電気メスや鉗子を用いて生検．

れることも多い.

　胸腔鏡検査の目的は，胸腔内の病変を直接観察し，生検することで組織学的に確定診断を得ることである．病変の部位や大きさにより，気管支鏡やエコーやCTガイド下での経皮的生検が行えない場合に有用である．胸膜病変（胸膜腫瘍）では胸膜生検が，肺野末梢の腫瘍やびまん性肺疾患では肺生検が行われる．

B　方　法

　全身麻酔下に行う際は，分離肺換気で検査側の肺を虚脱させ，胸腔内にスペースを確保し，ポート（円筒形の器具）を切開創に挿入する（**図Ⅱ-2-19，20**）．同部位より胸腔鏡を挿入して胸腔内を観察し，病変部位を生検する（**図Ⅱ-2-21**）．局所麻酔下に行う際は，両肺換気下で同様に生検を行う．

C　侵襲性・副作用・リスク・注意点

　検査の合併症には出血，疼痛，感染（肺炎・創部の感染），肺瘻，無気肺などがある．

●引用文献
1）日本呼吸器内視鏡学会安全対策委員会（編）：呼吸器内視鏡診療を安全に行うために，Ver4

3 呼吸器疾患の特異的治療

1 薬物療法

A 薬物療法とは

　呼吸器疾患に対して投与される薬剤として，主に次のような種類のものがあげられる．対症療法的に使用される鎮咳薬や去痰薬，気管支喘息などに対する抗アレルギー薬，感染症などに用いられる抗生物質・抗菌薬，その他，抗炎症薬・免疫抑制薬，副腎皮質ステロイド（ホルモン），抗がん薬，気管支拡張薬などである．また投与経路としては内服薬をはじめ，注射薬，貼付薬以外に，呼吸器疾患に特徴的なものとして吸入薬（**表Ⅱ-3-1**）がある．

B 目的・適応

1）鎮咳薬・去痰薬

　症状を抑えることを目的に投与される薬剤であり，呼吸器疾患全般に投与されることが多い．

2）抗生物質・抗菌薬

　作用機序や構造，目的の病原体の違いから，細胞壁合成阻害薬（ペニシリン系やセフェム系など），核酸合成阻害薬（キノロン系など），タンパク合成阻害薬（マクロライド系，アミノグルコシド系など），細胞膜合成阻害薬，ST合剤，抗結核薬，抗真菌薬などさまざまなものがあり，それぞれ対象となる微生物や疾患がある．そのため薬剤の特性や副作用，患者の状態などを詳細に考慮して投与される．またマクロライド系薬には抗菌作用のみならず，慢性気道炎症に対する少量長期投与の効果が認められている．

3）抗アレルギー薬

　呼吸器疾患においては主に気管支喘息に投与されることが多い．抗ヒスタミン薬や抗ロイコトリエン薬などの内服薬が使用される．

4）副腎皮質ステロイド（ホルモン）

　抗炎症作用のため呼吸器疾患全般に使用されることが多い．内服薬や注射薬では気管支喘息の発作時のコントロールをはじめ，慢性閉塞性肺疾患

ST：sulfamethoxazole/trimethoprim

表Ⅱ-3-1　主な吸入薬（気管支拡張薬，気管支喘息治療薬，COPD 治療薬）

薬　剤		主な一般名	特　徴	適　応
β₂刺激薬	短時間作用性 β₂ 刺激薬 (short-acting β₂ ago-nist：SABA)	プロカテロール	短時間での気管支拡張作用があり，発作時に有効	気管支喘息などの発作時
	長時間作用性 β₂ 刺激薬 (long-acting β₂ ago-nist：LABA)	サルメテロール，インダカテロール	長時間作用するため，1日1〜2回の使用でよい	気管支喘息，COPD などのコントロール
抗コリン薬	短時間作用性抗コリン薬 (short-acting muscarinic antagonist：SAMA)	イプラトロピウム臭化物	短時間での気管支拡張作用あり	COPD のコントロール
	長時間作用性抗コリン薬 (long-acting muscarinic antagonist：LAMA)	チオトロピウム臭化物，アクリジニウム臭化物	長時間作用するため，1日1回の使用でよい	COPD，気管支喘息のコントロール
吸入ステロイド (inhaled corticosteroid：ICS)		ブデソニド，フルチカゾンプロピオン酸エステル	気道炎症を抑える予防薬であり，定期的に使用する．口腔内カンジダや嗄声の副作用あり	気管支喘息，COPD のコントロール
配合剤	ICS・LABA	フルチカゾンフランカルボン酸エステル・ビランテロール，ブデソニド・ホルモテロールフマル酸塩	コンプライアンスがよい．リリーバーとして使用できるものもある	気管支喘息，COPD のコントロール
	LAMA・LABA	チオトロピウム・オロダテロール，グリコピロニウム・インダカテロール	コンプライアンスがよい	COPD のコントロール
	ICS・LAMA・LABA	フルチカゾンフランカルボン酸エステル・ビランテロールトリフェニル酢酸塩・ウメクリジニウム臭化物配合など	3種類の吸入薬をすべて配合し吸入が一度ですむ	気管支喘息，COPD のコントロール

（COPD）の増悪時や重篤な呼吸器感染症，間質性肺炎，急性肺障害・急性呼吸窮迫症候群（ARDS）などの呼吸不全，さらにはがんの治療や症状緩和にも投与される．また呼吸器疾患で特徴的なものにステロイド吸入薬があり，安定期の気管支喘息や中等症以上の COPD のコントロールに使用される．

5）抗がん薬

　呼吸器領域の悪性腫瘍，主に肺がんや胸膜中皮腫に対して投与される抗がん薬にも，さまざまな種類がある．

6）気管支拡張薬

　β₂刺激薬や抗コリン薬，テオフィリン製剤などがある．β₂刺激薬にも短時間で効果が出る短時間作用性 β₂ 刺激薬（SABA）や長時間効果が持続する長時間作用性 β₂ 刺激薬（LABA）があり，形態にも内服や注射薬，吸入薬，貼

SABA：short-acting beta 2 agonist

LABA：long-acting beta 2 agonist

表Ⅱ-3-2　吸入デバイスの形式と特徴

吸入デバイスの形式と特徴	実際のデバイス：商品名（薬効）
加圧定量噴霧式吸入器（pressurized metered-dose inhaler：pMDI） <特徴> 長所：小型で持ち運びしやすい．呼吸機能が低下しても吸入しやすい 短所：吸入のタイミングを合わせる必要がある	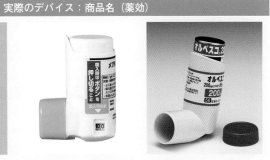 フルティフォーム®（ICS・LABA）　　メプチンエアー®（SABA）　　オルベスコ®（ICS）
ドライパウダー吸入器（dry powder inhaler：DPI） <特徴> 多種類のデバイスが存在する（タービュヘイラー，ディスカス，エリプタ，ハンディヘラー，ブリーズヘラーなど） 長所：タイミングを合わせる必要がない．吸入補助具が不要 短所：吸気流速が遅いと十分に吸えない．年少児では使用不可	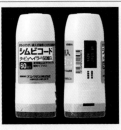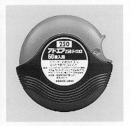 シムビコート®（ICS・LABA）　　アドエア®ディスカス®（ICS・LABA） 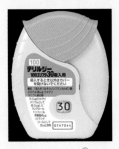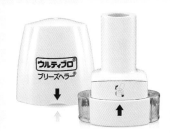 テリルジー®（ICS・LAMA・LABA）　　ウルティブロ®（LAMA・LABA） レルベア®（ICS・LABA）　　オンブレス®（LABA） エナジア®（ICS・LAMA・LABA）
ソフトミスト吸入器（soft mist inhaler：SMI） <特徴> 長所：タイミングを合わせやすい．低肺機能でも肺に到達しやすい 短所：最初のセットなど事前の作業が必要で，操作時にもある程度の力が必要	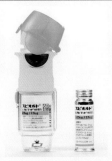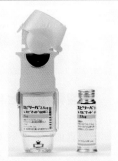 スピオルト®レスピマット®（LAMA・LABA）　　スピリーバ®レスピマット®（LAMA）

付薬も存在するため，それぞれの特徴と病態に応じて投与される．

7）その他

気管支喘息に対するモノクローナル抗体製剤や，特発性肺線維症に対する**抗線維化薬**などの新たな機序の薬剤が開発されてきている．

C　吸入療法の実際

呼吸器疾患に特徴的な薬物療法として吸入療法がある．吸入療法のメリットは，肺や気道の病変部に直接薬剤を届けることができて効率的であること，また内服薬などの全身投与と比べて投与量が少なくてすむため副作用のリスクを軽減できること，などである．投与する薬剤には，β_2 刺激薬や抗コリン薬などの気管支拡張薬，吸入ステロイドなどがある（**表Ⅱ-3-1**）．

吸入薬を投与する手段もさまざまなものが開発されてきている．以前から存在するコンプレッサー式ネブライザーや超音波ネブライザーをはじめ，加圧定量噴霧式吸入器（pMDI）やドライパウダー吸入器（DPI）などがあり，より効果があり持続時間も長い薬剤や，より効率的に吸入できるようなデバイスが次々と開発されてきている（**表Ⅱ-3-2**）．

pMDI：pressurized metered-dose inhaler

DPI：dry powder inhaler

D　副作用・リスク・注意点

吸入療法を効果的にかつ安全に行うためには，吸入デバイスを正しく操作し吸入することが必要である．薬剤のセットの仕方や吸入速度，吸入後の息止めなどによって効果に違いが出る他，吸入後の含嗽を十分に行わない場合に，薬剤が口腔内に溜まったり粘膜から吸収されたりして副作用を起こすことがあるためである．副作用として，β_2 刺激薬では頻脈，過剰な吸入による突然死のリスクがあり，また吸入ステロイドでは口腔内カンジダ症や嗄声を発症したりすることがある．したがって，患者への吸入指導が非常に重要となる．

2　酸素療法

A　酸素療法とは

低酸素血症，呼吸不全状態の改善を図るため，酸素ボンベや液体酸素，酸素濃縮器でつくられた酸素を吸入して，適切な血液中の酸素飽和度（SaO_2）を維持する治療法である．基礎疾患や病態に応じて，酸素吸入のためのさまざまな方法がある．

B 目的・適応

　生体の維持に必要な酸素は肺から血液中に取り込まれて全身に運ばれるが、呼吸器疾患が存在する場合には室内空気（酸素濃度21%）の吸入だけでは十分な酸素が取り込まれないことが多く、SaO_2の低い状態が長く続くと細胞のエネルギー代謝が障害されてしまう（呼吸不全）。このため、吸入気の酸素濃度を上げて適切なSaO_2を維持する必要がある。呼吸不全の定義は室内空気吸入時に動脈血中の酸素分圧（PaO_2）が60 Torr（SaO_2では約90%）以下となる状態であり、酸素を吸入して60 Torr以上にすることを目標とする。

C 酸素療法の実際

1) 低流量システム

　酸素吸入デバイスとして最も一般的なものには、鼻カニューレ（**図II-3-1a**）がある。通常は、6 L/分以下の流量で投与する。不快感も少なく、会話や飲食も可能であるというメリットがあるが、酸素濃度を厳密に調整することはできないという欠点もある。6 L/分を超える流量では、鼻粘膜の乾燥などによる刺激が生じるため、基本的には使用しない。したがって比較的軽症、

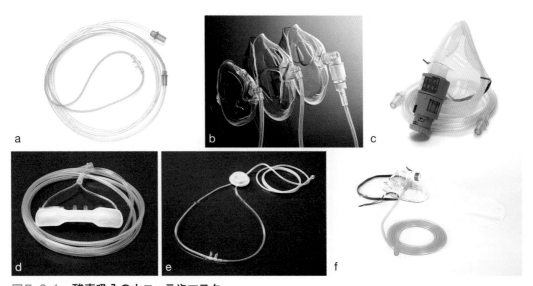

図II-3-1　酸素吸入のカニュラやマスク
a：鼻カニューレ．［写真提供：Intersurgical Ltd.］
b：開放型の酸素マスク．［写真提供：コヴィディエンジャパン株式会社］
c：ベンチュリマスク．［写真提供：Intersurgical Ltd.］
d：リザーバー付きカニューレ（ノーマルタイプ）．［写真提供：日本ルフト株式会社］
e：リザーバー付きカニューレ（ペンダントタイプ）．［写真提供：日本ルフト株式会社］
f：リザーバー付き酸素マスク．［写真提供：株式会社ブルークロス・エマージェンシー］

または病態が安定した患者が対象となる．また簡易酸素マスクも広く使用されているが，呼気の再吸入を防ぐために通常 5 L/分以上で使用される．

　開放型酸素吸入システム（オキシマスク™，オープンフェイスマスク™）（**図Ⅱ-3-1b**）は比較的新しいデバイスで，吸入気の酸素濃度を 24〜70％程度に調整できるとされ，開放型であるため CO_2 を再呼吸しにくくて圧迫感も少ない．ストローで飲み物を摂取することも可能である．

2）高流量システム

　患者の 1 回換気量に左右されず，吸入酸素濃度を一定に保つことができるものにベンチュリマスク（**図Ⅱ-3-1c**）があり，Ⅱ型呼吸不全患者に使用される場合がある．流量が多いため，騒音が大きくなったり眼球などへの不快感が強い場合がある．また隙間があって密着が不十分な場合や，指定された酸素流量と濃度の設定を守らない場合には，期待した酸素濃度が得られない．

　ベンチュリマスクにネブライザー機能が備わったもの（インスピロンネブライザー®，アクアパックネブライザー®）もあり，術後などの痰が喀出困難な患者に使用されることがあるが，これも酸素流量と濃度の設定に注意が必要である．

3）リザーバーシステム

　より高濃度の酸素投与が必要な場合には，鼻カニューレの途中にリザーバーとよばれる袋が付いたリザーバー付きカニューレ（オキシマイザー®）（**図Ⅱ-3-1d, e**）を使用することがある．

　さらに高濃度の酸素投与が可能なリザーバー付きマスクがある（**図Ⅱ-3-1f**）．途中のリザーバーに酸素を貯めて吸入するマスクで，呼気の再吸入を防ぐための一方弁が付いており，6 L/分以上で使用する必要がある．なお，これらは換気量や酸素流量によって酸素濃度が異なるため，濃度調節を行うことはできない．

4）高流量鼻カニューレ

　最近開発されたものに，高流量鼻カニューレ（**図Ⅱ-3-2**）がある．特別な鼻カニューレから酸素濃度 21〜100％の設定どおりの吸入気を最大 60 L/分で供給できるシステムで，十分な加湿を行うため高流量でも苦痛が少なく，会話・飲食も可能である．また高流量を送気しているため吸気呼気を通して気道内圧が陰圧にならず，軽度な呼気終末陽圧（PEEP）をかけたような効果がある．さらに，気道の粘液線毛機能を改善する効果も報告されている．ただし加湿および加温をするため，熱さを訴えることがある．

D　副作用・リスク・注意点

1）注意点

　一般に酸素療法を行ううえでまず注意すべき点は，その取り扱いである．

ベンチュリ効果
ベルヌーイ（Bernoulli）の定理から導かれる，高圧の酸素を小さな出口から流して速いジェット流をつくると，陰圧が作り出されて周囲の空気を引き込む現象．これを利用して一定の酸素濃度を保つものが，ベンチュリマスクである．

PEEP：positive end expiratory pressure

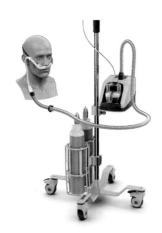

図Ⅱ-3-2　高流量鼻カニューレ
［写真提供：フィッシャー＆パイケル ヘルスケア株式会社］

火気使用は厳禁であり，酸素ボンベの取り扱いにも注意が必要である．また流量・濃度や吸入デバイスの使用方法，チューブの屈曲の有無や接続の状態などにも，注意が必要である．

2）合併症

＜CO_2ナルコーシス＞

呼吸器疾患患者に対して酸素療法を行ううえで最も注意すべき合併症は，CO_2ナルコーシスである．これは，高二酸化炭素血症により重度の呼吸性アシドーシスとなり中枢神経系の異常をきたすことであり，主な症状は意識障害と自発呼吸の減弱である．放置すると呼吸停止にいたることもある．原因は肺胞低換気であり，臨床的にはCOPDや肺結核後遺症による慢性呼吸不全患者の増悪での発症例が多い．この発生機序としては，慢性の高二酸化炭素血症の状態にある患者は低酸素により換気が刺激されているが，増悪をきたし低酸素血症を伴っているときなどに酸素の過剰投与があると換気が抑制されてしまい，さらに急速に高二酸化炭素血症が進行してアシドーシスも進み，中枢神経系の異常をきたしてしまうためとされている．

CO_2ナルコーシスを予防するためには，リスクのある患者に対してはベンチュリマスクや微量流量計を用いた経鼻カニューレなどで比較的低濃度の酸素投与から開始し，呼吸状態やSpO_2モニターの観察，頻回の血液ガス検査を行いながら，酸素濃度を調整する必要がある．

＜酸素中毒＞

吸入気の酸素濃度が高すぎると活性酸素が過剰に発生したり，集まった炎症細胞から炎症性メディエーターおよびサイトカインなどが放出されたりして，肺胞上皮や血管内皮の細胞が傷害され急性肺障害や肺の線維化，中枢神経障害などをきたすことをいう．できるだけ早期に吸入気の酸素濃度を50%

> **メモ**
>
> $PaCO_2$上昇が中枢神経に対して直接的に影響を及ぼすわけではなく，$PaCO_2$の急激な上昇による脳組織のpH値，およびその低下速度が原因とされている．呼吸疾患の他には，中枢神経系の障害（脳血管障害や薬物中毒）や神経筋疾患でも起こりうる．

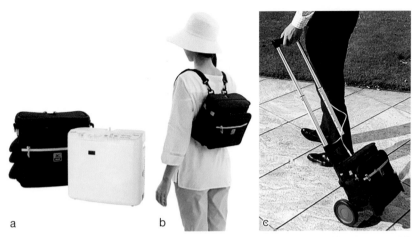

図Ⅱ-3-3　在宅酸素療法（HOT）の携帯型酸素濃縮器（a）と使用している様子（b,c）
［写真提供：帝人ファーマ株式会社］

以下になるようにする必要がある.

HOT：home oxygen
therapy

LTOT：long-term
oxygen therapy

E 在宅（長期）酸素療法（HOT, LTOT）

　安定期の慢性呼吸不全患者に対して長期間にわたり自宅で酸素吸入を行うことにより，趣味や生活習慣，仕事などの社会活動を持続して QOL を維持するための医療である. 主に酸素濃縮器と液体酸素に分けられ，現在は約 9 割の患者が酸素濃縮器と外出時の携帯ボンベを使用している（**図Ⅱ-3-3**）が，いずれもメリットとデメリットがあり，患者の日常生活のニーズに合った方法を選択する必要がある.

3 NPPV

A NPPV とは

NPPV：noninvasive
positive pressure ventila-
tion

　非侵襲的陽圧換気療法（NPPV）は，鼻マスクや鼻口マスクなどを装着して人工呼吸器による換気を行う方法であり，1990 年代に入り導入されはじめた.

B 目的・適応

　人工呼吸自体の目的は，酸素化や換気の改善，呼吸仕事量の軽減および気

表Ⅱ-3-3　NPPVの一般的な適応と禁忌の条件

1. 疾患以外の一般的な適応として文献上にみられるもの

疾患ごとの適応についてはガイドライン各論の各項を参照されたい
・意識がよく協力的である
・循環動態が安定している
・気管挿管が必要ではない：気道が確保できている，喀痰の排出ができる
・顔面の外傷がない
・マスクをつけることが可能
・消化管が活動している状態である（閉塞などがない）

2. 一般的に適応注意または禁忌として文献上にみられるもの

1. の裏返しでもある．ここに示すのは一般的にすべての疾患に共通する適応注意または禁忌であり，詳しくはガイドライン各論の各項を参照されたい
・非協力的で不穏
・気道が確保できない
・呼吸停止，昏睡，意識状態が悪い
・循環動態が不安定，心停止
・自発呼吸のない状態での換気が必要
・最近の腹部，食道手術後
・顔面の外傷，火傷，手術や解剖学的異常でマスクがフィットしない
・2つ以上の臓器不全がある
・心筋梗塞が起こりつつある．不安定狭心症
・咳反射がない，または弱い
・ドレナージされていない気胸がある
・嘔吐や腸管の閉塞，アクティブな消化管出血がある
・大量の気道分泌物がある．または排痰ができない

［日本呼吸器学会NPPVガイドライン作成委員会（編）：NPPV（非侵襲的陽圧換気療法）ガイドライン，第2版, p.3, 南江堂, 2015 より許諾を得て改変し転載］

道確保や全身管理の一環などである．その中でNPPVは，侵襲的な人工呼吸である侵襲的陽圧換気療法（IPPV，次項参照）に比べて，侵襲度が低く容易かつ早期に導入ができ，肺の圧損傷や人工呼吸器関連肺炎（次項参照）の合併が少ないため，最近では急性呼吸不全や慢性呼吸不全の患者だけではなく，在宅まで含めたさまざまな病態に対して数多くの疾患および症例で使用されている．適応疾患や病態は，COPD増悪や気管支喘息発作，後側彎症や肺結核後遺症などの拘束性胸郭疾患の増悪，重症肺炎，心原性肺水腫などの急性呼吸不全や，COPD，神経筋疾患，拘束性胸郭疾患などの慢性期の呼吸不全である．とくにCOPD増悪や心原性肺水腫に対しては有効性が示されており，第一選択となっている．

　一般的な適応と禁忌の条件を，**表Ⅱ-3-3**に示す．

C　NPPVの実際

　NPPVで使用される専用の人工呼吸器には，院内急性期用と慢性期の在宅

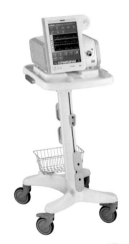

図Ⅱ-3-4　NPPVの機器
［写真提供：株式会社フィリップス・ジャパン］

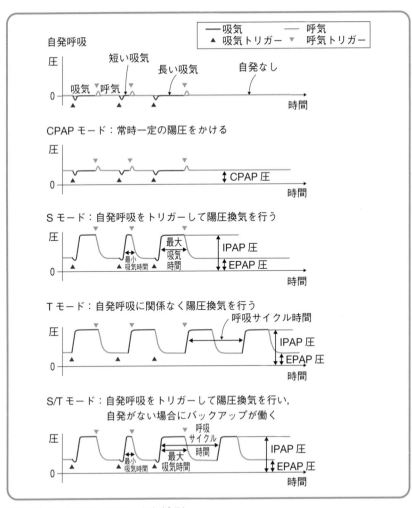

図Ⅱ-3-5　NPPVのモードと波形

用があり，通常の人工呼吸器にも NPPV に対応した機種がある（**図Ⅱ-3-4**）．仕組みは，吸気時には吸気圧を，呼気時には呼気圧をかけてその圧力の差で換気を行うもので，酸素濃度の調整が可能な機種もある．設定モードは，自発呼吸のみを補助する S モード，設定した呼吸数と吸気時間に合わせて調節換気を行う T モード，自発呼吸を生かしながらバックアップの換気も行う S/T モード，呼気にも吸気にも一定の圧をかける CPAP モードがある（**図Ⅱ-3-5**）．

D　侵襲性・副作用・リスク・注意点

その構造と機構上から，陽圧によるマスクの不快感やマスクリーク*，皮膚障害，腹部膨満*などの合併症が起こるリスクがある．患者の協力や理解がないと，施行および継続ができないことがある．そのため，導入時には医療従事者が呼吸を楽にする機器であることを説明し，そばに付き添い，励ますことが必要である．

＊マスクリーク
顔面へのマスクフィッティングがうまくいかないと陽圧により隙間から過剰に空気がもれてしまい，不快感が強くなるだけでなく有効な換気ができなくなる．

＊腹部膨満
常時陽圧がかかるため，空気が気道だけではなく，食道・胃など消化管の方に入ってしまうために発生する．

4　IPPV

A　IPPV とは

IPPV とは，invasive positive pressure ventilation の略称で，**侵襲的陽圧換気療法**と訳される．前項の NPPV とは対照的に，侵襲的な人工呼吸，すなわち気管挿管や気管切開を行って人工呼吸器を装着する方法である．

IPPV
IPPVは，間欠的陽圧換気（intermittent positive pressure ventilation）の略称として，使用されることもある．

B　目的・適応

気管挿管や気管切開を施行することにより，確実な気道確保が可能であり，また誤嚥の可能性も低く，呼吸管理を確実にできるメリットがある．したがって IPPV を施行する目的には，確実な気道確保を必要とする場合と確実な換気を目的とする場合およびその両方の場合があり，以前から多く使用されてきた．なお人工呼吸は，原疾患に対する根本的な治療ではなく，あくまでも原疾患に対する治療効果が出て病態が改善するまでの間のサポートにすぎない．

C　NPPV と IPPV の違い

NPPV と IPPV の違いを，**表Ⅱ-3-4** に示す．

表Ⅱ-3-4　NPPVとIPPVの違い

	NPPV	IPPV
適応・禁忌	適応外条件あり	挿管拒否以外は適応
気管挿管・気管切開	行わない	必要
気道確保	不可	可能
正確な酸素濃度・換気量の設定	不可能（酸素濃度は可能な機種あり）	可能
気管内吸引	困難	容易
鎮静	なし（ときに必要）	必要
発声・会話・食事など	可能	不可能
口腔内の清潔	保ちやすい	保ちにくい（経口挿管時）
合併症	少ない（皮膚潰瘍など）	多い（VAP，声帯損傷など）
呼吸器からの離脱・中断・再開	比較的容易	慎重な対応が必要

VAP：人工呼吸器関連肺炎.

D　IPPVの実際

　IPPVを行う人工呼吸器にはさまざまなものがあり，その換気様式もさまざまなものが開発されてきた（**図Ⅱ-3-6**）．ここでは基本的な設定について述べる．まずモード設定を行うが，これは機械に呼吸をどの程度任せるかで分けられており，すべてを機械に任せる調節・補助換気（A/C），患者の一定の呼吸努力に合わせて自発呼吸の補助を行う同期型間欠的強制換気（SIMV），部分的補助換気として自発呼吸を一定の気道内圧でサポートする圧支持換気（PSV），自発呼吸に一定の圧をかけ続ける持続陽圧呼吸（CPAP）などがあり，それらを組み合わせて設定する．次に，量規定換気（VCV）と圧規定換気（PCV）の設定がある．VCVは一定の換気量を保証するもので，神経筋疾患などがよい適応であるが，高い圧がかかりすぎる可能性があるのが欠点である．一方PCVは，一定以上の圧がかかりにくく安全であり，最近は小児だけではなく成人でもPCVが使用されることが多くなっているが，換気量の保証ができない欠点がある．

　またIPPVの場合には，気管挿管のため食事や会話は不可能で不快感も非常に強く，多くの場合には持続的な鎮痛薬および鎮静薬の投与を必要とする．

E　侵襲性・リスク・注意点

　NPPVと比較して侵襲が大きくデメリットも多い．気道の加温・加湿機能

A/C：assist/control

SIMV：synchronized intermittent mandatory ventilation

PSV：pressure support ventilation

CPAP：continuous positive airway pressure

VCV：volume control ventilation

PCV：pressure control ventilation

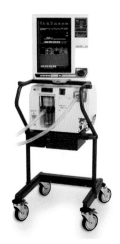

図Ⅱ-3-6　IPPVの機器
[写真提供：コヴィディエンジャパン株式会社]

が失われることや,人工呼吸器関連肺炎(VAP)＊を起こしやすいことおよ
び精神的な苦痛が強いことなどである.人工呼吸器関連肺炎は,気管チュー
ブの外壁を伝い口腔,咽頭,胃の内容物が気管内に入ることによって起こり,
予防のためには口腔ケアを行うことや過鎮静を避けることが大切である.

　人工呼吸による合併症には,その他に肺の圧損傷＊による気胸や縦隔気
腫・皮下気腫,無気肺,血圧や心拍出量低下,酸素中毒(前項参照)などが
あり,看護師は,これらの合併症を起こさないことや早期の状態変化の発見
に努めること,また意思疎通および苦痛の緩和などに積極的に関与する必要
がある.

> **臨床で役立つ知識**
>
> ## 看護師によるVAP予防
>
> VAPは,人工的な気道を留置することにより,下気道に細菌が侵入しやすくな
> ることによって発生するとされている.予防策として確立されたものはない
> が,複数の予防策をいくつかまとめて適用するバンドルアプローチが有用とさ
> れる.その中で,看護師が積極的にかかわることが可能な主なものを以下にあ
> げる.①手指衛生を確実に実施する.②人工呼吸器回路の頻回の交換や開放は
> 避け,汚損・破損したときのみ交換する.③水平仰臥位で長時間の管理をせ
> ず,とくに経管栄養剤の注入時には上体を30～45°挙上させる.④鎮静を客
> 観的に評価して過鎮静を避け,常に適切な鎮静で管理する.⑤気管チューブの
> カフ上部にも貯留物を吸引する側孔付きのものを使用し,体位変換や気管
> チューブを動かすときなどには必ず口腔内およびカフ上部の吸引を行う.

5 ┃ 呼吸リハビリテーション

A 呼吸リハビリテーションとは

　呼吸リハビリテーションとは，呼吸器疾患を持つ患者を対象に，できるだけ疾患の悪化を予防すること，または健康状態を維持・回復することを目的として行う運動療法，呼吸訓練，胸郭可動域訓練，排痰法などの介入を指す．中でも運動療法は呼吸リハビリテーションの中核となるものである．これらは理学療法士が主体となって行うものである．

B 目的・適応・禁忌

ADL：activity of daily living

　呼吸器疾患，とくに慢性呼吸不全患者は労作時の呼吸困難感のため QOL や ADL が著明に低下しており，その改善が目的となる．また薬物療法により症状が軽減している患者においても，さらに上乗せの改善効果が期待できる．たとえば COPD 患者に対しては，身体活動性・運動耐容能の改善，呼吸困難の軽減，QOL の向上，入院回数や日数の減少，不安・抑うつの軽減，増悪による入院後の回復などの効果が認められている．

　運動療法はほとんどの呼吸器疾患患者で適応となる．なんらかの症状があり，標準的治療により病状が安定しており，以下のような禁忌がないことが主な選択基準である．

　運動療法の禁忌は，不安定狭心症や心筋梗塞，コントロール不良の高血圧，急性全身性疾患や発熱，重篤な整形外科的疾患，高度の認知障害，重度の精神疾患などである．

＊6分間歩行試験
単純かつ簡便で，最も多く用いられている機能評価テスト．平地を6分間歩いて，その距離と呼吸困難感および SpO_2 と心拍数の変化を測定する運動負荷試験．

＊シャトルウォーキング試験
9 m 間隔で置かれた標識間（10 m）を発信音に合わせて往復で歩行して，徐々に速度を上げていき，その距離を運動耐容能の指標にする運動負荷試験．

＊コンディショニング
呼吸トレーニングや呼吸介助，リラクゼーション，胸郭可動域トレーニング，排痰手技，さらにはメンタル面への介入などにより，日常の症状を緩和して心身を最適な状態に保つ方法．

C 呼吸リハビリテーションの実際・進め方

1）アセスメント（初期評価）

　開始するにあたって，まずアセスメントを行う．問診や呼吸機能検査，心電図，SpO_2 や動脈血液ガス分析，呼吸困難感の評価，さらに6分間歩行試験＊もしくはシャトルウォーキング試験＊などにより，状態やリスクの評価を行う．

2）呼吸リハビリテーションのプログラムの作成と実践

　初期評価の次に目標を設定し，リハビリテーションの処方や実施計画書の作成，およびアクションプランを作成する．

　それに基づいてコンディショニング＊を行い，重症度に応じて ADL トレーニングや全身持久力・筋力トレーニングなどの割合を調整する．

　そして患者の行動を変えることを目的とした行動変容の要素を取り入れた支援や指導を行う.

3) アセスメント (再評価)

　プログラム実践後に, 再びアセスメントする.

　症状や状態, ADL などが改善または維持している場合, プログラムを継続する. 逆に悪化している場合は,「2) 呼吸リハビリテーションのプログラムの作成と実践」に戻り, プランを見直すということを繰り返していく.

D リスク・注意点

　継続することにより効果が期待できるが, 中断によりその効果が失われてしまうため, 何よりも継続することが大切である.

6 手術療法

6-1 肺切除術

A 肺切除術とは

　病変部の肺を切除することであり, それによって疾患の治癒や症状改善を図るが, 同時に呼吸機能の温存に努めなければならない.

B 目的・適応

　悪性腫瘍の病巣切除, 真菌や抗酸菌症の内科治療抵抗性病変に対して感染コントロールを目的とした手術, 巨大気腫性肺嚢胞の嚢胞切除による肺機能改善や, 気胸の場合は気漏 (空気漏れ) の閉鎖ならびに再発予防, 気道狭窄部切除による症状改善など, さまざまなケースがある. 検査が目的である間質性肺炎の肺生検もある.

　残存呼吸機能の評価, 全身状態, 併存疾患を考慮し, 術式を決定する.

C 肺切除術の実際

1) 術前の準備

　術前 1 ヵ月の禁煙を推奨する. 口腔内のケアや低呼吸機能患者に対して, 術前の呼吸リハビリテーションを施行する.

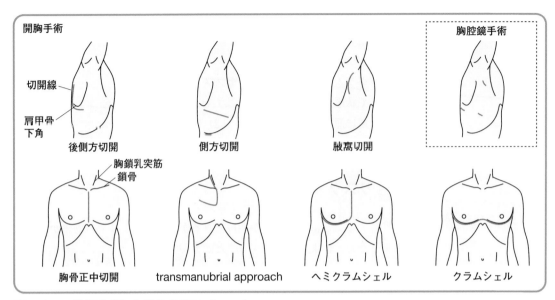

図Ⅱ-3-7　肺切除術における手術アプローチ

2）麻酔

　基本的に分離肺換気による片側換気にて手術を施行する．低呼吸機能患者で片肺換気では酸素化が維持できない場合，両肺換気で手術を施行することもある．

3）手術

＜開胸手術＞

　直視下に切除をする．目的に応じて切開方法を検討する（**図Ⅱ-3-7**）．肋骨を切離することなく，肋間開胸することが多い．再手術などで肋間が狭い場合には肋骨を切断し，その深層の胸膜を切開してアプローチする，肋骨床開胸を施行することがある．

＜胸腔鏡手術＞

　胸腔鏡画像モニター下に施行する完全鏡視下手術．術者，第1助手，胸腔鏡を保持する第2助手の3ポートまたは4ポートで施行されることが多い．1ヵ所の創で施行する単孔式の手術もある．また，ロボット支援手術は肺がんや縦隔腫瘍に対し施行され，器具の可動域が広く多彩なアプローチが可能となり，術者は立体的な視野で操作ができる．

＜胸腔鏡補助下手術（ハイブリッド手術）＞

　モニターと直視を併用した手術である．

4）術式について

　肺切除は，切除範囲により**肺全摘，肺葉切除，区域切除**（**図Ⅱ-3-8**），**部分（楔状）切除**がある．検査目的の審査開胸，予定した切除が腫瘍の進行などにより施行できない場合の試験開胸術もある．呼吸機能温存のため，肺動

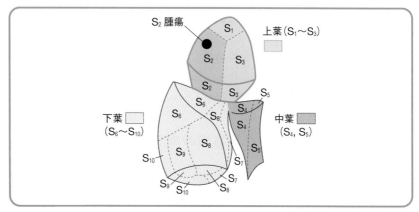

図Ⅱ-3-8　上葉切除（─）とS₂区域切除（▨）

脈や気管支を病巣切除後に再吻合する肺動脈形成や，気管支形成を加えることもある．悪性腫瘍の手術では，肺葉切除と所属リンパ節を切離する（リンパ節郭清）が従来の標準術式であったが，リンパ節転移のない末梢小型肺がん（2 cm以下）では解剖学的に脈管を切除する区域切除も施行される．

　肺部分切除は，病変部からの距離を確保し，切離する非解剖学的切除がある．低呼吸機能やハイリスク患者に対し施行される．

D　侵襲性・副作用・リスク・注意点

　肺切除の範囲が広いほど，呼吸機能は低下し，心臓にかかる負担は大きくなる．

　帰室後は，ドレーン排液の性状や量に注意して観察する必要がある．術後大量出血は致命的になる場合があり，緊急再開胸止血手術を要することもある．

　肺全摘術以外は，術翌日から離床を進める．

1）合併症

　出血，術後肺炎，気管支瘻，遷延性気漏，膿胸，不整脈，乳び胸，神経麻痺（反回神経，横隔神経，交感神経），食道損傷，動脈硬化に伴う合併症（心筋梗塞，脳梗塞），術後せん妄，肺梗塞，創痛などがある．

6-2　肺移植

A　肺移植とは

　終末期肺疾患患者に，予後とQOLの改善をもたらす有効な治療法である．

B 目的・適応

治療の限界のある肺疾患に対し，同種臓器移植により延命を図る．原発性肺高血圧症，肺リンパ脈管筋腫症，間質性肺炎，慢性閉塞性肺疾患，気管支拡張症，びまん性汎細気管支炎などが適応である．

C 肺移植の実際

1）脳死肺移植

脳死ドナーより提供された片肺，または両肺を移植する．

2）生体肺移植

2人の健常なドナーから右および左の下葉を1葉ずつ摘出し，移植する．

D 肺移植術後の注意点

免疫抑制薬の服用が必要である．感染や慢性移植肺機能不全（閉塞性細気管支炎症候群など）に注意が必要で，予後に影響する．日本肺および心肺移植研究会による2020年末までの本邦肺移植症例登録報告（2021）[1] によると脳死肺移植の5年生存率は73.0％，10年生存率は60.7％で，生体肺移植の5年生存率は73.3％，10年生存率は61.9％である．

●引用文献
1）日本肺および心肺移植研究会：本邦肺移植症例登録報告—2021．移植 **56**（3）：245-251, 2021

4 | 呼吸器疾患の患者の看護

1 | 呼吸機能障害の患者への看護

A 閉塞性換気障害の患者への看護

COPD などの**閉塞性換気障害**は，呼吸機能検査における1秒率の低下によって診断される．安定期を長く過ごすためには，療養法をセルフマネジメントできるように支援することが重要である．

1）呼吸法

動的肺過膨張により呼吸困難が増強することのないようにしっかりと呼気を行う必要があり，内因性 PEEP（呼気終末陽圧）を解除するために口すぼめ呼吸が有効である．ろうそくの火を吹き消すように口をすぼめながら息を呼出することにより，気管支を開き肺内の空気を出しやすくすることができる．

PEEP：positive end expiratory pressure

2）吸入

ガイドラインに沿って処方される吸入薬には，効果と作用時間，方法（定量噴霧式吸入器［MDI］とドライパウダー吸入器［DPI］）によりさまざまなデバイスがある．吸入は薬剤が直接気管に働きかけることが可能なものである反面，適切に行えていなければ効果が減少してしまうため，手技が自己流になっていないか，適切に吸入できているか，効果的に吸入できるデバイスはどれかなど，医師や薬剤師と連携しながら見極めることが大切である．自分で行えるように繰り返し一緒に行ったり，薬剤が切れる日がわかりにくいものには容器に日付を明示したり，生活上の工夫をアドバイスしたりする．

MDI：metered-dose inhaler

DPI：dry powder inhaler

3）動作要領

COPD は呼吸困難により活動量低下→下肢筋力低下→次の活動時の呼吸困難感増加と負のスパイラルに陥る危険性がある．そのためにも日常での呼吸リハビリテーションが重要であり，**動作要領**は今後の生活においてもポイントとなるため習得しておくことが推奨される．息切れを増強させる4つの動作（反復動作，息を止める動作，上肢挙上動作，腹部圧迫動作）をできるだけ最小限として呼気時に動くことを意識し，かつ動きのスピードを緩めること，また適切なタイミングで休憩を取り入れながら行えるよう支援すること

が求められる.

4）セルフモニタリング

　最近では動脈血酸素飽和度を簡便に測定できる**パルスオキシメーター**が普及しており，持ち歩く患者も多い．安静時だけではなく活動時にも測定することにより，活動の程度と酸素飽和度の関係性を把握しておくことも活動の目安となる.

5）酸素療法

　さまざまな療養法に加え，疾患の進行とともに**酸素療法**の導入を余儀なくされるが，見た目や煩わしさから患者が抵抗を示すことも多い．低酸素状態では各組織への酸素供給が妨げられ，二次性の疾患を招くこともあるが，必要以上の酸素吸入は高二酸化炭素血症からCO_2ナルコーシスを招く危険性もある．薬物療法などと同様に酸素療法の酸素量も患者に合わせた量が決められているため，使用方法だけでなく使用量を含めて遵守し，望む日常生活を送ることができるように患者のアドヒアランスの維持，向上に努めた支援を行う.

B　拘束性換気障害の患者への看護

　拘束性換気障害の特徴として，肺活量や1回換気量の低下，肺拡散能の低下による低酸素血症があり，代表的疾患として間質性肺炎があげられる．間質性肺炎は進行性疾患であり，病気の進行を少しでも遅らせ，安定期を長く過ごすことを目的として，**低酸素血症の予防**や**急性増悪への対応**など患者が**セルフマネジメント**できるよう支援することが重要である.

1）息切れ，低酸素血症の予防

　間質性肺炎は，病気の進行に伴い，肺拡散能の低下による低酸素血症が出現する．とくに労作時の低酸素血症や呼吸困難の増強がみられ，日常生活で低酸素血症を頻繁に繰り返すことで，予後に影響を与える肺高血圧などの合併症を引き起こす可能性が高くなる．そのため，日常生活でできるだけ低酸素血症を避けるための動作や習慣を身につける必要がある.

　食事，排泄，入浴など日常生活上の具体的場面を想定し，息切れを増強させる4つの動作（反復動作，息を止める動作，上肢挙上動作，腹部圧迫動作）を避けることや動作スピードの調整，動作後の適切な休憩の取り入れ方をリハビリテーションスタッフと協働して指導することが必要である.

　さらに病気の進行に伴い，**在宅酸素療法**を導入した場合は，安静時，労作時の処方酸素流量を遵守できるように指導を行う.

2）急性増悪への対応

　間質性肺炎の慢性経過の中では，急速な呼吸不全の進行がみられる病態として急性増悪がある．急性増悪は，間質性肺炎の予後を決める因子の1つで

あり，その病態のメカニズムは十分に解明されていないが，原因の１つである感染の予防や，十分な栄養摂取，身体活動性の維持，症状出現時の早期受診の推奨などの支援が必要である．とくに，徴候が現れたときに早期に対処することが非常に重要である．

3）精神的支援

拘束性換気障害の患者は，徐々に強くなる呼吸困難を自覚しながら，病気の進行に伴い在宅酸素療法などの新たな治療への対応や生活再編を余儀なくされ，病気に関すること，生活に関することなど，多くのセルフマネジメントを行っている．

看護師は，さまざまな体験をしながらセルフマネジメントしている患者の伴走者として，患者の体験を理解し，患者が望む生活を送ることができるよう，生活上の困りごとへの対処を一緒に考えたり，**自己効力感**や**自己コントロール感**向上へのアプローチなど精神的支援を行う必要がある．

C　肺を切除した患者の看護

術後合併症の予防と観察

肺の切除術後の患者には，合併症が生じやすいため，その予防と徴候の早期発見に努める．術後合併症の原因と観察のポイントを以下にあげる．

1）肺瘻，気管支断端瘻

肺の切除は，肺の一部に入れた切れ込みから気管支を切断して行う．肺や気管支の切断部は縫合して空気が漏れないようにするが，穴があいて空気が漏れる肺瘻や気管支断端瘻が起こる場合がある．気管支断端瘻は細菌感染を起こし膿胸になることがあり，呼吸やエアリークの状態を観察する．

2）無気肺，肺炎

痰喀出困難や誤嚥が原因で起こる．喫煙者や呼吸機能が低下した患者はリスクが高い．発熱，頻脈，呼吸状態，酸素飽和度，痰の量・性状，血液検査データ（CRP，白血球），X線画像を確認する．

3）術後出血，血胸

肺，胸壁の剥離部や血管縫合部から起こる．血圧低下や不整脈，血液検査データ（ヘモグロビン），胸腔ドレーンからの出血量を確認する．

4）乳び胸

リンパ節郭清時の胸管損傷が原因で起こり，胸腔ドレーンからの排液が白濁することで確認できる．絶食とし，排液をみながら低脂肪食の開始を検討する．

5）嗄声

麻酔の挿管チューブによる声帯損傷や手術操作による反回神経麻痺が原因で起こるが通常3～6ヵ月で自然に回復する．

6）不整脈

　肺切除による右心負荷や脱水などが原因で起こる．脈拍，心電図波形（心房細動），血圧（低下），胸痛・動悸などの自覚症状，水分摂取量と排泄量を観察する．

7）深部静脈血栓症

　長時間手術や術後安静に伴う同一体位により下肢の深部静脈に血栓が生じる．下肢の疼痛，腫脹，熱感，圧痕浮腫，ホーマンズ（Homans）徴候*の有無を確認する．

*ホーマンズ徴候
深部静脈血栓症による静脈炎を検査する方法で，膝関節を伸ばした状態で足首を曲げたとき，ふくらはぎに痛みを感じれば陽性と判断する．

術後の看護ケア

　ポイントは，痛みを十分に抑えること，離床を促進すること，無気肺・深部静脈血栓症などの合併症を予防することである．

1）疼痛コントロール

　鎮痛薬の使用状況と効果，痛みの部位と程度を把握する．温罨法やバストバンドの装着で対応する．

2）排痰援助

　呼吸調節，ネブライザー吸入，気管吸引，含嗽を行い，排痰を促す．指示された SpO_2 を確保し，必要時は酸素吸入を使用する．

3）日常生活援助

　清潔・排泄援助（必要時，尿器や簡易トイレの設置），誤嚥の有無の確認，排便コントロール，夜間の睡眠確保を行う．

退院後のセルフケアへの支援

　ポイントは，患者の実生活に焦点を当てることである．

1）疼痛コントロール

　個人差があるが徐々に症状が軽くなること，また開胸術後の痛みは肋間神経損傷が主な原因と考えられる神経痛であるため，「締め付けられるような感覚」「ピリピリするような痛み」は通常半年から1年程度経つとみられなくなることを説明する．鎮痛薬を使用しながら痛みと付き合うことを説明する．傷口は冷やさず，就寝時は傷口を圧迫しないように枕や座布団を使用すること，疼痛時の対処・内服方法を説明する．

2）感染予防

　無気肺や肺炎予防を説明し，効果的な排痰・腹式呼吸を促す．

3）受診が必要な症状

　38℃以上の熱が続くなどの再発症状出現時は連絡することを説明する．

4）禁煙

　喫煙することで咳や痰が増え，肺炎を起こしやすくなり，残った肺の機能も低下させることを説明する．

5）嗄声

　通常，3〜6ヵ月で自然に回復することを説明する．

2 | 呼吸器感染症の看護

A 感染対策

呼吸器感染症では，飛沫感染や空気感染をする疾患があるため，感染症に応じて職員と他の患者への感染対策を過不足なく行い，感染の拡大を防ぐ必要がある．**表Ⅱ-4-1**に主な感染対策を記述する．

表Ⅱ-4-1 **呼吸器感染症の主な感染対策**

	飛沫感染	空気感染
感染経路	咳やくしゃみなどで出た飛沫（唾しぶき）が直接目・鼻・口に入り感染する	飛沫の水分が蒸発し飛沫核（5 µm 以下の微生物を含む粒子）となり空気中を浮遊する．それを吸い込むことで感染する
対象疾患*	インフルエンザ，新型コロナウイルス感染症（COVID-19），風疹，流行性耳下腺炎（おたふくかぜ）など	結核，麻疹，水痘
感染対策	<個人防護具> 患者および職員はサージカルマスクを着用する ● サージカルマスク着用の注意点 ・鼻の上から顎までしっかり覆う ・着用中や外すときはマスクの表面に触れない ・外すときはゴムを持つ <患者配置> できれば個室隔離（できなければ，同一感染症の患者のみで同室） <環境整備> 咳やくしゃみで飛沫が飛散し，汚染した環境表面を触れた手で目・鼻・口に触れると感染するため，ウイルスに有効なアルコールや次亜塩素酸ナトリウム含有のクロスで拭き取る ● 注意 消毒薬の噴霧は吸い込む危険と，環境表面全体の消毒が不確実になるため行わない	<個人防護具> 患者はサージカルマスクを着用する 職員は N95 マスクを着用し，毎回シールチェックを行う（下図） 呼気時に前髪が揺れない／上のゴムは耳の上から後頭部，下のゴムは耳の下に位置する／マスク周縁に髪や髭がない／空気が漏れていない／しっかり頬〜顎の下まで広げている <患者配置> 陰圧個室隔離（同一感染症の患者で同室可であるが，結核の場合は通常の結核と多剤耐性結核患者は分離する．さらに多剤耐性結核患者は，個々で薬剤感受性パターンが違うため個室隔離） <環境整備> 外気との換気を定期的に行う．ただし，空調システムで管理されている場合は，外気との換気は必要ない

*その他：レジオネラ肺炎，非結核性抗酸菌症，肺真菌症ではヒトからヒトへは感染しないため，標準予防策を遵守する．

B　看護ケアや処置時の感染予防

　呼吸器感染症の看護のポイントと処置時の感染予防の注意点は以下のとおりである．

1）酸素療法

- 必要最小限の流量にする．
- 飛沫感染を起こす感染症で鼻カニューレを使用している患者と接するときは，患者にサージカルマスクを着用してもらう．できない場合，職員がサージカルマスクとゴーグルなどで目・鼻・口の保護を行う．

2）気道の清浄化（気道吸引，口腔ケア，超音波ネブライザー，排痰訓練）

- 手指消毒後，マスク，ゴーグル，エプロンかガウン，手袋を着用し，気道の清浄化を実施する．終了後防護具はただちに外し，手指消毒を行う．
- 超音波ネブライザーは咳き込む可能性があるため，自分でできる患者には自分で行ってもらう．
- 排痰訓練中は，患者にマスクを着用してもらい，喀痰はティッシュペーパーに取り，すぐにゴミ箱に廃棄し手洗いをしてもらう．

3）不安や苦痛の緩和

- バイタルサインや呼吸状態に応じて ADL を介助し，エネルギー消耗を減らす．
- 咳が強い患者では，飛沫が直接かからないように正面ではなく横から声をかける．
- 患者への質問は，「はい」「いいえ」や単語で答えられるようにし，呼吸負担，および飛沫の拡散を最小限にする．
- 検温を小まめに行い，掛物や室温を適宜調整し，発熱で苦痛が強いときは指示の解熱薬を投与する．
- 口喝時に水分補給できるように，手が届くところに飲料水を準備しておく（ただし，誤嚥の危険がある場合や介助が必要な場合は除く）．
- 感染症を発症したことで気を病んでいるようであれば，しっかり傾聴したうえで，疾患に関して誤解があれば正しい医学的見解を説明し安心させる．場合により，医師や専門看護師や認定看護師などのリソース看護師などに相談する．

4）免疫力の強化

- 栄養：栄養状態は感染症の治癒に影響が大きく，食事摂取量や血中アルブミン値を把握し，必要時は栄養士や栄養サポートチームの介入依頼を検討する．
- ワクチン：回復後に，呼吸器感染症のワクチンを推奨する．インフルエンザワクチンは毎年流行シーズン前，高齢者では肺炎球菌ワクチンを 5 年ごと，小児ではインフルエンザ菌 b 型，肺炎球菌，麻疹/風疹のワクチンな

どをもれなく接種するように勧める．新型コロナウイルスワクチンは，最新の情報に基づいて接種を勧める．

3 | 呼吸器疾患に関する看護専門外来

慢性呼吸器疾患は，増悪，軽快を繰り返しながら緩徐に進行し，息切れは増強していく．そして患者はADLの低下や，役割や趣味，生きがいなどを失うことで，不安や抑うつ，孤立や自尊感情の低下，生きる意味の喪失など心理社会的・スピリチュアル的問題も生じる．

看護専門外来は，このようなさまざまな問題を抱える患者が，安定期をできるだけ長く過ごせるように，そして病状が進行しても病いと折り合いをつけながら必要な療養法を生活に取り入れ，生活の質の維持や生きる意味を持ち続けることができるように，病棟や在宅医療従事者と連携しながら療養支援を行う場である．

A 看護師の心の持ちよう

呼吸器疾患患者への療養支援の中心となるのは，療養法を生活に取り入れ自己管理を行う**セルフマネジメント**の支援である．息切れのある患者が，セルフマネジメント能力を身につけることは大きな仕事であることを念頭に置く．

患者は自己の価値観に基づいて行動しており，すぐにアドヒアランス不良とレッテルをはるのではなく，患者の行動の意味を理解する．

B 支援の方法

1）患者を理解する

傾聴，反復，沈黙のコミュニケーションスキルを用いた対話と観察が大切である．患者の病いの体験やライフヒストリーなどの語りを促進し，患者なりの病いの解釈や価値観，患者が行っている療養行動の意味や病いとともに生活する中での苦悩を理解する．

2）パートナーシップを構築する

尊重する，信じる，謙虚な態度である，聴く姿勢を示す，ともに歩む姿勢をみせる，熱意を示す，心配を示すなどの「患者教育専門家として醸し出す雰囲気」といわれる態度で接する．

患者が望む生活に即したテーラーメイドの療養法をともに考える姿勢を大切にする．

表Ⅱ-4-2　自己効力に影響する４つの情報と方略

	高める情報	下げる情報	高めるための方略
成功体験	●自分で行動し達成できたという成功体験の累積	●失敗体験の累積 ●学習性無力感	●行動形成（シェイピング法） ●ステップバイステップ法
代理的経験	●自分と同じ状況で，同じ目標を持っている人の成功体験や問題解決法を学ぶ	●自分より優れている人ができているのを見聞きする	●モデリングの対象を選ぶ（自分と類似点のあるモデルが効果的） ●同病者から成功体験や問題解決法を聞く
言語的説得	●専門性に優れた信頼できる人から励まされたりほめられたりする ●きちんと評価される ●ことばや態度で支援され，「信じられている」「認められている」と感じる ●自己暗示をかける	●やっていることを認めてもらえない ●一方的に叱責される ●無関心を示されたり無視されたりする	●言葉による励まし ●患者自身がアクションプランを立てるのを援助する ●自己強化
生理的・情動的状態	●課題を遂行したときに，生理的・情動的に良好な反応が起こり，それを自覚する ●「できない」という思い込みから解き放たれる	●疲労，不安，痛み，緊張 ●マイナスの思い込み	●気づきを高める（セルフモニタリングなど） ●思い込みを論破する ●リラクセーション ●ポジティブシンキング ●リフレイミング（考え直し）

［安酸史子：改訂３版 糖尿病患者のセルフマネジメント教育―エンパワメントと自己効力，メディカ出版，p.127，2021 を参考に作成］

3）アドヒアランス・自己効力感の維持・向上へのアプローチを行う

　療養法を生活に取り入れるためには自己効力感を高めることが有効である（表Ⅱ-4-2）．また試行錯誤のプロセスを保証し待つ姿勢を大切にする．

　少しでも行動変容がみられたらポジティブフィードバックし，承認・称賛する．

C 呼吸器看護専門外来の支援項目と内容

1）身体の理解を促す

　疾患と病状について資料を用いて平易な言葉で説明し，患者の理解度を確認しながら補足説明をする．パルスオキシメーターによるセルフモニタリングや療養日誌で，患者とともに状態と療養法を評価する．

2）禁煙

　喫煙はニコチン依存症であり，喫煙できないことは意思が弱いのではないこと，一緒に取り組んでいきたいことを伝え，行動変容ステージに準じて支援する．

3）呼吸法，パニックコントロール

　安定期の呼気排出障害である慢性閉塞性肺疾患には口すぼめ呼吸を，横隔膜の可動性のある患者には横隔膜呼吸（腹式呼吸）を指導する．息切れをマネジメントできるという自信は，余計な行動制限をすることなく過ごすことにつながるためパニックコントロール*の指導も行う．

4）日常生活動作要領習得への支援

　息切れを増強させない具体的な動作方法を説明する．

5）身体活動性の維持・向上

　筋力低下は，息切れを増強させるため，実施可能な運動や方法についてともに考える．また座位時間（sedentary 時間）を減らすことも大切であると説明する．

6）心理社会的・スピリチュアル的側面への支援

　患者の不安や孤独感など傾聴・共感し対応する．主体的努力の承認・称賛や，患者の「役割」を見出し言語化して患者・家族にフィードバックする．

7）アドバンス・ケア・プランニング（ACP）

　アドバンス・ケア・プランニング（ACP）とは，将来の意思決定能力の低下に備えて，今後の治療・療養について患者・家族とあらかじめ話し合うプロセスであり，対話の中で価値観を見出しながら一緒に考えていく．

8）その他

　栄養指導，感染予防，福祉サービス活用への指導なども行う．

＊パニックコントロール
息切れが生じると呼吸困難感やその苦しさ，不安からパニックになり，パニックによりいっそう呼吸がしにくくなる悪循環に陥ることがある．そうならないよう，息切れが生じたときに，呼吸法や姿勢の工夫などにより息切れの状態をすみやかに回復させることをいう．

ACP：advance care planning

第Ⅲ章 呼吸器疾患 各論

1 感染性呼吸器疾患

1 かぜ症候群（感冒）・急性気管支炎

A 病態

かぜ症候群・急性気管支炎とは

　かぜ症候群（感冒）とは上気道（すなわち，鼻腔，咽頭，喉頭）に急性炎症をきたす疾患を，急性気管支炎とは下気道である気管・気管支に急性炎症をきたす疾患を総称した病名である（p.7，図Ⅰ-1-2 参照）．

　かぜ症候群の原因微生物の 80〜90％がウイルスと考えられており，主なものでは，ライノウイルス，コロナウイルス，パラインフルエンザウイルス，RS ウイルス，アデノウイルスなどである．

疫学

　最も多い呼吸器感染症で，あらゆる年齢層に発症し，健常者でもしばしば罹患する普通の疾患である．通年性で生じるが，秋〜冬，春先までに多い傾向がある．

　病原体により傾向があり，たとえば，RS ウイルス，パラインフルエンザウイルス，アデノウイルスは，小児に生じやすい特徴がある．

発症機序

　原因となるウイルスなどの病原体が，気道粘膜に付着して，上皮細胞へ侵入し，増殖することで生じる．感染を受けると気道上皮細胞は刺激され，傷害されることで上気道炎の症状を生じる．発症の有無やその重症度は，病原体の性質や気温，湿度などの環境の要因，感染を受けた人の免疫状態などによっても異なる．

症状

　主な自覚症状としては，発熱，頭痛，鼻症状（鼻水，鼻閉），咽頭症状（咽頭痛）などである．気管支炎を伴うようになれば，咳や痰といった下気道症状も生じる．倦怠感，筋肉痛，関節痛などの全身症状の他，腹痛，下痢，嘔吐といった消化器症状を伴うこともある．

　かぜ症候群では，数日内に症状のピークを迎え，1 週間程度で症状は改善し治癒する．気管支炎では，これよりも症状は長く，症状消失までは 2〜3 週

間を要する．

B 　診 断

どのような症状からかぜ症候群・急性気管支炎が疑われるか

　発症からの経過が急性（数日内）であり，患者自身もこれまでに経験のある症状として訴えることが多く，重篤感に乏しいことから，疑うことは容易である．

診断の進め方・確定診断の方法

　通常では，症状や診察所見から容易に診断でき，検査は不要である．ただし，細菌感染や肺炎，喘息などの他疾患の鑑別診断を要する際には，喀痰検査，血液検査，胸部 X 線検査などを行う．

　病原体検査について，インフルエンザや，小児での RS ウイルスやアデノウイルスの鑑別には，鼻咽頭ぬぐい液で実施する迅速抗原検出キットが利用されている．また，2019 年以降に世界的に大流行している新型コロナウイルス感染症（COVID-19）は，かぜ症状として受診することが多く，抗原検出キットおよび PCR 法などの核酸増幅法での検査が広く実施されるようになっている．感染症の流行状況をふまえ，かつ診断後の治療方針の検討や感染予防策の適否の判断が必要な場合に限り，病原体検査を行う．

C 　治 療

主な治療法

　局所症状は数日〜2 週間程度の経過で自然に改善するため，薬物療法は一般的には不要で，安静や保温，水分・栄養補給が大切である．

　原則，抗菌薬は使用しない．対症療法が必要であれば，解熱鎮痛薬，抗ヒスタミン薬，鎮咳薬，去痰薬，総合感冒薬，漢方薬などを処方する．

合併症とその治療法

　乳幼児や高齢者では，発熱や咽頭痛などに続く脱水などに留意し，十分な水分・栄養補給を行う．二次性の細菌感染が併発した場合には，抗菌薬を使用する．

治療経過・予後

　自然治癒し，予後は良好である．

退院支援・患者教育

　かぜ症候群・急性気管支炎は自然治癒するため，患者教育によるセルフケアが大切である．また，種々の呼吸器感染症は咳やくしゃみを介した，飛沫感染・飛沫核感染・接触感染により生じることから，手洗いやうがい，咳エチケットなどの衛生教育を行う．

> **メモ**
> 対症療法薬の中には（市販薬も含めて），コデインやエフェドリンなどの依存性のある薬剤を含んでいるものがあり，安易な使用は控える．

　咳エチケット

●咳・くしゃみの際はティッシュペーパーなどで口と鼻を押さえ，他の人から顔をそむけ，1m以上離れる．
●鼻汁・痰などを含んだティッシュペーパーを，すぐに蓋付きの廃棄物箱に捨てられる環境を整える．
●咳をしている人にマスクの着用を促す．
●マスクの使用は説明書をよく読んで，正しく着用する．

［厚生労働省：厚生科学審議会資料より引用］

2 インフルエンザ

A 病態

インフルエンザとは

　オルトミクソウイルス科のウイルスであり，ヒトに病原性のあるウイルスであるA型，B型，C型の3つの属のインフルエンザウイルス（influenza virus）（**図Ⅲ-1-1**）に感染することでインフルエンザは発症する．これらは，いわゆる「かぜ」の原因となるウイルス群とは異なるグループである．

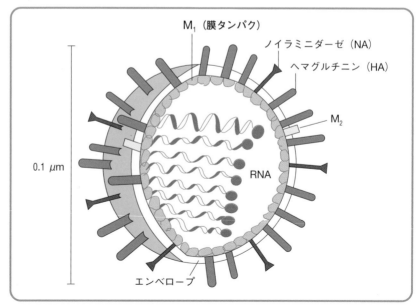

図Ⅲ-1-1　インフルエンザウイルス

疫学

　全国で毎年数百万人単位の患者が発生し，数千人の死者を出している．学級閉鎖の原因や高齢者施設での集団感染の原因になるだけでなく，病欠などによる生産性の低下も社会的損失として見過ごせない．とくにＡ型は感染力が強くて大流行を起こしやすく，20世紀には1918年のスペインかぜ，1957年のアジアかぜ，1968年の香港かぜと，3回の世界的な大流行（パンデミック）があった．最近では2009年にも世界中で流行し，世界保健機関（WHO）が警戒宣言を行った．

WHO：World Health Organization

　日本では11月から翌年4月にかけて流行することが多いが，海外では夏季にも流行している地域があり，近年ではこれらの地域で感染した患者が帰国後に発症するため夏季の散発的な流行も認められる．

発症機序

　感染経路は咳やくしゃみによる飛沫感染で，これらを吸い込むことで経気道的に感染するだけでなく，飛沫が付着したものに触れることで感染する接触感染の経路もある．患者の粘液が目や鼻，口の粘膜から侵入する経路も，第三の経路として考えられている．

症状

　感染後1〜3日の潜伏期間を経過した後，感冒症状に先行して高熱や筋肉痛，頭痛，全身倦怠感などで急激に発症し，普通のかぜに比べて症状が重篤である．Ｂ型インフルエンザでは腹痛，下痢，嘔吐などの消化器症状を伴うこともある．肺炎や脳症を合併することもあり，その場合は呼吸困難や意識障害などの神経症状が出現する．Ｃ型は，Ａ型やＢ型に比べて病原性が低く，軽い上気道炎のような症状である．

飛沫感染と飛沫核感染

患者の咳やくしゃみなどの「しぶき」には病原性のあるウイルスや細菌が大量に含まれており，これを吸い込むことによって経気道感染を起こす．
飛沫感染では物に付着した「しぶき」に触ることでも接触感染を起こす．
飛沫核は，飛沫の「しぶき」の部分が蒸発した状態で，病原体を含む核の部分が小さく軽くなっていることから長時間空気中に漂う．この飛沫核を吸い込むことで感染することを「空気感染」という．

B　診断

どのような症状からインフルエンザが疑われるか

　発症が急激で，症状が重いのが特徴的である．流行時期に，悪寒を伴う38〜40℃といった急な発熱と筋肉痛や倦怠感があれば，本症を疑う．

診断の進め方・確定診断の方法

　鼻粘膜または咽頭粘膜より，インフルエンザ抗原を検出することで診断する．近年Ａ型，Ｂ型インフルエンザは診断用簡易キットがあり，15〜30分程度で診断できる．ただし発症から12時間以内は陰性に判定されることもあるので，疑わしい場合には時間をおいて再検査する必要がある．逆に，発症後48時間を経過すると体内のウイルスが減りはじめるので，正確な診断はできなくなる．

臨床分類

1）季節型インフルエンザ

　A型，B型が季節性の流行を引き起こし，とくにA型の感染力が強い．また，A型は少しずつ抗原性を変化させているため，毎年世界中に流行する．

2）新型インフルエンザ

　抗原性の大きく異なるインフルエンザウイルスがひとたび現れると，多くのヒトが免疫を獲得していないことから，全世界的に急速に蔓延する（パンデミック）ことによって新型インフルエンザが発生する．いつどこで発生するかは予測困難で，たとえどこで発生しても国民の生命や健康，医療体制や経済全体にも打撃を与えかねない．

　20世紀に世界的に大流行した3つのインフルエンザや，2009～2010年に流行した新型インフルエンザA（H1N1）がそれにあたり，いずれもA型インフルエンザによるものであった．世界中に流行し，多くのヒトが免疫を獲得するにつれて季節性に流行するインフルエンザになる．2009年のインフルエンザA（H1N1）も，2011年以降は季節性インフルエンザとして取り扱われるようになった．

3）鳥インフルエンザ

　A型インフルエンザは水禽類のカモが自然宿主*で，水禽の腸管に存在している人畜共通感染症である．通常は低病原性であったものが，遺伝子変異により強毒となったものが高病原性鳥インフルエンザウイルスで，H5N1亜型，H7N9亜型などが確認されている．本来鳥インフルエンザは宿主に種の壁*があるため，鳥からヒトへの感染は偶発的なもので，ヒトからヒトへの持続的な感染はないと考えられている．

*宿主
ウイルスは自己増殖ができないため，必ず他の生物の細胞内でその助けを借りて増殖する．ウイルスが細胞内で増殖する生物を宿主とよび，宿主は動物だけでなく，植物や細菌の細胞内で増殖するウイルスもある．

*種の壁
ウイルスは，発育しやすい温度がきわめて限定的である．鳥の体温は40～43℃であり，本来体温が36℃であるヒトの中では鳥のウイルスは増殖できないはずである．しかし，体の内側の奥部にある気管支末端の温度はこれより高いと考えられており，濃厚な接触でウイルスが大量に迷入した場合などには，発育する可能性はある．

C　治療

主な治療法

1）一般療法

　治療の第一は，休養と十分な睡眠，栄養，水分補給である．健康な成人であれば，抗ウイルス薬がなくても3～5日程度で改善する．インフルエンザウイルスの活動を抑えるために，加湿器などで室内の湿度を50～60％に保つことも有効である．

2）抗ウイルス薬

　治療薬はノイラミニダーゼ阻害薬がA型，B型ともに有効で，ザナミビル（吸入薬），ラニナミビル（吸入薬），オセルタミビル（内服薬），ペラミビル水和物（点滴）がある．オセルタミビルは10歳代の未成年者の異常行動*との関連も疑われており，10歳以上20歳未満は，原則使用を差し控えるという年齢制限もある．10歳未満の小児で，とくに乳幼児は吸入が十分できない

メモ
建物の上階からの転落・飛び降りなど．

ので，オセルタミビルが推奨される．

3）対症療法

　発熱や関節痛などに，解熱鎮痛薬，鼻水やくしゃみに抗ヒスタミン薬が用いられることがある．解熱鎮痛薬にはアスピリン，ジクロフェナクナトリウム，メフェナム酸など，使用しない方がよい薬もある．発熱などの症状は，免疫が正常に機能している結果でもあるので，無理に症状を抑えない方がウイルスの活動を早く抑えられる可能性が高い．

コラム　　**解熱鎮痛薬の代わりに：インフルエンザと漢方薬**

　成分に麻黄を含む漢方薬は，解熱や発汗を促す効果があるため，インフルエンザの初期に使用されることも多い．交感神経刺激作用のある薬との飲み合わせには，注意を要する．板藍根には，解熱作用に加え抗ウイルス作用もあるため，インフルエンザをはじめとするウイルス疾患に好んで用いられる．

4）インフルエンザワクチン

　65歳以上の高齢者や慢性呼吸器疾患，心疾患，腎疾患の患者（ハイリスク群）は，積極的に接種するように勧められる．34～55％の発症を予防し，82％の死亡を阻止したとの報告もある（平成11年度厚生労働省）．乳幼児の場合も，おおむね20～50％の発病防止効果があるといわれている（平成14年度厚生労働省）．いずれの場合もウイルス感染を100％予防できるものではないが，重症化の予防には有効である．

　13歳未満の小児は，2～4週の間隔をあけて2回受けることが推奨されている．65歳以上は1回接種である．13歳以上の小児と65歳未満の成人で，最近罹患したか前年も接種を受けていた場合は，1回接種で十分である．

合併症とその治療

1）肺炎

　インフルエンザ発症後の肺炎の原因は，細菌による二次感染である．インフルエンザの多くは3～5日程度で解熱するので，7日以上経っても熱が下がらない場合は，肺炎を合併している可能性がある．1週間以上咳が持続し呼吸困難もあるようであれば，肺炎の合併を疑う．肺炎の治療は，細菌性肺炎の治療に準じる．乳幼児は肺炎だけでなく，脳症（次項）の合併に注意が必要である．

2）インフルエンザ脳炎・脳症

　1～5歳の幼児がインフルエンザに罹患したとき，発症して1～2日（発熱後数時間～1日以内）で神経症状を認める場合がある．症状はけいれん，意識障害，異常行動などであり，毎年50～200人が発症している．インフルエ

ンザ脳症の発症が疑われた場合は早急に病院を受診し，気道の確保や体温・呼吸数・血圧などのモニタリング，抗けいれん薬の投与などの支持療法を行いながら，副腎皮質ステロイドの大量投与や，免疫抑制効果のある免疫グロブリンを投与する．解熱薬はアスピリンがライ症候群*との関連が推測されており，小児への使用は原則禁忌であるので，解熱が必要な場合はアセトアミノフェンを使用する．

治療経過・予後

　健康な成人であれば，高熱が2〜3日間続いた後，解熱とともに全身症状が改善し，鼻汁や咳などの呼吸器症状が1〜2週間続いて治癒に向かうが，高齢者や慢性呼吸器疾患の患者は肺炎を合併することがあり，注意が必要である．肺炎を発症した場合や，基礎疾患の心疾患や腎疾患が重症化した場合は死にいたることもあり，致死率はインフルエンザ患者全体の0.05％程度といわれている．

　インフルエンザ脳症を予測する因子は年齢以外になく，熱性けいれんとの鑑別も難しい．インフルエンザ脳症を発症した場合，最近まで30％あった致死率が10％以下に低下しているが，それでも約25％に後遺症が残るといわれている．脳症の後遺症としては四肢麻痺や片麻痺などの身体障害，知的障害やてんかん，高次脳機能障害などがあげられる．

患者教育・自己管理

　治療薬のオセルタミビルは小児・未成年の異常行動との関連が疑われているが，成人にも同様の症状出現の報告がある．保護者や家族は，オセルタミビルを内服している間は患者をひとりにせず，注意深く見守ることが必要である．

　また，家庭内に乳幼児や高齢者，慢性基礎疾患のある患者（ハイリスク群）がいる場合は，その家族自身もインフルエンザに罹患しないように，流行時期は人込みを避ける，やむをえず人込みに出かけたときは帰宅後に手洗いを念入りに行うなどの予防策を心がける必要がある．

　発熱後5日間はウイルスを鼻やのどから排出しているといわれているので，患者自身もその間は外出を控えて流行を広げないようにする必要がある．また咳やくしゃみによる飛沫感染を防ぐためには，流行の有無にかかわらず，マスクによる咳エチケット（咳をしている人がマスクをつける）が重要である．

---

*ライ症候群

小児が水痘やインフルエンザなどのウイルス疾患にかかったとき，解熱薬としてサリチル酸系薬剤（アスピリン）やジクロフェナクを使用した場合，脳症や肝臓の脂肪沈着を発症するリスクが35倍に上昇する．小児用の風邪薬にこの成分は入っていないが，大人の風邪薬には高い確率で含まれている．報告者の名前に由来し，ライ（Reye）症候群という．

3 | 新型コロナウイルス感染症

A 病態

新型コロナウイルス感染症とは

COVID-19：coronavirus disease 2019

新型コロナウイルス感染症（COVID-19）とは新型コロナウイルス（SARS-CoV-2）により生じた感染症のことを指す．

感冒の原因の10～15％を占める4種類のコロナウイルスと，動物からヒトへ感染し重症化する重症急性呼吸器症候群（SARS）および中東呼吸器症候群（MERS）の原因となる2種類のコロナウイルスが今までに報告されていたが，2019年12月にヒトへ病原性を持つSARS-CoV-2が新たに7つ目のコロナウイルスとして報告された．

SARS：severe acute respiratory syndrome

MERS：Middle East respiratory syndrome

疫学

2019年12月に中国の武漢を発端に全世界へ感染拡大し2020年3月にはWHOがパンデミックと表明した．

ヒトへの感染を繰り返し拡大することで変異を繰り返し，感染拡大に歯止めがかかっていない状況である．日本国内では2023年5月までに3,300万人以上が罹患し，死亡者は約7.5万人である．死亡率は年齢とともに上昇し，死亡者数も年代別では80歳以上が最大となっている[1]．

重症化因子としては高齢や基礎疾患（悪性腫瘍，慢性呼吸器疾患，慢性腎臓病，糖尿病，肥満など）があげられている．

発症機序[2]

主には新型コロナウイルスの感染者から咳や会話などの際に飛沫，エアロゾルとして空気中に飛散し，それを吸入することで感染が成立する（感染対策はp.97参照）．また，鼻や眼，口に直接的に接触することでも感染が成立するが主な感染経路ではないとされる．潜伏期間は1～14日間とされるが，ウイルス株によって異なり2023年1月時点で流行しているオミクロン株ではおおよそ2～3日間程度で発症することが多い．

症状

発症時の症状としては，鼻汁・鼻閉，咽頭痛，発熱，倦怠感，頭痛，呼吸器症状，消化器症状，嗅覚異常，味覚異常，関節痛など多岐にわたるがCOVID-19に特徴的な症状はない．

COVID-19罹患後，症状は時間経過とともに改善することが多い．ただし，一部患者で症状が数ヵ月以上にわたって長引くことや，一度改善した後に再燃すること，新たに症状が出現することがあり罹患後症状（いわゆる「コロナ後遺症」）として問題となっている．

B 診断

どのような症状から新型コロナウイルス感染症が疑われるか

特異的な症状はなく，無症状の患者もいるため，症状から診断に結びつけることが難しい場合が多い．そのため，疑って検査をすることが大切である．

COVID-19を疑う代表的な要件は地域内での流行状況である．加えて，発熱または呼吸器症状を認め，①COVID-19患者と濃厚接触歴がある者，②COVID-19流行地域に居住，渡航していた者，③COVID-19流行地域に居住，渡航していた者と濃厚接触歴がある者があげられる．そのため，症状のみでなく生活歴を聴取する必要がある．

診断の進め方・確定診断の方法

血液検査や画像検査ではCOVID-19に特異的な異常はなく，確定診断としては病原体診断を行う．病原体診断には核酸検出検査と抗原検査の2つがあげられる．核酸検出検査はSARS-CoV-2に特異的なRNA遺伝子配列を増幅し検出する検査で，PCRやLAMP法，TMA法などが代表的である．精度は高いが，検査時間や費用がかかるといった短所もある．抗原検査はSARS-CoV-2に特異的なタンパク質を検出する検査であり，核酸検出検査と比較し精度は劣るが検査時間が短く，簡便で安価である．

ただし，執筆時点（2023年5月）で開発されている検査方法もある．厚生労働省にて診療の手引き（以下，手引き）が示されており，随時アップデートされているため参照いただきたい．

重症度判定・ステージ・臨床分類など

手引きによる重症度分類としては軽症，中等症Ⅰ，中等症Ⅱ，重症の4つに分けられる（表Ⅲ-1-1）．病状が急速に進行することがあるため，重症度は繰り返し評価を行うことが重要である．

濃厚接触者の定義

COVID-19患者の感染可能期間（発症2日前より）に接触した者で，①同居あるいは長時間接触した者，②適切な感染防護なく診察や看護，介護した者，③体液などの汚染物質を直接触れた可能性が高い者，④1m以内で感染予防策なしで15分以上の接触があった者．

PCR：polymerase chain reaction

LAMP：loop-mediated isothermal amplification

TMA：transcription mediated amplification

表Ⅲ-1-1　新型コロナウイルス感染症の重症度分類

	酸素飽和度	臨床状態
軽症	$SpO_2 \geqq 96\%$	●呼吸器症状なし ●咳のみで呼吸困難なし
中等症Ⅰ	$93\% < SpO_2 < 96\%$	●呼吸困難，肺炎所見
中等症Ⅱ	$SpO_2 \leqq 93\%$	●酸素投与が必要
重症		●ICUに入室 ●人工呼吸器が必要

［厚生労働省：新型コロナウイルス感染症診療の手引き，第10.0版，p.22，2023を参考に作成］

C 治 療[2]

主な治療法

重症度別に治療法を検討する.

軽症であれば経過観察，対症療法のみで自然に軽快することが多い．ただし，発症から5日以内かつ重症化リスクの高い患者においては抗ウイルス薬の投与が検討される．

中等症であればすべての患者において抗ウイルス薬の投与が検討される．加えて中等症Ⅱの場合（ウイルス性肺炎により酸素が必要な場合），免疫抑制・調節薬，とくにステロイドの投与が推奨される．

重症であれば中等症Ⅱと同様の抗ウイルス薬および免疫抑制・調節薬による治療に加えて挿管人工呼吸や体外式膜型人工肺（**ECMO**，p.217参照）の使用による呼吸療法を行う．

また，薬物選択において，妊娠の有無や腎機能障害の有無，常用薬との相互作用などを確認する必要がある．

なお，とくに高齢者においては，消化器症状のための摂食障害による脱水や栄養障害，二次性細菌性肺炎や誤嚥性肺炎合併，併存症の悪化などCOVID-19以外の治療を同時に行う必要のある場合がある．COVID-19のみでなく，その他の疾患の合併がないかに留意しながら診療することが重要である．

重症化予防，発症予防

1）中和抗体

主に発症後の重症化予防効果が，さらに一部の薬では曝露前/曝露後の発症予防効果が報告されている．軽症および中等症Ⅰで重症化リスクの高い患者が投与適応とされる．

しかし薬剤が開発された時期と流通する時期でウイルス株が異なる場合に有効性が減弱するおそれがあるため，他の治療薬（抗ウイルス薬）が使用できない場合に投与を考慮する．抗ウイルス薬との併用は十分な知見がないため2023年5月の執筆時点では推奨されていない．

2）ワクチン

発症予防ないし発症後の重症化予防効果が報告されており，これまでのCOVID-19対策として重点的に実施されてきた．しかし効果の持続期間や追加接種の必要性など不明瞭な部分があり，今後のワクチンによる対策の見直しが検討されてきている．最新の情報を参照されたい．

また，感染後からワクチン追加接種までの間隔としてエビデンスは確立されていないが3ヵ月が目安とされている．

メモ

執筆時点で開発されている治療薬もあり，適宜最新情報を確認されたい．

ECMO：extracorporeal membrane oxygenation

合併症

1）心血管疾患

不整脈，心不全，虚血性および非虚血性心疾患，心筋炎，脳血管障害などが報告されている．

2）血栓塞栓症

肺塞栓症や脳梗塞，深部静脈血栓症などが報告されており，中等症Ⅱ以上では予防的な抗凝固療法が検討される．

3）炎症性疾患

ギラン・バレー（Guillain-Barré）症候群や川崎病に似た特徴を持つ他系統炎症性症候群がまれではあるが小児で報告されている．

退院支援・患者教育

1）退院支援

ADL：activities of daily living

とくに高齢患者において入院に伴う ADL 低下や認知機能低下により自宅退院が難しくなる場合や，もともと居住していた施設/病院のクラスターにより退院が困難となる場合などが散見される．早期かつ安全な退院支援のために多職種カンファレンスが重要となる．

2）家族支援

感染対策のため面会が制限されるが，PC やタブレットを用いたオンライン面会を行うなど，心理的，人権的な配慮が必要である．

● 引用文献
1）厚生労働省：データからわかる―新型コロナウイルス感染症情報，2023 年 5 月 7 日，〔https://covid19.mhlw.go.jp〕（最終確認：2023 年 11 月 1 日）
2）厚生労働省：新型コロナウイルス感染症診療の手引き，第 10.0 版

4 ｜ 肺 炎

A 病 態

肺炎とは

肺炎とは感染によって引き起こされる肺実質の急性炎症である．炎症が微生物によって引き起こされているかが判断すべきポイントである．肺において炎症を引き起こす微生物は，一般細菌，抗酸菌，真菌，マイコプラズマ，クラミジア，ウイルス，ニューモシスチスなど多岐にわたる．

しかし抗酸菌，真菌が原因の場合は別項にあげるように抗酸菌感染症（肺結核，肺非結核性抗酸菌症），肺真菌症（アスペルギルス症，クリプトコッカス症，カンジダ症など）とよび，一般的に肺炎として扱わない．

疫 学

　年間 200 万人の患者が罹患していると推定されている．死因統計における肺炎の死亡順位は長らく悪性新生物，心疾患，脳血管疾患に次いで第 4 位であった．高齢者人口の増加に伴い近年罹患率は増加しているものの，新たに誤嚥性肺炎が死因統計に追加されたこと，あるいは高齢者の肺炎を老衰ととらえる社会的風潮などにより近年は第 5 位となっている．肺炎による死亡者の 95％以上を，65 歳以上の高齢者が占めている．

症 状

　多くの患者で発熱，咳嗽，喀痰，呼吸困難，胸痛などの呼吸器症状が観察される．高齢者においては，倦怠感，食欲不振，意識障害などの全身症状のみで重症肺炎が確認されることがあるので，要注意である．

罹患場所による分類

CAP：community-acquired pneumonia

HAP：hospital-acquired pneumonia

VAP：ventilator-associated pneumonia

NHCAP：nursing and healthcare-associated pneumonia

- **市中肺炎（CAP）**：自宅にて生活する人に起こる肺炎．普段の生活は自立しており，基礎疾患も軽微であることが多い．
- **院内肺炎（HAP）**：入院後 48 時間以上経過してから発症した肺炎．院内肺炎の中で人工呼吸器を開始して 48 時間以上経過後に発症した肺炎を，人工呼吸器関連肺炎（VAP）とよぶ．
- **医療・介護関連肺炎（NHCAP）**：療養病床に入院あるいは介護施設に入所している，90 日以内に病院を退院した，介護を必要とする高齢者や身体障害者，通院にて断続的に血管内治療（透析，抗菌薬，化学療法，免疫抑制薬など）を受けている，のいずれかに該当する人に発症した肺炎．

　これらを分類する目的は，原因となる起炎菌，使用すべき薬剤，生命予後が異なるからである．起炎菌は，CAP では肺炎球菌，インフルエンザ菌，マイコプラズマなどで，HAP では黄色ブドウ球菌，緑膿菌といった耐性菌が原因となりやすい．NHCAP は CAP および HAP の特徴を併せ持ち，CAP よりも耐性菌の占める割合が高くなる．死亡率は，HAP（約 30％），NHCAP，CAP の順に高率である．

　欧米にて提唱された分類であるが，欧米におけるガイドラインではその概念は廃止された．近年発表予定の日本版肺炎ガイドラインにおいても，見直しが図られる予定である．

B　診 断

診断の進め方

　問診（症状，持続期間，生活歴，ペットの有無，職業歴，渡航歴，鳥との接触歴など），身体所見（聴診，脈拍，呼吸回数，体温，経皮的動脈血酸素飽和度［SpO_2］など）より，肺炎を疑う所見を認めた場合は，胸部 X 線検査（必要に応じ胸部 CT），血液検査を行う．

- 身体所見：膿性痰，呼吸音減弱，副雑音の聴取，頻脈，頻呼吸，体温上昇（重症の場合低体温のこともあり），SpO$_2$低下など．
- 胸部X線：肺野の透過性が低下しスリガラス影・浸潤影を認める（肺の部分が白く映る）．
- 血液検査：白血球増加（重症の場合低下することもあり），白血球の左方移動（未熟な好中球の増加），炎症反応（CRP上昇，プロカルシトニン上昇など）を認める．LDHは基準値であることが多い

微生物学的検査

　肺炎の診断で重要なことは，原因微生物を特定することである．肺炎球菌性肺炎，緑膿菌性肺炎，マイコプラズマ肺炎など，可能であれば「○○肺炎」と診断すべきである．そのため，喀痰検査（グラム染色，培養），とくに重症の場合は血液培養を2セット提出する．

　肺炎の診断を難しくする要因の1つとして，喀痰検査にて病原体らしきものが同定されても，解釈には注意が必要なことがあげられる．口腔内は雑菌（口腔内常在菌）が存在し，喀痰提出時には一定程度，汚染される．血液培養に関しては，肺炎における菌血症の割合は10%程度と比較的低いものの，陽性時には起炎菌が判明するため重症患者においては必須の検査である．迅速診断法として尿中抗原（肺炎球菌，マイコプラズマ，レジオネラ），喀痰抗原（肺炎球菌），咽頭ぬぐい液抗原（マイコプラズマ）も有用である．

メモ

喀痰からはMRSAのみが検出されたものの，経験的（エンピリック）に開始したMRSAには効果のない薬剤で軽快したということもある．

C　治療 （図Ⅲ-1-2）

治療の進め方

　肺炎を疑い迅速に治療を開始する．正確に表現すれば，あくまでも疑いの段階で治療を開始するわけである．感染症ですらない他疾患（肺がん，間質性肺炎など）でも発熱，喀痰などの症状があり，X線検査などを行っても鑑別が困難な場合がある．最終的には治療経過により，肺炎あるいは他疾患の確定診断がなされていく．原因微生物は判明していない段階で治療が開始されることがほとんどであり，臨床医は起炎菌を推定し，経験的治療（エンピリック治療）を開始する．その後起炎菌が判明した段階で適切な抗菌薬を用いた標的治療（ターゲット治療）へ変更する．

　治療期間は起炎菌により異なるが，おおむね7〜14日を目安とする．肺化膿症，胸膜炎，膿胸を併発している場合は，2週間以上の長期投与を考慮する．

メモ

肺炎を疑い治療を開始したが，喀痰より結核菌が検出され，肺結核の診断にいたったということもある．

1）市中肺炎（CAP）

　外来または入院のどちらなのか，使用薬剤の選択のためには敗血症の有無，肺炎重症度を評価する（**図Ⅲ-1-3**）．薬剤を選択するにあたり，肺炎球菌，インフルエンザ菌などの細菌が疑われるのか，あるいはマイコプラズマ，

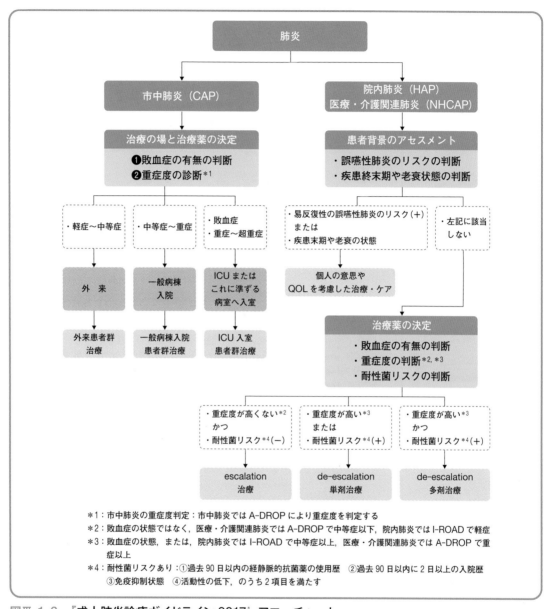

図Ⅲ-1-2 『成人肺炎診療ガイドライン 2017』フローチャート

［日本呼吸器学会成人肺炎診療ガイドライン 2017 作成委員会（編）：成人肺炎診療ガイドライン 2017, p.iii, 日本呼吸器学会，2017 より許諾を得て転載］

クラミジアなどの非定型病原体が疑われるのかを考慮する.

　細菌性を疑う場合はペニシリン系，非定型病原体を疑う場合は，マクロライド系の投与が第一選択となる. 非定型肺炎は軽症例が多いのが特徴である. 原因菌が確定された場合は，感受性検査などを参考に，適切な狭域抗菌薬へ変更する（de-escalation）. 治療を開始して 3〜4 日後に行う.

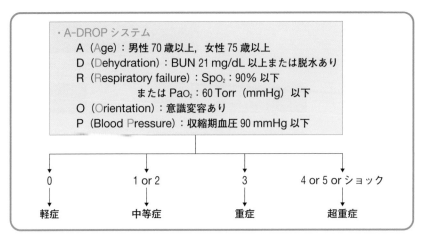

図Ⅲ-1-3　市中肺炎の重症度判定
［日本呼吸器学会成人肺炎診療ガイドライン 2017 作成委員会（編）：成人肺炎診療ガイドライン 2017，p.12，日本呼吸器学会，2017 より許諾を得て改変し転載］

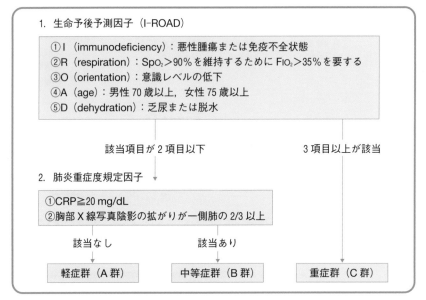

図Ⅲ-1-4　院内肺炎の重症度分類
［日本呼吸器学会成人肺炎診療ガイドライン 2017 作成委員会（編）：成人肺炎診療ガイドライン 2017，p.41，日本呼吸器学会，2017 より許諾を得て転載］

2）院内肺炎（HAP）/医療・介護関連肺炎（NHCAP）

QOL：quality of life

　積極的な治療が，必ずしも生命予後やQOLを改善するとは限らない．よって近年のガイドラインでは，患者個人や家族の意思を尊重し，まずは倫理的側面を考慮すべきであると明記されている．CAPに対する治療と異なり，耐性菌を考慮した治療が必要となる．HAPではI-ROAD（**図Ⅲ-1-4**），NHCAPではA-DROP（**図Ⅲ-1-3**）を用いた重症度評価が推奨されている．軽症例

MRSA：methicillin-resistant *Staphylococcus aureus*

においても広域ペニシリン系，第三世代セフェム系，カルバペネム系などの薬剤を選択するケースが多い．さらに，メチシリン耐性黄色ブドウ球菌（MRSA）感染を疑う場合には抗 MRSA 薬の併用を行う．

予防と患者教育

とくに 65 歳以上の高齢者や基礎疾患を有する高リスク群に対して肺炎球菌ワクチンの接種が推奨されている．さらにインフルエンザワクチンとの併用接種で，すべての肺炎による入院の抑制効果が確認されており，併用接種が強く推奨されている．

禁煙の啓発は重要であり，禁煙により肺炎の発生リスクは低減できる．その他，再発予防のため，口腔内の清潔，手洗い，誤嚥防止，適宜マスク着用などを行うように指導する．

コラム　人工呼吸器関連肺炎（VAP）の予防

VAP は全挿管患者の 9～27％に発生するとされ，HAP 同様に緑膿菌，MRSA などの耐性菌による割合が多い．確立されたものではないが，手指衛生，仰臥位の回避，人工呼吸器の回路を頻回に交換しない，過剰な鎮静を避ける，人工呼吸器からの離脱を促進する，声門下吸引孔付きチューブ，口腔ケアなどが発生予防に有用ではないかと考えられている．

---

5 | 肺結核

A 病態

肺結核とは

肺結核とは結核菌により肺に生じた感染症である．結核菌の特徴としては，感染した人の体内のみで分裂および増殖すること，1 つの菌が 2 つに分裂する時間が緩徐であることがあげられる．大腸菌の分裂がおおよそ 20 分であるのに対して結核菌は 18～24 時間かかるとされ，そのため臨床経過が緩徐であることが多い．感染経路は主に空気感染であり，空気中に浮遊した結核菌を肺内に吸入し定着することで感染が成立する．

疫学

日本国内の新規結核患者は年々減少傾向にあり，2022 年に国内では，10,235 人の結核患者の届け出があった．結核罹患率（人口十万あたりの年間患者発生件数）は 8.2 と低蔓延国の基準に達し欧米先進国の水準に近づいている．一方で都道府県別の罹患率は，多い順では大阪 12.7，大分 10.8，長崎

10.7, 徳島 10.7, 和歌山 10.4 であり, 最も低いのは福島 4.6 と大きく地域差がある. 年代別でみると, 70 歳以上の新結核患者が全体に占める割合は 65.0% と高く, 高齢者に多いことがわかる. また, 外国生まれの新規結核患者数は 1,214 人であり, 全体の 11.9% を占める程度であるが年々増加傾向にある. 年代別でみると外国生まれ新規結核患者では, 20〜29 歳が 602 人(49.6%)と大半を占める. また, 20〜29 歳の新規結核患者のうち外国生まれの者の割合は 77.5% となっている. 日本国内での若年発症の結核患者では外国生まれの患者が多いことも疫学的な特徴である[1].

発症機序

肺結核を罹患した患者の肺内病巣に潜んでいた結核菌が, 咳やくしゃみなどにより飛沫として空気中に飛散し, 飛沫の水分が蒸発すると結核菌を含む感染性飛沫核となって空気中を漂うこととなる. この感染性飛沫核を結核未感染者が呼吸する際に吸入し, 肺胞内に到達して「感染」を成立させる. 結核菌の感染を受けた人の 10〜20% 程度が肺結核を「発病」するとされ, 発病は感染の 1 年以内に多いが, 発病が確認できるまでは感染してから数ヵ月以上を要する. また, 小児や透析患者, 糖尿病患者, ヒト免疫不全ウイルス(HIV)感染者, がん患者, 免疫抑制薬(副腎皮質ステロイド, 生物学的製剤など)の使用者などは肺結核発病の高リスクである.

HIV: human immunodeficiency virus

> **「感染」と「発病」の違い**
> 「感染」とは, 結核菌が肺内に定着した状態であり, 「発病」とは, 感染後, 病気が引き起こされた状態である. なお, 結核菌は肺以外にも髄膜やリンパ節, 腎臓や骨など多種多様な臓器に感染するが, 肺が 90% とされている.

症 状

呼吸器症状(咳嗽, 喀痰, 血痰, 喀血)の他, 全身性症状(発熱, 寝汗, 全身倦怠感, 体重減少)が主な症状である. ただし, 自覚症状が乏しいのも肺結核の特徴であり, 健康診断で胸部異常陰影を指摘されて診断にいたる場合もある.

B 診 断

どのような症状から肺結核が疑われるか

2 週間以上の長引く咳嗽, 喀痰, 発熱, 体重減少を認めた場合は鑑別の 1 つとしてあげるべきである. また, 一般細菌ならびにウイルスによる肺炎として治療を開始したものの奏効しない場合も疑う必要がある. とくに, 罹患率の高い地域, リスク者の診療の際には注意する.

診断の進め方・確定診断の方法

上記症状に加えて, 年齢や併存症, 結核の既往歴や治療歴, 結核患者との接触歴を参考にして検査を実施する. 検査の内容としては胸部画像検査(単純 X 線, 単純 CT), 抗酸菌検査, 病理組織検査, 血液検査(インターフェロン-γ 遊離試験*)などを行う.

> **＊インターフェロン-γ 遊離試験**
> 結核菌特異抗原を被検者の血液に混ぜ, 産生されるインターフェロン-γ の量を測定し, 結核感染を診断する方法である. BCG 接種やその他の抗酸菌感染症の影響を受けにくいため, ツベルクリン反応よりもこちらの血液検査が優先される傾向がある.

胸部画像検査の特徴的所見は結節影と空洞病変および tree-in-bud appearance(木の芽サイン)所見である(**図Ⅲ-1-5**). ただし, 結核はありとあら

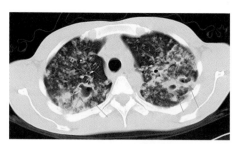

図Ⅲ-1-5　肺結核患者の胸部CT
空洞病変（矢印）と散布影を認める.

ゆる画像所見を取りうるため，これらの特徴的所見を認めないために疾患を否定することはできないことに注意が必要である.

確定診断には細菌学的な同定（抗酸菌検査*）が必要であり，塗抹検鏡検査，培養検査，核酸増幅検査が代表的である. ただし，喀痰の質に検査結果が依存することや，培養検査の結果に1ヵ月程度時間を要する場合があることから画像検査などを組み合わせて診断する. また，確定診断がついていない場合にも，抗結核薬による治療を先行し改善を認めた場合に結核と診断する診断的治療を行うこともある.

C　治　療

主な治療法

抗結核薬の内服が主であるが，患者の全身状態や副作用，薬剤感受性によっては点滴ないし筋肉注射による治療を行う. 抗結核薬はイソニアジド，リファンピシン，エタンブトール，ピラジナミドなどを組み合わせて3〜4剤の多剤併用療法を実施する. 多くは1日1回の内服であり，合計で10錠程度の内服となる. 治療期間は最短で6ヵ月間である. 結核再治療例や副作用のため標準的な抗結核薬が使用できない例，耐性結核の場合などは18ヵ月以上の長期間にわたる場合もある. 抗結核薬の副作用は**表Ⅲ-1-2**のような多岐にわたる. 食欲不振，瘙痒感，視力低下，難聴など患者本人しかわかりえない症状があることに注意が必要である. また，抗結核薬の1つであるリファンピシンは多くの薬剤との相互作用が報告されているため注意が必要である. 例をあげると降圧薬やステロイド，ワルファリンの効果を減弱するという報告がある.

合併症とその治療法

1）喀血

軽症の場合は止血薬投与，中等症以上の場合は気管支動脈塞栓術や根治療法として外科手術による出血病巣の摘出術が行われることがある.

＊抗酸菌検査

塗抹検鏡検査は抗酸菌を染色して，顕微鏡で確認する検査である. 結核菌の有無と菌量を調べることができる.

培養検査は培地で培養，増殖を行い結核菌の有無と菌種，感受性を調べる検査である. 塗抹検鏡検査で確認できない少量の菌量であっても検出することができる. 結核菌の分裂が遅いため，菌量が少ない場合，陽性判明には1ヵ月程度の時間を要する.

なお，検査には喀痰を通常用いるが，検査の精度をあげるため，結核感染症を疑う場合は3度喀痰検査を行う（三連痰）. また，高齢者や乳幼児など喀痰を喀出できない場合は代用として胃液や気管支鏡検査による気管支肺胞洗浄液を用いる.

表Ⅲ-1-2　**主な結核薬とその副作用**

副作用	症　状	原因となる薬剤
肝障害	食思不振，悪心，嘔吐，倦怠感，黄疸	ZHR（E）
アレルギー，皮膚症状	発疹，発熱，かゆみ，蕁麻疹	ZEHRSX
視覚障害	視力低下，視覚・視野異常	E
第Ⅷ脳神経障害	めまい，難聴，耳鳴り	S
血液異常	白血球減少，血小板減少	RHZE
腎障害	BUN/Cr 値異常	S（RX）
関節痛	関節痛	Z（HX）
末梢神経障害	しびれ，足・手の知覚異常	H（E）
胃腸障害	食欲不振，悪心，嘔吐，胃痛	ZR

E：エタンブトール，H：イソニアジド，R：リファンピシン，S：ストレプトマイシン，X：レボフロキサシン，Z：ピラジナミド．
[結核予防会（編）：医師・看護職のための結核病学 第 3 巻 治療 1 結核化学療法の原則と実際，p.60，結核予防会，2013 を参考に作成]

2）二次感染

　肺結核により肺内に空洞や無気肺，気管支拡張を生じ，その部位に一般細菌や真菌が二次感染を起こすことがある．抗菌薬や抗真菌薬による加療を行う．また，二次感染を予防するために肺炎球菌やインフルエンザウイルスワクチンなどの実施を検討する．

3）呼吸機能障害

　呼吸不全となれば在宅酸素療法を導入したり，在宅人工呼吸器を使用したりすることがある．

治療経過・予後

　抗結核薬による治療開始後，すみやかに症状が改善する患者もあるが，一般的には緩徐に改善を認める場合が多い．副作用が出現した場合は薬剤の休薬や変更を要する．隔離入院を必要とする排菌患者（喀痰抗酸菌検査で塗抹陽性となった患者）の場合，他者への感染性がなくなるまで（退院可能となるまで）には 2 ヵ月程度を要する．予後としては高齢になるほどに死亡割合が増加し，2022 年の治療成績結果報告では 60～69 歳で 9.8％，70～79 歳で 21.6％，80～89 歳で 39.1％，90 歳以上で 58.3％の死亡割合となっている[1]．

退院支援・患者教育

1）治療費の公的補助

　結核感染症は感染症法の 2 類感染症に規定されている．法に基づき，排菌結核患者では入院治療にかかる医療費，また，排菌の有無にかかわらず外来治療中の患者には結核にかかる医療費の一部が公費負担となる．

2）服薬支援

　結核の治療は大量の治療薬を長期間内服する必要がある．治療失敗の原因の一因として，治療自己中断による不完全な治療があげられる．不完全な治療は治療失敗のみならず多剤耐性結核菌を惹起させる原因となるので，一人ひとりの患者を完全に治癒することが重要である．WHO は確実な服薬と治療の継続を保証する対面服薬指導（DOTS）を推奨している．日本では，医療機関および保健所が連携して DOTS として服薬支援を行っている．

3）心理的支援

　排菌結核患者の場合，他者へ感染させる危険性があるため全身状態がよくても法的に入院勧告の対象となる．長期間の入院となることから，心理的サポートが必要となる．

臨床で役立つ知識

N95 マスク

医療者個人の感染防止（空気感染対策）として N95 マスク（0.3 μm 以上の空気中の微粒子を 95%除去しうる微粒子マスク）の着用が必要である．使用の際には，個人にしっかりフィットしたサイズを選ぶのが重要である．なお，患者には N95 マスクではなくサージカルマスクを使用してもらうことに注意してほしい．N95 マスクは息がしづらいため，決して患者に N95 マスクを使用しないようにする．

●引用文献
1）厚生労働省：2022 年結核登録者情報調査年報集計結果について，〔https://www.mhlw.go.jp/content/10900000/001139692.pdf〕（最終確認：2023 年 10 月 13 日）

---

6 非結核性抗酸菌症（非定型抗酸菌症）

A 病 態

非結核性抗酸菌症とは

　非結核性抗酸菌（NTM）とは，結核菌・らい菌を除く抗酸菌の総称であり，水や土壌などの環境中に存在する．200 種類以上発見されており約 100 種類の菌種でヒトを含む哺乳類への感染が報告されている．結核菌のようにヒトからヒトへは感染せず，また，菌の種類によって病原性はさまざまである．

　肺非結核性抗酸菌症（肺 NTM 症）はその NTM により肺に生じた感染症である．

疫 学

　肺 NTM 症の国内罹患率は，2014 年時点の報告で 7 年前と比較し約 2.6 倍と急激な勢いで上昇しており，推定罹患率は 14.7 人/10 万人年とされている．これは国際的にみても最も罹患率の高い可能性が示唆されている．病気の進行は緩やかであるが，抗菌薬による治療に難渋することが多いことから患者数は蓄積され，重症者も多くなってきている．

　肺 NTM 症のうら，肺 MAC 症*が 88.8％と大多数を占め，次いで肺 *Mycobacterium kansasii* 症 4.3％，肺 *Mycobacterium abscessus* 症 3.3％との順となっている[1]．

*肺 MAC 症
MAC とは *Mycobacterium avium* complex の略称で，*Mycobacterium avium* と *Mycobacterium intracellulare* の 2 つの菌から構成される．

症 状

　結核菌と同様の抗酸菌が原因であるため，症状も肺結核とほぼ同様である．呼吸器症状（咳嗽，喀痰，血痰，喀血）の他，全身性症状（発熱，寝汗，全身倦怠感，体重減少）が主な症状である．自覚症状が乏しいことも同様であり，健康診断での胸部異常陰影が診断の契機となることも多い．

B 診 断

どのような症状から非結核性抗酸菌症（非定型抗酸菌症）が疑われるか

　肺結核と同様，2 週間以上の長引く咳嗽，喀痰，発熱，体重減少を認めた場合は鑑別の 1 つとしてあげるべきである．

診断の進め方・確定診断の方法

　呼吸器症状からまずは胸部 X 線を，場合によっては胸部 CT を実施して肺 NTM 症が疑われることが多い．画像にて肺 NTM 症が疑われたら抗酸菌検査を行い，診断を進める．喀痰であれば 2 回，気管支洗浄液であれば 1 回，NTM が検出されれば，肺 NTM 症と診断できる．詳細な診断基準は**表Ⅲ-1-3** に示す．

メモ
NTM は環境中に存在するためコンタミネーション（検体への混入）の可能性があり，診断に喀痰抗酸菌検査で菌を 2 回以上検出する必要があることが肺結核との大きな違いである．

C 治 療

主な治療法

　主な治療法は抗菌薬の多剤併用療法である．ただし，原因菌種により選択薬は異なり，その選択の根拠も十分といえない菌種もある．最も頻度の高い肺 MAC 症では，クラリスロマイシン，リファンピシン，エタンブトールの 3 剤を用いることが多く，重症例や難治例ではこれらの薬剤に加えてアミノグリコシドの点滴や筋肉注射，吸入による加療を追加することがある．

　治療期間は菌の培養陰性化後 1 年とされるが，明確なエビデンスはなく，中止後の再燃も多いことからさらに延長され合計 1.5～2 年間程度内服することとなることも多い．また，場合によっては外科治療を行うこともある．

表Ⅲ-1-3　肺非結核性抗酸菌症の診断基準

A. 臨床的基準（以下の2項目を満たす）

1. 胸部画像所見（HRCTを含む）で，結節性陰影，小結節性陰影や分枝状陰影の散布，均等性陰影，空洞性陰影，気管支または細気管支拡張所見のいずれか（複数可）を示す
   ただし，先行肺疾患による陰影がすでにある場合は，この限りではない
2. 他の疾患を除外できる

B. 細菌学的基準（菌種の区別なく，以下のいずれか1項目を満たす）

1. 2回以上の異なった喀痰検体での培養陽性
2. 1回以上の気管支洗浄液での培養陽性
3. 経気管支肺生検または肺生検組織の場合は，抗酸菌症に合致する組織学的所見と同時に組織，または気管支洗浄液，または喀痰での1回以上の培養陽性
4. まれな菌種や環境から高頻度に分類される菌種の場合は，検体種類を問わず2回以上の培養陽性と菌種同定検査を原則とし，専門家の見解を必要とする

以上のA，Bを満たす

［日本結核病学会非結核性抗酸菌症対策委員会・日本呼吸器学会感染症・結核学術部会：肺非結核性抗酸菌症診断に関する指針—2008年．結核 **83**（7）：525-526，2008より引用］

　一方で，肺NTM症は無治療でも長期間悪化しない例もあり，年齢，症状，重症度などを考慮して経過観察とすることも多い．

合併症とその治療法

1）喀血

　軽症の場合は止血薬投与，中等症以上の場合は気管支動脈塞栓術や根治療法として外科手術による出血病巣の摘出術が行われることがある．

2）二次感染

　肺結核により肺内に空洞や無気肺，気管支拡張を生じ，その部位に一般細菌や真菌が二次感染を起こすことがある．抗菌薬や抗真菌薬による加療を行う．また，二次感染を予防するために肺炎球菌やインフルエンザウイルスワクチンなどの実施を検討する．

3）呼吸機能障害

　呼吸不全となれば在宅酸素や在宅人工呼吸器を使用することがある．

治療経過・予後

　肺NTM症は原因菌種によっても異なるが治癒が難しいことが多い．また，一度菌陰性化が図られた症例も，再排菌することも散見される．緩徐に進行する例が多いが，年単位で病状は進行し，予後は決してよいとはいえない．

退院支援・患者教育

　肺NTM症の治療は大量の治療薬を長期間内服する必要があるため，服薬確認と薬剤による副作用の有無の定期チェックが必要となる．内服していても治らない可能性がある疾患であることや，症状がすぐに改善しないこと，治療中に副作用が出現することなどから服薬への動機づけが低くなり，治療

の自己中断となる可能性が高くある．規則的な服薬の必要性，および安心して内服継続するための抗菌薬による副作用出現時の対応についても指導およびサポートが必要となる．

● 引用文献

1) Namkoong H, Kurashima A, Morimoto K et al：Epidemiology of pulmonary nontuberculous mycobacterial disease, Japan. Emerging Infectious Diseases **22**（6）：1116-1117, 2016

7 ｜ 肺の日和見感染症

日和見感染症とは

正常の宿主に対しては病原性を発揮しない病原体が，宿主の抵抗力が弱っているときに病原性を発揮して起こる感染症を日和見感染症という．

代表的な病原体は，MRSA や緑膿菌，セラチアなどの一般細菌，結核・非結核性抗酸菌，ニューモシスチスやアスペルギルス，カンジダなどの真菌，サイトメガロウイルス（CMV）やヘルペスなどのウイルスといったさまざまな病原体が原因となりうる．

宿主側の低免疫要因としては，糖尿病，腎不全，肝不全，悪性疾患（がんや白血病など），後天性免疫不全症候群（エイズ：AIDS）などの疾患の他，副腎皮質ステロイドや免疫抑制薬，生物学的製剤などの薬剤治療などもあげられる．一般細菌や結核・非結核性抗酸菌，アスペルギルスは他項を参照されたい．本項では，肺の日和見感染症のうち，ニューモシスチスと CMV による肺炎について解説する．

AIDS：acquired immunodeficiency syndrome

7-1 ｜ ニューモシスチス肺炎

A　病　態

ニューモシスチス肺炎とは

PCP：*Pneumocystis* pneumonia

ニューモシスチス肺炎（PCP）とはニューモシスチス・イロベチー（*Pneumocystis jirovecii*）とよばれる真菌によって生じる肺炎をいう．

疫　学

免疫機能が正常な者では，ほぼ発症しない．免疫力が低下する AIDS においては最も多い日和見感染症で，日本の AIDS 指標疾患調査によると，PCP 39％，CMV 13％，カンジダ 13％，肺結核 7％であった．非 AIDS 患者であっても，臓器移植後や造血幹細胞移植後，炎症性疾患や膠原病治療において，副腎皮質ステロイド・免疫抑制薬・生物学的製剤による治療中など，低免疫状態では発生する．

発症機序

Pneumocystis jirovecii は，健康成人では無症状の保菌者が多く存在する．それらが低免疫宿主への感染源になり，主に飛沫感染により伝播すると考えられている．非 AIDS 患者では感染後数日で発症するが，AIDS 患者では，2〜3 週間程度の緩慢な発症経過となりやすい．

症 状

初期には無症状のこともあるが，進行すれば，発熱，乾性咳嗽，呼吸困難，胸痛，倦怠感などの症状を認める．

B 診 断

どのような症状からニューモシスチス肺炎が疑われるか

AIDS などの低免疫宿主状態であることがわかっていれば，日和見感染症としての頻度は高く，上記症状に対し積極的に PCP を疑う必要がある．

診断の進め方・確定診断の方法

びまん性のすりガラス陰影や間質影を生じるため，胸部CT が有用である．
病原体検査では，喀痰鏡検による菌体の確認が診断となる．喀痰症状が乏しい場合には，病巣からの病原体を得るために，気管支内視鏡検査を行う．核酸増幅法（PCR 法）による病原体診断は可能であるが，保険収載されていないこと，健康保菌者でも偽陽性となるなどの課題がある．補助診断としては，血中 β-D-グルカンが有用で高値となる．ただし，他の真菌感染症でも上昇することがある点に注意が必要である．

C 治 療

無治療では致死的となるため，疑いの場合でも治療を開始する．

主な治療法

第一選択薬はST 合剤であり，治療量を2〜3 週間服用する．呼吸不全を伴う重症例では，副腎皮質ステロイドを併用する．主な副作用は発疹や発熱，消化器症状，肝障害，血液障害などで，治療量を使用する場合は半数以上に副作用を認めるため，症状の出現に注意する．副作用出現時には，第二選択薬であるペンタミジンやアトバコンに変更する．

合併症とその治療法

PCP を発症している場合は，AIDS か非 AIDS かにかかわらず低免疫宿主であることから，他の感染症を併発していれば併せて治療する．

治療経過・予後

治療を行った場合，AIDS 患者における PCP の死亡率は10〜20％であるが，非 AIDS 患者においては30〜60％である．

患者教育・予防

　AIDS 患者で，CD4 陽性リンパ球数が低下した場合には，予防量の ST 合剤による予防内服が推奨される．非 AIDS 患者でも長期間の低免疫状態にある場合には，予防的に ST 合剤を服用する．

　低免疫患者間での病院内感染の報告事例もあり，治療開始後 1 週間程度までの PCP 患者は，個室対応または低免疫患者と同室としないように留意する．

7-2 ｜ サイトメガロウイルス肺炎

A　病　態

サイトメガロウイルス肺炎とは

CMV：cytomegalovirus

　サイトメガロウイルス肺炎とはサイトメガロウイルス（CMV）によって生じる肺炎をいう．低免疫宿主状態の場合に発症し，網膜炎，肝炎，大腸炎，脳炎など，多臓器 CMV 感染症の 1 つの併発症として生じやすい．CMV 感染症の中では，肺炎の頻度は低い．

疫　学

　CMV は，ヘルペスウイルス科に属するウイルスの 1 つである．感染者の多くは新生児・乳児期に感染していると考えられ，日本の成人の 80〜90％は抗体を獲得している．近年，若年者の CMV 抗体保有率は 60％台に低下傾向にある．

　低免疫宿主状態の場合に発症し，とくに臓器移植後や AIDS 患者における感染症として重要である．AIDS 患者の指標疾患としては，PCP に次いで多い．

発症機序

　低免疫状態となったことを契機に，それまで潜伏感染していた CMV が再活性化する場合が多いとされるが，新規感染や CMV 抗体保有者の再感染も生じうる．さまざまな臓器に持続感染，潜伏感染の形をとり，CMV 肺炎は，ウイルスが直接的に肺の細胞に感染し，傷害した場合に発症する．

症　状

　CMV 肺炎の初期症状は，発熱，乾性咳嗽，呼吸困難感などである．数日症状が継続した後，急激に呼吸器症状が進行する．CMV 感染症の侵襲臓器ごとに，腹痛・下痢・下血などの消化器症状（胃腸炎），視力低下（網膜炎），意識障害・認知障害（脳炎）などの症状を伴うこともある．

B 診断

どのような症状からサイトメガロウイルス肺炎が疑われるか

　PCP と同様，AIDS などの低免疫宿主状態であることがわかっていれば，日和見感染症として積極的に疑う必要がある．臓器移植後などで CMV 感染症の高リスク者であれば，定期的にモニタリングするなどして早期発見に努める．

診断の進め方・確定診断の方法

メモ

CMV は潜伏感染していることがあるため，血液や唾液，尿から CMV が検出されても確定診断とはならない．

　胸部 X 線や胸部 CT 検査では，間質性陰影を認める．CMV 肺炎の診断を確定するには，肺病巣における CMV 感染を証明する必要があり，気管支内視鏡検査を行って診断する．

　CMV 抗原血症検査（CMV アンチジェネミア法），核酸増幅法（定量的 PCR 法）が補助診断法として利用できるようになってきている．

C 治療

主な治療法

　CMV 感染症の治療では，抗ウイルス薬（ガンシクロビル，バルガンシクロビル，ホスカルネットなど）を用いて治療する．CMV 肺炎では，病状が重篤になりやすいため，経静脈的に使用できるガンシクロビルが推奨される．

合併症とその治療法

メモ

重症化した場合には，補助療法として，高用量のヒト免疫グロブリンを静注することがある．

　CMV 感染症は，高度の低免疫状態を背景にして，全身感染症となっている場合がある．胃腸炎，肝炎，網膜炎，脳炎などのさまざまな症状の出現に注意する．一般細菌，結核，PCP，真菌症など，他の感染症を合併していれば，併せて治療が必要となることがある．

治療経過・予後

　CMV 肺炎は予後がわるく，早期発見と早期治療が重要である．

退院支援・患者教育・予防など

　CMV の感染経路は，感染者への直接的または間接的な接触によるもので，唾液，尿，母乳の他，輸血，性行為による感染もみられるため，感染予防について説明する．

　潜伏感染者における発病予防の治療については，現在のところ確立したものはない．したがって，AIDS などの低免疫宿主状態の患者では，定期的にCMV 抗体の検査を受けて感染状況を確認し，発症に注意するように説明する．

8 ｜ 肺真菌症

A　病態

肺真菌症とは

　肺真菌症とは深在性真菌症のうち，肺に真菌が感染することで引き起こされる呼吸器疾患である．

疫学

　深在性真菌症全体の原因として，近年はアスペルギルス（*Aspergillus* spp.）が増加しており約半数を占める．2番目はカンジダ（*Candida* spp.）で3割近くを占める．クリプトコッカスがそれに続き，日本ではムーコル症は少ない．

発症機序

　真菌には形態学的に酵母形と菌糸形がある．菌糸形の肺アスペルギルス症は，胞子を吸い込むことで感染する．酵母形の肺カンジダ症は，全身性菌血症の一病態として肺に発症する．同じ酵母形のクリプトコッカスは，経気道感染で初感染巣を肺に形成した後，血行性感染に移行する．

　健康な成人に肺真菌症が起こることはまれで，副腎皮質ステロイドや免疫抑制薬を使用していたり，白血病や抗悪性腫瘍薬により正常な白血球が減少して免疫力が落ちていたりする場合に発症する（p.126,「肺の日和見感染症」参照）．

症状

　細菌性肺炎と同じく発熱や呼吸困難，咳嗽などの呼吸器症状を呈する．また血痰が出現することも多く，肺結核との鑑別も必要になる．

B　診断

どのような症状から肺真菌症が疑われるか

　免疫抑制状態であったり白血球数（とくに好中球数）が減少していたりする患者で，肺野に異常陰影があり，抗菌薬が無効な高熱が持続する場合は本症を疑う．

診断の進め方・確定診断の方法

　胸部X線および胸部CTの画像診断を行い，血清学的検査で真菌に特有な抗原や抗体価を測定したり，β-D-グルカンの測定をする．喀痰検査の場合は一般的な細菌培養法ではみつかりにくく，また真菌自体が口腔内の常在細菌としても存在するので，注意を要する．気管支鏡検査や手術で病巣部より真菌がみつかる場合もあるが，急速に進行した場合は死後の病理解剖で判明す

表Ⅲ-1-4　肺真菌症の臨床分類と特徴

分　類	特　徴
1. 慢性肺アスペルギルス症（CPA）	肺の器質的病変にアスペルギルスが腐生することで起こる．1ヵ月以上症状が持続したり，画像で増悪の所見を認めたりする
1) 単純性肺アスペルギローマ（SPA）	単一の空洞内に菌球を形成する．陳旧性肺結核や肺囊胞性疾患などの空洞性病変を基礎疾患に持つ場合，肺構造の器質的破壊部位に発生する
2) 慢性進行性肺アスペルギルス症（CPPA）	複数の空洞内に菌球形成が認められる．ときには数ヵ月といった比較的ゆっくりした経過で，緩徐に進行，増悪，寛解を繰り返す．胸部X線や胸部CTで肺炎像とよく似た陰影を認める
2. 侵襲性肺アスペルギルス症（IPA）	白血病患者や抗がん薬治療中など，骨髄抑制をきたしている場合に発症することが多く，ステロイド大量投与や免疫抑制薬投与，臓器移植後の免疫不全宿主にも発症する．CPAと異なり，数時間〜数日で急速に進展する
3. アレルギー性気管支肺アスペルギルス症（ABPA）	喘息症状で発症するため，気管支喘息との鑑別が必要である．ABPAでは発熱が伴うこともあり，胸部X線や胸部CTで異常陰影を呈することが多い．とくに中心性気管支拡張像，粘液栓（mucoid impaction）が特徴的である．アスペルギルス抗体価の測定も，診断基準になる（Rosenbergの診断基準）
4. その他の肺真菌症	
1) 肺クリプトコッカス症	糖尿病や膠原病，腎疾患などの基礎疾患を有する場合だけでなく，健康な成人に発症することもある．無症状で胸部X線で発見されることもある
2) ニューモシスチス肺炎	長期に副腎皮質ステロイド，免疫抑制薬，生物学的製剤を使用している患者に発症しやすい．空気感染が疑われており，院内発生も報告されている
3) 肺カンジダ症	「肺炎」として単独で発症することは，めったにない．カンジダ菌血症の全身播種の肺病変として発症する

ることもある．一部の真菌では遺伝子診断が可能であり，血液培養も診断の一助になりうる．

臨床分類

　臨床分類を，表Ⅲ-1-4 に示す．

メモ

肝機能障害は，初期に悪心や嘔吐，食欲不振，全身倦怠感などの症状が出現する．腎障害は，尿量の減少や浮腫の出現・増大に注意する．血球減少は，急な高熱や紫斑，出血斑の出現・拡大などの皮膚症状，採血部位の止血がしにくい，などに注意する．

VRCZ：voriconazole

C　治　療

主な治療法

　治療には，抗真菌薬を使用する．抗真菌薬のうち，キャンディン系，アゾール系，ポリエンマクロライド系を使用することが多いが，真菌の種類によって有効性が異なる．

　抗真菌薬の投与中は，定期的な血液検査を行い肝機能異常，腎機能異常，血球減少などの副作用の出現に注意し，重篤になる前に原因薬剤を中止または変更する．ボリコナゾール（VRCZ）の視覚症状は投与早期に出現することが多く，羞明（しゅうめい）（視界がぎらぎらする），色調が変化してみえるなど，訴えは多彩である．視覚異常のみであれば一過性，可逆性なので経過観察すること

が多いが，視覚障害をきたした場合は注意が必要である．

　アスペルギルス症のうち，アレルギー性気管支肺アスペルギルス症（ABPA）に対しては副腎皮質ステロイドが第一選択で，抗真菌薬を併用して投与する．また，単純性肺アスペルギローマ（SPA）は手術が第一選択で，高齢者や低肺機能患者などで手術ができない場合に抗真菌薬を使用する．ニューモシスチス肺炎は抗真菌薬が無効で，抗菌薬の一種ST合剤を使用するが，血球減少などの副作用がある．

ABPA：allergic broncho-pulmonary aspergillosis

SPA：simple pulmonary aspergilloma

合併症とその治療

　喀血を繰り返す場合には，気管支動脈や肺動脈の動脈塞栓術（気管支動脈塞栓術［BAE］，肺動脈塞栓術［PAE］）を行う場合もある．呼吸不全が進行し低酸素血症が持続する場合は，一時的に副腎皮質ステロイドを併用したり，人工呼吸器を使用したりする場合もある．

BAE：bronchial artery embolization

PAE：pulmonary artery embolization

治療経過・予後

　早期に適切な抗真菌薬を選択して投与すれば予後が良好な場合も多いが，肺真菌症は日和見感染として発症する場合が多く，致死的な経過をたどる場合も少なくない．とくに基礎疾患が白血病の場合は，いったん発症すると予後が不良のため，発症前に予防的治療を行う場合がある．

患者教育

　真菌症の大半は基礎疾患や治療薬により**免疫抑制状態**にある**易感染宿主**（compromised host）に発症するため，発熱や血痰，呼吸困難などの症状が突発すればすみやかに受診するように普段から説明しておく．空調のフィルターには胞子が付着してはびこりやすいので，こまめに掃除をし，よく乾燥させてから使用するようにする．住居内の水まわりの腐木も真菌の温床になるため，古い木造家屋などは注意を要する．

2 気道閉塞性疾患

1 慢性閉塞性肺疾患 (COPD)

A 病態

慢性閉塞性肺疾患 (COPD) とは

COPD：chronic obstructive pulmonary disease

慢性閉塞性肺疾患 (COPD) とは，日本呼吸器学会のガイドラインの定義によれば，「タバコ煙を主とする有害物質を長期に吸入曝露することなどにより生ずる肺疾患であり，呼吸機能検査で気流閉塞を示す．気流閉塞は末梢気道病変と気腫性病変がさまざまな割合で複合的に関与し起こる．臨床的には徐々に進行する労作時の呼吸困難や慢性の咳・痰を示すが，これらの症状に乏しいこともある」とされる[1]．ただし，気管支喘息やびまん性汎細気管支炎など，他の気流閉塞を起こす疾患との鑑別が必要である．

疫学

世界各国で行われた調査では，COPD 有病率は 10％前後であるとされる．日本で行われた疫学調査[2]での 40 歳以上の有病率は 8.6％（約 530 万人）と推測されたが，2017 年の厚生労働省の患者調査によると医療機関でCOPDと診断された患者数は22万人であり，多くの患者が診断されず治療も受けていない状態である．

発症機序

喫煙，大気汚染，粉じん（粉塵）や化学物質への曝露などの外因性因子と，遺伝的素因などの内因性因子があるとされている．この中でも喫煙は最大の危険因子であり，COPD 患者の約 90％に喫煙歴があるとされる．発症率は年齢や喫煙の曝露量とともに増加し，高齢喫煙者では約 50％に，また 60 pack-year（1 日あたりの平均喫煙本数［箱］×総喫煙年数）以上の重喫煙者の場合は，約 70％に COPD がみられている．また受動喫煙も大きな危険因子である．

一方で COPD の発症率は喫煙者全体の 15〜20％とされており，症状や重症度も喫煙量に比例するわけではない．これは喫煙感受性を決める遺伝素因があるためと考えられている（p.35 参照）．

特徴的な病理学的変化として，まず中枢気道では気管支粘膜下腺の増大，

平滑筋の肥厚，炎症細胞浸潤，壁の線維化などが起こる．また末梢気道（内径2mm以下の細気管支）では粘液分泌物の貯留や，細気管支の破壊や変形による気道の消失が起こり，喀痰や咳嗽，呼吸困難感の原因となる．肺胞領域では肺胞壁が破壊され気腫性病変が認められる．これにより肺のコンプライアンス（膨らみやすさ）の上昇と弾性収縮力（肺胞が縮む力）の低下が起こるため，肺は膨らみやすく，息を吐きにくくなる．

症状

最も多くみられる症状は，慢性の咳嗽と喀痰や労作時の呼吸困難感（息切れ）である．なお，初期には自覚症状が出ないことも多い．一般的には進行すると呼吸不全や右心不全を合併し，呼吸困難感の増強や喘鳴の出現，体重減少や食欲不振なども出現するようになる．さらに進行すると，室内歩行や着替えなどの少しの労作時や安静時でさえも呼吸困難が出現するようになり，患者のQOLを著しく低下させる．

B 診断

どのような症状からCOPDが疑われるか

長期間の喫煙者で前項のような症状を訴えるときにCOPDを疑う．このような症状は単なる風邪や加齢，運動不足のためと考えられることも多いが，COPDによるものの場合は持続性で，かつ進行性である．

他覚所見としては，肺の過膨張により肋骨が水平となる樽状胸郭，呼吸数の増加，呼気の延長，ときにはばち指がみられる場合もある．また呼吸補助筋である胸鎖乳突筋や斜角筋などの肥厚や，肋間や鎖骨上窩の陥入がみられる．最重症になると横隔膜の平低化によりその動きが制限されているため，吸気時に下部肋間部が内側へ陥凹する奇異呼吸（フーバー［Hoover］徴候）がみられることがある．進行したCOPDでは，頸静脈の怒張や肝腫大，足背および下腿浮腫などの右心不全，肺性心（p.187,「肺性心・肺高血圧」参照）の存在を疑う所見がみられることもある．

聴診では，呼気の延長や肺胞呼吸音の減弱が認められる．副雑音としては，気道平滑筋の収縮や気道分泌物の貯留などにより，断続性副雑音の水泡音（coarse crackle）や連続性副雑音のウィーズ（wheeze），ロンカイ（rhonchi）が聴取されることもある．

診断の進め方・確定診断の方法

<＜呼吸機能検査＞>

COPDの診断には，その定義より呼吸機能検査のスパイロメトリー（p.63参照）による気流閉塞（閉塞性換気障害）の検出が必要となる（表Ⅲ-2-1）．そのため問診や身体所見の結果からCOPDを疑った場合，まずスパイロメトリーと胸部画像検査が行われる．スパイロメトリーで気管支拡張薬（β_2刺激

> **メモ**
> 水泡音はプツプツ，ウィーズ（笛声音）はヒューヒュー，ロンカイ（いびき音）はグーグーといった音．

表Ⅲ-2-1　COPD の診断基準

1) 長期の喫煙歴などの曝露因子があること
2) 気管支拡張薬吸入後のスパイロメトリーで FEV_1/FVC が 70％未満であること
3) 他の気流閉塞をきたしうる疾患を除外すること

［日本呼吸器学会 COPD ガイドライン第 6 版作成委員会（編）：COPD（慢性閉塞性肺疾患）診断と治療のためのガイドライン，第 6 版，p.50，メディカルレビュー社，2022 より許諾を得て転載］

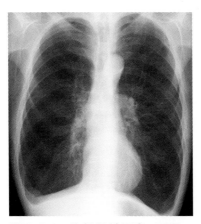

図Ⅲ-2-1　胸部 X 線写真：正面
肺野の過膨張と透過性亢進，横隔膜の平坦化，滴状心など，典型的な肺気腫患者の特徴がみられる．

薬）吸入後に，1 秒率（$FEV_1\%$ ＝ FEV_1/FVC：1 秒量/努力性肺活量）が 70％未満の閉塞性呼吸機能障害があれば，COPD を疑う（p.40，**表Ⅱ-1-1**．p.63，「呼吸機能検査」参照）．しかし可逆性に乏しい難治性気管支喘息など，鑑別が難しい場合がある．他にフローボリューム曲線や広域オシレーション法，肺拡散能力などの呼吸機能検査も診断や評価に有用である．

＜画像検査＞

　胸部 X 線や胸部 CT による画像診断が有用である．進行した COPD 患者の X 線写真上の特徴は，① 肺野の透過性亢進，② 肺野末梢血管影の狭小化，③ 横隔膜の低位平坦化，④ 滴状心*による心胸郭比の減少，⑤ 肋間腔の開大，などである（**図Ⅲ-2-1**）．ただし，早期の気腫性病変の検出は困難である．

　気腫性病変や気道の壁肥厚などの病変検出には，胸部 X 線よりも CT，とくに高分解能 CT（HRCT）の方が優れており，COPD の病型分類にも有用とされている（**図Ⅲ-2-2**）．

＜動脈血液ガス分析・酸素飽和度＞

　実際の臨床では，比較的簡便に測定できるパルスオキシメーターによる末梢動脈血の酸素飽和度の測定が頻用されるが，COPD 患者などⅡ型呼吸不全*の可能性も疑われる患者に対しては，換気状態や酸素化能，酸塩基調節

＊滴状心
心臓が過膨張した肺に圧迫され，水滴が垂れ下がったような陰影にみえること．

HRCT：high-resolution computed tomography

＊Ⅱ型呼吸不全
高二酸化炭素血症を伴う低酸素血症のこと．高二酸化炭素血症を伴わない場合はⅠ型呼吸不全という．

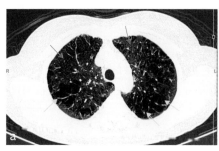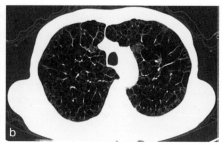

図Ⅲ-2-2　胸部 CT（HRCT）
a：低吸収域（low attenuation area：黒っぽくみえるところ，黄色の矢印）が気腫性病変．オレンジ色の矢印は健常肺に近い部分．
b：より進行した肺気腫の画像．ほとんど健常肺の部分は認められない．

表Ⅲ-2-2　COPD の病期分類

病　期	定　義
Ⅰ期　軽度の気流閉塞	%$FEV_1 \geqq 80\%$
Ⅱ期　中等度の気流閉塞	$50\% \leqq \%FEV_1 < 80\%$
Ⅲ期　高度の気流閉塞	$30\% \leqq \%FEV_1 < 50\%$
Ⅳ期　きわめて高度の気流閉塞	%$FEV_1 < 30\%$

気管支拡張薬投与後の FEV_1/FVC 70％ 未満が必須条件．
［日本呼吸器学会 COPD ガイドライン第 6 版作成委員会（編）：COPD（慢性閉塞性肺疾患）診断と治療のためのガイドライン，第 6 版，p.53，メディカルレビュー社，2022 より許諾を得て改変し転載］

の評価を行うために動脈血液ガス分析を行う必要がある．これは安定期だけではなく，増悪時においても，その程度の評価に有用である．

＜心機能評価＞

　肺高血圧症，右心不全を合併することもあり，心電図や心臓超音波検査により心機能の評価を行う必要もある．

病期分類

　診断には 1 秒率を用いるが，病期分類には対標準 1 秒量（%$FEV_1 = FEV_1/$予測 FEV_1）を用いて，Ⅰ〜Ⅳ期に分類する（**表Ⅲ-2-2**）．これは，COPD が進行すると 1 秒量だけでなく FVC も低下するために，1 秒率が病期の進行を正確に反映しないためである．対標準 1 秒量は生命予後因子の重要なものの 1 つである．

C　治　療

主な治療法

　安定期の COPD の治療および管理の目標は，① 症状および生活の質（QOL）の改善，② 運動耐容能の改善と身体活動性の向上および維持，③ 増

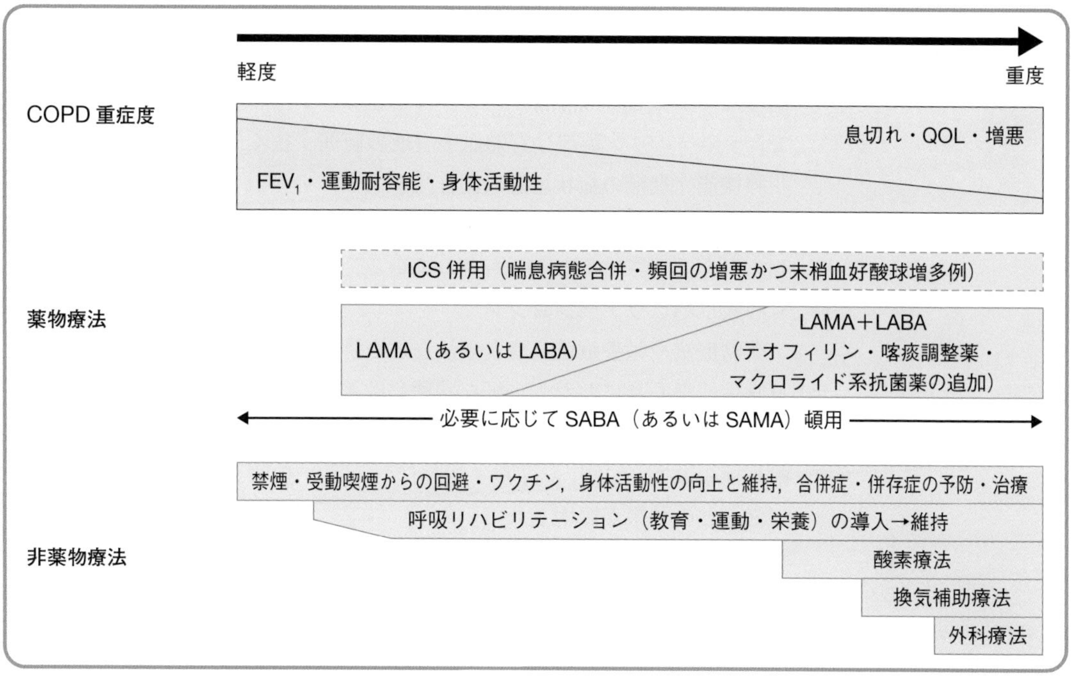

図Ⅲ-2-3　COPD の重症度と治療方法
［日本呼吸器学会 COPD ガイドライン第 6 版作成委員会（編）：COPD（慢性閉塞性肺疾患）診断と治療のためのガイドライン，第 6 版，p.96，メディカルレビュー社，2022 より許諾を得て転載］

悪の予防，④疾患の進行抑制，⑤全身併存症および肺合併症の予防と治療，⑥生命予後の改善，とされる．このためには禁煙指導，薬物療法や非薬物療法として呼吸リハビリテーション，酸素療法，換気補助，外科療法などに加えて，合併症や併存症に対する治療などを包括的に行う必要があり，病期に応じて段階的に治療を増強していくことが勧められている（**図Ⅲ-2-3**）．

＜禁煙指導＞

喫煙は COPD の最大の危険因子であるため，**禁煙指導**は COPD の発症リスクや死亡率を減少させて進行を抑制する最も効果的かつ経済的な方法とされている．喫煙の本質は**ニコチン依存症**という薬物依存症であり，患者の状態を把握して適切な禁煙指導および薬物療法を行うのが効果的とされる．禁煙の薬物療法には，世界的に普及しているニコチン置換（代替）療法（ニコチンガム，ニコチンパッチ）と，非ニコチン製剤内服（バレニクリン）がある．

＜薬物療法＞

安定期の薬物療法には気管支拡張薬や副腎皮質ステロイド，喀痰調整薬などがあるが，中心は気管支拡張薬であり，これには抗コリン薬，β_2刺激薬，テオフィリン製剤がある．患者の重症度に応じて段階的に投与する．とくに長時間作用性抗コリン薬（LAMA）の吸入や，長時間作用性β_2刺激薬

LAMA：long-acting muscarinic antagonist

LABA : long-acting beta 2 agonist

ICS : inhaled corticosteroid

（LABA）と吸入ステロイド（ICS）の合剤，LAMA と LABA の合剤は，自覚症状の改善に有効であったり，閉塞性障害の進行や増悪，死亡率などを抑制したりするという報告がある．なお抗コリン薬は閉塞隅角緑内障には禁忌で，テオフィリン製剤は有効血中濃度の範囲が狭く，β_2 刺激薬は不整脈や甲状腺機能亢進症の症状増悪の副作用があり，いずれも注意が必要である．またインフルエンザワクチンや肺炎球菌ワクチンの接種が増悪を予防したり，死亡率を低下させるとも報告されている．

＜呼吸リハビリテーション＞

　薬物療法や栄養療法，酸素療法などと併用して行うことで，COPD 患者の日常生活を心身にわたり良好な状態に改善するとされる（p.88 参照）．運動療法や呼吸訓練，胸郭可動域訓練，排痰法などがあり，呼吸困難の軽減や運動耐容能の改善，QOL や日常生活動作（ADL）の改善，入院回数減少や期間短縮などの効果が証明されている．

＜酸素療法＞

LTOT : long-term oxygen therapy

HOT : home oxygen therapy

　低酸素血症を呈する COPD 患者に対して，1 日 15 時間以上など長時間の酸素吸入により予後が改善されることが報告されており，長期酸素療法（LTOT）・在宅酸素療法（HOT）（p.82 参照）の適応となる．なお COPD 患者では慢性の高二酸化炭素血症を伴う場合も多く，高濃度酸素吸入により CO_2 ナルコーシスを起こすこともある．したがって，導入時には微量流量計を用いた経鼻カニューレなどにより比較的低濃度の酸素投与から開始して徐々に調整したり，頻回に血液ガス検査を行ったりなど，CO_2 貯留に注意する必要がある．

＜栄養管理＞

　Ⅲ期やⅣ期の病期の進んだ患者では，体重減少などの栄養障害が認められることが多く，予後を悪化させる因子の 1 つとされる．このため栄養指導，栄養補給療法を行うことは，予後改善につながる可能性がある．

＜換気補助療法＞

NPPV : noninvasive positive pressure ventilation

　安定期であっても呼吸困難感などの自覚症状が強かったり，右心不全の徴候を認めていたりする場合で，高二酸化炭素血症や夜間の低酸素血症を認める場合には換気補助療法（人工呼吸療法）の適応となる．最近では，侵襲度が低く容易に導入できる非侵襲的陽圧換気療法（NPPV）（p.82 参照）が第一選択として行われることが多い．

＜外科手術＞

LVRS : lung volume reduction surgery

　非外科的治療が最大限行われているにもかかわらず，呼吸困難感などの自覚症状のために日常生活に著しい支障をきたしている場合に考慮される．肺容量減量手術（LVRS）や場合によっては肺移植も検討される．

＜増悪期の治療＞

　COPD の増悪期とは，ガイドラインによれば「呼吸困難，咳，喀痰などの

症状が日常の生理的変動を超えて急激に悪化し，安定期の治療内容の変更を要する状態」とされ，原因は主に呼吸器感染症と大気汚染といわれるが原因不明の場合も多く，またその生命予後を著しく悪化させる．増悪は軽症，中等症，重症に分類され，重症度などにより入院加療や集中治療室（ICU）での集中治療を要することもある．

ICU：intensive care unit

増悪期の薬物療法の基本は，ABC アプローチ（antibiotics：抗菌薬，bronchodilators：気管支拡張薬，corticosteroids：ステロイド）で，短時間作用性 β_2 刺激薬（SABA）の吸入やテオフィリン製剤の点滴投与，全身的なステロイド投与が行われる．また喀痰の膿性化や増加が認められる場合には，抗菌薬の投与が推奨されている．低酸素血症に対しては酸素投与も必要であるが，改善が認められないか，もしくは CO_2 貯留のために呼吸性アシドーシスを伴うようになった場合などには，前述の NPPV の適応となり，増悪期に対しては有効であることが確立されている．

SABA：short-acting beta 2 agonist

呼吸循環動態が極端に不安定であったり気道確保が必要な場合には，気管挿管下での侵襲的陽圧換気療法（IPPV）（p.85 参照）の適応対象となる．COPD の救命率は 82％ と比較的高いが，長期予後を見込めず離脱困難になるおそれもあり，実施に関しては患者本人および家族の意向などもふまえて，総合的に判断する必要性がある．

合併症

肺の合併症としては，喫煙者に多いことにより肺がんの合併が多く，死因の 5〜38％ とされる．また気管支喘息の合併も多く，双方の病態を合併した病態は asthma COPD overlap（ACO）ともいわれ，喘息合併のない COPD に比べて増悪の頻度が高く，予後不良とされる．また，気腫合併肺線維症（CPFE）も肺がん合併が高頻度にみられる．

CPFE：combined pulmonary fibrosis and emphysema

さらに COPD は肺だけではなく全身性に影響を及ぼす疾患と考えられており，全身性炎症や栄養障害，骨格筋障害，心血管系疾患，骨粗鬆症，代謝性疾患，抑うつなどの精神症状など，多くの併存症や合併症がみられる．

治療経過・予後

年齢，性別，喫煙指数，呼吸困難の程度，全身併存症，栄養，増悪の頻度など，多くの予後因子があげられる．一方で禁煙，インフルエンザワクチン接種，長期（在宅）酸素療法の導入などは生命予後を改善する．長期（在宅）酸素療法を導入された患者の 5 年生存率は 40％ との報告があるが，適切な管理を行うと予後の改善が期待でき，実際に近年では，生命予後は改善傾向にあるとされる．

退院支援・患者教育

予後改善には増悪予防の必要があり，それには患者や家族への教育が非常に大切である．たとえば酸素機器の取り扱いや禁煙および薬剤のアドヒアランスの指導をはじめ，体調管理の方法や感染予防，増悪の症状とその対処法，

受診のタイミングなどを安定期に指導，教育する.

　また増悪などで入院となった患者および家族に，退院後も安心して日常生活を送ってもらうため，医療保険，介護保険や身体障害者認定など患者が利用できる社会保障制度や社会資源を最大限活用して調整を行うことが，退院支援として重要である．具体的には，退院後の酸素管理や症状管理のためケアマネジャーや訪問看護師，ヘルパー，プライマリケア医，場合によってはかかりつけ薬局や栄養士，理学療法士などの多数の職種と連携を図って情報を収集し，退院前の合同カンファレンスなどを通して診療および介護・看護の体制を調整する必要がある.

　COPD は慢性の経過をたどりながら増悪をきっかけに致命的な状態に陥ることが多いが，その時期を予測することは困難である．したがって，あらかじめ安定期に終末期医療のあり方に対する患者および家族の理解を深め，増悪時の救命救急処置や人工呼吸器装着に対する患者の意思を確認することが必要であり，この点についても看護師の役割は非常に重要である.

●引用文献

1) 日本呼吸器学会 COPD ガイドライン第 6 版作成委員会（編）：COPD（慢性閉塞性肺疾患）診断と治療のためのガイドライン，第 6 版，メディカルレビュー社，2022
2) Fukuchi Y, Nishimura M, Ichinose M, et al：COPD in Japan：the Nippon COPD epidemiology study. Respirology **9**（4）：458-465, 2004

2 | びまん性汎細気管支炎

A 病態

びまん性汎細気管支炎とは

SBS：sinobronchial syndrome

　上気道疾患の慢性副鼻腔炎に，下気道疾患である気管支拡張症や慢性気管支炎が合併する病態を**副鼻腔気管支症候群**（SBS）という.

DPB：diffuse panbron-chiolitis

　この副鼻腔気管支症候群の 1 つで，両側でびまん性に（あちこちに）呼吸細気管支に慢性炎症が起こった病態が**びまん性汎細気管支炎**（DPB）である.

疫学

　男女差はなく，発症のピークは 40〜50 歳である．以前は SBS のうち最も多い病態であったが，後述するマクロライド治療法の確立にて典型的な DPB は減少している．遺伝的な素因も強く（HLA-B54 の保有率が高く），東アジアに多く欧米には少ないといわれている.

症状

　典型的なパターンでは，小児期〜青年期にまず**慢性副鼻腔炎**が先行することが多く（合併率 80%），年月を経て次第に慢性の咳，痰が出現，さらには

労作時呼吸困難が出現し，放置すると気管支拡張が顕著になり，呼吸不全が進行する．

B 診 断

どのような症状からびまん性汎細気管支炎が疑われるか

慢性副鼻腔炎症状（鼻閉，膿性鼻汁，嗅覚鈍麻，頭痛など）があり，さらに膿性痰があるときに本疾患を疑う．これは上気道かつ下気道症状の両方を示しており，副鼻腔気管支症候群を疑うきっかけとなる．びまん性汎細気管支炎も，痰が多い呼吸器疾患である．

診断の進め方

1）聴診

聴診ではロンカイや水泡音，末梢細気管支の痰貯留でスクウォーク（squawk：吸気時最後のヒュッという短い音）も聴かれることがある．

2）画像検査

胸部X線では小粒状影（つぶつぶの陰影）が，CTでは下葉を中心にびまん性に末梢気管支の拡張と，小葉中心の粒状影（tree-in-bud）が，特徴的に描出される（**図Ⅲ-2-4**）．また，末梢気管支の炎症による狭窄で空気の出入り（とくに排出）が妨げられ 過膨張になるため，胸部X線では過膨張所見もみられる．呼吸検査では，閉塞性障害を呈することが多い．

C 治 療

主な治療法

進行抑制と感染のコントロールが目標であり，進行抑制のためのマクロライド少量長期療法が標準治療となる．気管支拡張症の項目（p.223）も参照さ

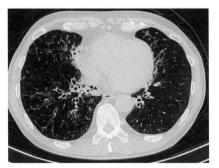

図Ⅲ-2-4 びまん性汎細気管支炎の胸部CT
びまん性に散在する小葉中心性の小粒状影と末梢気管支の拡張を認める．

れたいが，少量のマクロライドによる効果が劇的な疾患である．

予後

　かつては予後不良で難治性の呼吸器疾患とされていた．近年はマクロライドの少量長期療法の有効性が明らかになり，予後も5年生存率は90%以上を超えるようになっている．

退院支援・患者教育

　気管支拡張症と同じように感染には十分な注意が必要で，ワクチンや手洗い，うがい，栄養バランスなど，日常生活の注意点もほぼ同様である．

3 アレルギー性肺疾患

1 気管支喘息

A 病態

気管支喘息とは

　気管支喘息は発作的に気道が狭くなって呼吸が苦しくなる病気である．気道が狭くなる機序としては，以前は痰（粘液）や気道平滑筋の収縮が主であると考えられ，そこにさまざまな刺激に対して過敏に反応して気道が発作的に収縮する気道過敏性が関与すると考えられてきた．近年，その気道狭窄や気道過敏性は気道の慢性炎症により生じることがわかってきた．

　以上をふまえて，気管支喘息の定義は，「気道の慢性炎症を本態とし，変動性を持った気道狭窄による喘鳴，呼吸困難，胸苦しさや咳などの臨床症状で特徴付けられる疾患」（日本アレルギー学会「喘息予防・管理ガイドライン2021（JGL2021）」）であるとされている[1]．

　喘息での慢性気道炎症の本態は，好酸球，肥満細胞，リンパ球などの炎症細胞によると考えられている．リンパ球はIL-4, IL-5, IL-13といったTh2サイトカインを分泌して喘息の気道炎症を惹起し，気道上皮傷害，粘液産生，気道平滑筋増生，線維化などにも関係しており，これが気道過敏性や気道狭窄の原因にもなる．また，一部重症例では上記のような組織構造変化が永続化するリモデリングを起こすことも知られている（**図Ⅲ-3-1**）．このような喘息病態の解明は，喘息は慢性の気道炎症であるという概念の変化につながり，治療法が変わることにより，劇的に喘息のコントロールは改善していった．

疫学

　呼吸器疾患の中で患者数がいちばん多いのが喘息である．日本の成人喘息の有病率*調査については，2004～2006（平成16～18）年度の厚生労働科学研究事業研究班において，国際比較が可能なECRHS調査用紙を用いて全国調査が実施され，成人（20～44歳）での期間有症率*が9.4%，喘息有病率が5.4%と報告されている[2]．

　日本の喘息の有病率は小児・成人ともに1960年代まで1%前後であったものが，2000年初頭までに小児が11～14%，成人で6～10%まで上昇してお

*有病率
病気を持っている割合．

ECRHS：European Community Respiratory Health Survey

*有症率
あるグループのうち症状が出ている人の割合．

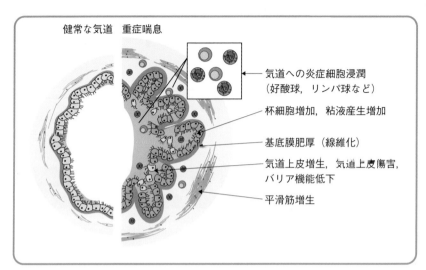

健常な気道　重症喘息

気道への炎症細胞浸潤
（好酸球，リンパ球など）

杯細胞増加，粘液産生増加

基底膜肥厚（線維化）

気道上皮増生，気道上皮傷害，
バリア機能低下

平滑筋増生

図Ⅲ-3-1　喘息の病態
［作図協力：大阪はびきの医療センターアレルギー・リウマチ内科 DC　上川教子］

り，喘息患者は増えてきている[1].

発症機序

　喘息という病気そのものは遺伝することがないと考えられているが，喘息の病態の主体となるアレルギー体質に関しては遺伝する可能性があるといわれている．ただし，「アレルギー体質の遺伝」と「アレルギーによる疾患の遺伝」は必ずしも一致しないため，親が喘息でも必ずしも子供が喘息になるとは限らない．気管支喘息をはじめとするアレルギー疾患は遺伝要因と環境要因とが複雑に組み合わさって生じると考えられている．遺伝的因子に関しては近年，関連遺伝子領域（日本のゲノム網羅的関連解析［GWAS］では TSLP など）が報告されており，環境因子としてはダニ，花粉などのアレルゲン，ウイルス感染，細菌感染，食生活の変化，感染症の減少，大気汚染などが報告されている[3].

GWAS：genome wide association study

TSLP：thymic stromal lymphopoietin

症状

　症状としては，病名にも表されているようにゼーゼー，ヒューヒューといった喘鳴（ぜんめい）が特徴的であるが，咳，痰，息苦しさ，胸が重い感じといった症状もある．症状の出方としては，気道狭窄の変動に伴って症状が出たり治ったりと症状が変動することと，夜間から早朝にかけて増悪することが多いのが特徴である．ただし，喘息が重症化すると上記の特徴がなくなり常に認められるようになる．

　症状を誘発（増悪）させる因子としては，アレルゲン（抗原）だけでなく，刺激物質（臭い・煙）・冷気・気圧の変化・ストレス・運動・風邪（ウイルス感染）などが発作の誘因となる．中でも増悪因子としていちばん多い原因は感冒であり普段からの感染予防やワクチン接種が重要となる．

表Ⅲ-3-1　喘息診断の目安

1) 発作性の呼吸困難，喘鳴，胸苦しさ，咳（夜間，早朝に出現しやすい）の反復
2) 可逆性・変動性の気流制限
3) 気道過敏性の亢進
4) 気道炎症の存在
5) アトピー素因
6) 他疾患の除外

1),2),3),6) は診断に重要である．4) が好酸球性の場合は診断的価値が高い．5) は喘息の診断を支持する．

B　診　断

どのような症状から気管支喘息が疑われるか

　発作性の呼吸困難，喘鳴，咳，胸苦しさなどの症状の反復，可逆性の気流制限などがあり，さらに同様な臨床症状を呈する他の心肺疾患などとの鑑別ができる場合は喘息を疑う．

診断の進め方・確定診断の方法

　喘息には高血圧や糖尿病のような明確な診断基準はないが，**表Ⅲ-3-1** のような喘息診断の目安がある[1]．

　診断には問診，気流制限や可逆性を評価するためのスパイロメトリー，気道過敏性検査（標準法，アストグラフ法），気道炎症を評価するための呼気一酸化窒素検査（FeNO），喀痰好酸球検査，末梢血好酸球数，アトピー素因を検索するための総 IgE，特異的 IgE 検査などの検査をして上記の裏づけをしていく．また，過去の救急外来受診歴や喘息治療薬による症状の改善は診断の参考になる．典型的な症状を呈さなくて診断に苦慮する場合は，吸入ステロイド（ICS）や β_2 刺激薬による治療的診断も行うこともある．

ICS：inhaled corticosteroid

重症度判定・ステージ・臨床分類など

　喘息の評価は常に，①症状，②増悪頻度，③呼吸機能検査の3つで行われる．重症度分類は安定期と増悪（発作時）の2種類あり，治療ステップも安定期と発作時の2種類ある．

　喘息の重症度は軽症間欠型，軽症持続型，中等症持続型，重症持続型の4段階に分けられる（**表Ⅲ-3-2**）．「未治療の臨床所見による喘息重症度の分類」というのは安定期に適応できる分類である．分類の目安としては，軽い症状が月に数回起こる（軽症間欠型），週に数回起こる（軽症持続型），毎日起こる（中等症持続型），毎日起こり，かつしばしば増悪する（重症持続型）となる．表の見方としては，1つでも項目が当てはまれば，他の項目が下位であっても当てはまる最上位の重症度となる．コントロール状態（**表Ⅲ-3-3**）はすべての項目がコントロール良好に該当することをめざす．喘息増悪（発作）の強度と目安となる発作治療ステップも同様にあり同じように判断する．

メモ

JGL2021 では「喘息発作」から「喘息増悪」に用語が変更になった．

表Ⅲ-3-2　未治療の臨床所見による喘息重症度の分類（成人）

重症度[*1]			軽症間欠型	軽症持続型	中等症持続型	重症持続型
喘息症状の特徴	頻度		週1回未満	週1回以上だが毎日ではない	毎日	毎日
	強度		症状は軽度で短い	月1回以上日常生活や睡眠が妨げられる	週1回以上日常生活や睡眠が妨げられる	日常生活に制限
					しばしば増悪	しばしば増悪
	夜間症状		月に2回未満	月に2回以上	週1回以上	しばしば
PEF FEV₁[*2]	%FEV₁, %PEF		80%以上	80%以上	60%以上80%未満	60%未満
	変動		20%未満	20〜30%	30%を超える	30%を超える

*1：いずれか1つが認められればその重症度と判断する.
*2：症状からの判断は重症例や長期罹患例で重症度を過小評価する場合がある. 呼吸機能は気道閉塞の程度を客観的に示し, その変動は気道過敏性と関連する.
　　%FEV₁＝（FEV₁測定値/FEV₁予測値）×100
　　%PEF＝（PEF測定値/PEF予測値または自己最良値）×100
［日本アレルギー学会：喘息予防・管理ガイドライン2021, p.8, 協和企画, 2021より許諾を得て転載］

表Ⅲ-3-3　喘息コントロール状態の評価

	コントロール良好（すべての項目が該当）	コントロール不十分（いずれかの項目が該当）	コントロール不良
喘息症状（日中および夜間）	なし	週1回以上	コントロール不十分の項目が3つ以上当てはまる
発作治療薬の使用	なし	週1回以上	
運動を含む活動制限	なし	あり	
呼吸機能（FEV₁およびPEF）	予測値あるいは自己最良値の80%以上	予測値あるいは自己最良値の80%未満	
PEFの日（週）内変動	20%未満[*1]	20%以上	
増悪（予定外受診, 救急受診, 入院）	なし	年に1回以上	月に1回以上[*2]

*1：1日2回測定による日内変動の正常上限は8%である.
*2：増悪が月に1回以上あれば他の項目が該当しなくてもコントロール不良と評価する.
［日本アレルギー学会：喘息予防・管理ガイドライン2021, p.107, 協和企画, 2021より許諾を得て転載］

C　治療

主な治療法

　治療の目標は, 可能な限り呼吸機能を正常化し, 生活の質を改善し, 健常人と変わらない日常生活を送れることである. 病態生理の解明により, 増悪（発作）時の治療から, 増悪（発作）を起こさないようにコントロールする治療, さらに症状をなくすようにコントロールする治療へとシフトしている. 喘息の治療は, その重症度に合わせて行う必要があり, 薬の量や種類は異なってくる（表Ⅲ-3-4）. 喘息の薬は2種類ある. 増悪を予防する長期管理

表Ⅲ-3-4　喘息治療ステップ

		治療ステップ1	治療ステップ2	治療ステップ3	治療ステップ4
長期管理薬	基本治療	ICS（低用量）	ICS（低〜中用量）	ICS（中〜高用量）	ICS（高用量）
		上記が使用できない場合，以下のいずれかを用いる	上記で不十分な場合に以下のいずれか1剤を併用	上記に下記のいずれか1剤，あるいは複数を併用	上記に下記の複数を併用
		LTRA テオフィリン徐放製剤 ※症状が稀なら必要なし	LABA （配合剤使用可*5） LAMA LTRA テオフィリン徐放製剤	LABA （配合剤使用可*5） LAMA （配合剤使用可*6） LTRA テオフィリン徐放製剤 抗 IL-4Rα 抗体*7, 8, 10	LABA （配合剤使用可） LAMA （配合剤使用可*6） LTRA テオフィリン徐放製剤 抗 IgE 抗体*2,7 抗 IL-5 抗体*7, 8 抗 IL-5Rα 抗体*7 抗 IL-4Rα 抗体*7, 8 経口ステロイド薬*3, 7 気管支熱形成術*7, 9
	追加治療	アレルゲン免疫療法*1 （LTRA 以外の抗アレルギー薬）			
増悪治療*4		SABA	SABA*5	SABA*5	SABA

ICS：吸入ステロイド薬，LABA：長時間作用性 β_2 刺激薬，LAMA：長時間作用性抗コリン薬，LTRA：ロイコトリエン受容体拮抗薬，SABA：短時間作用性吸入 β_2 刺激薬，抗 IL-5Rα 抗体：抗 IL-5 受容体 α 鎖抗体，抗 IL-4Rα 抗体：抗 IL-4 受容体 α 鎖抗体

*1：ダニアレルギーで特にアレルギー性鼻炎合併例で，安定期%FEV₁≧70%の場合にはアレルゲン免疫療法を考慮する.
*2：通年性吸入アレルゲンに対して陽性かつ血清総 IgE 値が 30〜1,500 IU/mL の場合に適用となる.
*3：経口ステロイド薬は短期間の間欠的投与を原則とする. 短期間の間欠投与でもコントロールが得られない場合は必要最少量を維持量として生物学的製剤の使用を考慮する.
*4：軽度増悪までの対応を示し，それ以上の増悪についてはガイドライン本文を参照.
*5：ブデソニド/ホルモテロール配合剤で長期管理を行っている場合は同剤を増悪治療にも用いることができる（ガイドライン本文参照）.
*6：ICS/LABA/LAMA の配合剤（トリプル製剤）
*7：LABA，LTRA などを ICS に加えてもコントロール不良の場合に用いる.
*8：成人および 12 歳以上の小児に適応がある.
*9：対象は 18 歳以上の重症喘息患者であり，適応患者の選定の詳細はガイドライン本文参照.
*10：中用量 ICS との併用は医師により ICS を高用量に増量することが副作用などにより困難であると判断された場合に限る.

［日本アレルギー学会：喘息予防・管理ガイドライン 2021，p.109，協和企画，2021 より許諾を得て転載］

LABA：long-acting beta
2 agonist

LAMA：long-acting
muscarinic antagonist

SABA：short-acting beta
2 agonist

薬と急性の増悪を鎮める発作治療薬である．長期管理薬である ICS を中心とした抗炎症薬により慢性の気道炎症をコントロールし，効果不十分な場合は気管支拡張効果の持続が 12 時間を超える長時間作用性 β_2 刺激薬（LABA）を追加する．LABA は気道平滑筋の β_2 受容体に作用し，気管支拡張作用をもたらすだけでなく，ICS と相加相乗的に作用することが知られている[4]．喘息に対して ICS/LABA の合剤が現在多く用いられているのはこのような互助作用もあるためである．さらに追加する場合は，気管支拡張薬である長時間作用性抗コリン薬（LAMA）が追加されることが多く，ICS/LABA/LAMA のトリプル製剤が近年使用されるようになっている．その他には抗ロイコトリエン拮抗薬，テオフィリン製剤も使用される．急性増悪時には短時間作用性 β_2 刺激薬（SABA），ステロイド全身投与，重篤な場合はアドレナリン皮下注射などの発作治療薬を使用する．アレルゲンが関与する場合，薬物療法以外の治療法としては増悪因子の回避とアレルゲン免疫療法がある．アレルゲン免疫療法は喘息の自然歴を変えて根本的な治療をめざす唯一の治療法とされている．LABA や SABA を使用する場合に注意すべきことは，ICS の使用なしに使用しないということである．これは β_2 刺激薬の過剰使用や単独使用は入院を要する喘息増悪や死亡率を上昇させたと報告があるためである[5]．

　上記薬物療法でも喘息コントロールが得られない患者に対して，以前は経口ステロイド内服がまず考慮されたが，現在はその副作用を避けるため生物学的製剤が選択される．生物学的製剤は喘息の炎症のフェノタイプ* を特定して効果が期待できる薬剤を選択する．生物学的製剤の適応がない場合は，65℃ の鉗子で気管支壁を加熱して気道平滑筋を減量させる非薬物療法もある．

*フェノタイプ
遺伝的体質と環境的影響の相互作用の結果として生じる観察可能な特性のこと．たとえば，アトピー型喘息，アスピリン喘息など．

　加療による副作用としては，ICS によるものは口腔・咽頭カンジダ症，嗄声（させい）などがあり全身性の副作用は少ないとされている．β_2 刺激薬では動悸，こむら返り，LAMA では閉塞隅角緑内障，前立腺肥大の悪化などに留意する必要がある．通常の薬物療法では妊娠自体に影響しないとされており，生物学的製剤はオマリズマブ（ゾレア®）以外ではまだ知見が少ない状況である．

合併症とその治療法

　アスピリン喘息は成人喘息の約 10％（30〜40 歳代の女性に多い）に認められ，まれに小児でも認められる．発作が起きると，大発作・窒息死の可能性がある．解熱鎮痛薬（痛み止め・熱さまし）の内服や注射で誘発されるが，食品や医薬品の添加物（パラベンなどの防腐剤・タートラジンなどの色素）でも発作を起こす．臨床的特徴としては好酸球性慢性副鼻腔炎・鼻茸をほとんどの患者で合併している．解熱鎮痛薬は酸性のもので誘発されるため，塩基性のものやアセトアミノフェンで対応する．

治療経過・予後

　多くの小児喘息は成長するにつれ寛解するが，成人の喘息は現在，完治さ

せることは不可能な病気である．ただし，ICS を中心とした適切な薬物療法を継続することができれば，健常人と変わらない生活を送ることができる．

退院支援・患者教育

どの薬剤でもアドヒアランスが重要であるが，喘息などに使用する吸入薬ではそれに吸入手技が加わるので継続することが難しくなる．アドヒアランスだけでなくその手技の確認も重要である．

普段から喘息日誌をつけ，肺機能の一指標であるピークフロー値を自己測定することにより発作の前兆に気づくことができ，早めに対処することができる．たとえば発作が起きたら発作治療薬のSABAを20分間隔で2～3回吸入し，なお治まらなければ発作用に処方されているステロイドを内服して病院を受診するなどを指示しておく．運動誘発喘息患者は運動で喘息が悪化するので運動前に気管支拡張薬を前もって吸入させる．

● 引用文献
1) 日本アレルギー学会：喘息予防・管理ガイドライン 2021，協和企画，2021
2) Fukutomi Y, Nakamura H, Kobayashi F et al：Nationwide cross-sectional population-based study on the prevalences of asthma and asthma symptoms among Japanese adults. Int Arch Allergy Immunol **153**（3）：280-287, 2010
3) GLOBAL ALLERGY & AIRWAYS PATIENT PLATFORM：喘息は家族で発症しますか？〔https://gaapp.org/is-asthma-genetic/〕（最終確認：2023 年 10 月 12 日）
4) Barnes PJ：Scientific rationale for inhaled combination therapy with long-acting beta2-agonists and corticosteroids. Eur Respir J **19**（1）：182-191, 2002
5) Sears MR, Taylor DR, Print CG et al：Regular inhaled beta-agonist treatment in bronchial asthma. Lancet **336**（8728）：1391-1396,1990

2 | 過敏性肺炎

A 病態

過敏性肺炎とは

HP：hypersensitivity pneumonitis

過敏性肺炎（HP）とは，真菌胞子，細菌，鳥類などの異種タンパク，イソシアネートなどの化学物質など，さまざまな環境中の抗原（**表Ⅲ-3-5**）の反復吸入により感作が成立して発症するアレルギー性肺疾患の総称である[1]．再度吸入した際に，抗原と特異抗体（Ⅲ型アレルギー）と感作リンパ球（Ⅳ型アレルギー）が肺局所で反応して病変が形成される．慢性化した場合には，難病である特発性肺線維症と類似した病態となり，予後不良である[2]．

過敏性肺炎は，急性と慢性に分類される．日本においては，急性過敏性肺炎は真菌の *Trichosporon* 属による夏型過敏性肺炎が7割を占めるのに比し，慢性過敏性肺炎では鳥関連のものが大半を占める．

疫学

過敏性肺炎の頻度は職業曝露や関与する抗原により変わり，季節や地理的

表Ⅲ-3-5 慢性過敏性肺炎の原因抗原

疾患名	発 生	抗 原
夏型過敏性肺炎	住居	*Trichosporon asahii*, *T. mucoides*
住居関連過敏性肺炎	住居	*Candida albicans*, *Aspergillus niger*, *Cephalosporium acremonium*, *Penicillium* 属
鳥関連過敏性肺炎	鳥飼育	鳥排泄物
	自宅庭への鳥飛来	鳥排泄物
	鶏糞肥料使用	鳥排泄物
	剥製	羽毛
	間接曝露	隣人の鳩，公園・神社・駅の野鳥，野鳩の群棲
羽毛ふとん肺	羽毛ふとん使用	羽毛
加湿器肺	加湿器使用	*Aspergillus flavus*?　*Phoma herbarum*?
農夫肺	酪農作業	
	トラクター運転	*Rhizopus* 属
機械工肺	自動車工場	合成水溶性機械洗浄液中の真菌や細菌
(machine operators lung)	(metal working fluids)	*Acinetobacter lwoffii*? *Pseudomonas fluorescens*?
小麦粉肺	菓子製造	小麦粉
コーヒー作業者肺	コーヒー豆を炒る作業	コーヒー豆塵埃
(coffee workers lung)	(coffee roast factory)	(coffee-bean dust)
温室栽培者肺	ラン栽培（温室）	不明
	キュウリ栽培（温室）	不明
きのこ栽培者肺	椎茸栽培	椎茸胞子
	エノキダケ栽培	エノキダケ胞子？

[吉澤靖之：過敏性肺炎．日本胸部臨床 **75** (1)：2-18, 2016 より引用]

因子，ある種の産業の存在にしばしば依存する．季節は春から秋に多く，とくに夏（真菌の *Trichosporon* 属が原因）に多くみられる[3]．

症 状

　急性過敏性肺炎では，抗原曝露後数時間後に発熱，咳嗽（がいそう），呼吸困難などの症状を呈することが多く，抗原曝露後に症状が出現・増悪し，抗原回避により症状が改善するのが特徴である．一方で，慢性過敏性肺炎の場合，咳嗽や呼吸困難を呈するが，抗原曝露と臨床症状との関連性が目立たず，臨床症状が診断の手がかりとはなりにくい．

B 診 断

どのような症状から過敏性肺炎が疑われるか

　問診上，吸入抗原となるようなものへの曝露がある場合や，吸入抗原を回避するため入院して上記症状が改善するような臨床経過があれば，本疾患が疑われる．

診断の進め方・確定診断の方法

　過敏性肺炎の診断は，抗原となるような環境因子がないかを含めて問診することや，症状，臨床経過から疑う．血液生化学検査，胸部 X 線や CT で絞

り込む．参考所見を得る検査として気管支鏡を用いた気管支肺胞洗浄を行い，症状が安定したら誘発試験を考慮する．抗原精査を目的として，自宅に訪問する住宅調査をすることもある．

C 治 療

主な治療法

抗原からの隔離が最も重要であるため，詳細な問診と環境調査を行う．

抗原隔離のみで改善しない場合，副腎皮質ステロイドを使用する．副腎皮質ステロイドの反応性は，基本的には良好である．ただし慢性過敏性肺炎の場合には，副腎皮質ステロイドの効果が不十分な場合もあり，免疫抑制薬を併用する場合もある．

治療経過・予後

夏型過敏性肺炎を含む急性過敏性肺炎は，抗原隔離とステロイド治療で改善する．抗原隔離を継続することが重要であるが，抗原が明確ではないことも多い．

退院支援・患者教育

抗原回避を実施・継続することが重要である．しかし原因抗原が明確でなく，実際には困難な場合が多い．夏型過敏性肺炎では，改築を含めた住居環境の改善が必要であり，気密性や排水の改善により湿気を防止して，真菌の温床となる腐木，畳，カーペットを取り換える．鳥関連過敏性肺炎では鳥飼育があれば中止して，家に残った鳥の痕跡を完全に除去する．旅行中も含めて羽毛布団・ダウンジャケットの使用を禁止して，鳥の多い地域に近づかないようにする．しかし，このような対処をしても再発，悪化してしまう症例では，転居を考慮する．農夫肺（牧草），塗装工肺，きのこ栽培者肺では就業中にマスクを着用するが，効果が不十分なようなら転職も考慮する[4]．

● 引用文献
1) 北里裕彦，岡元昌樹，田尻守拡ほか：過敏性肺炎．医学と薬学 **69**（2）：243-248, 2013
2) 高橋和久，児玉裕三（編）：EBM を活かす呼吸器診療，p270-275，メジカルビュー社，2015
3) 日本呼吸器学会：過敏性肺炎，〔https://www.jrs.or.jp/file/disease_c02.pdf〕（最終確認：2023年 10 月 10 日）
4) 宮崎泰成：過敏性肺炎．呼吸器疾患最新の治療 2021-2022，門田淳一，弦間昭彦，西岡安彦（編），p.313-315，南江堂，2021

3 薬剤性肺炎

A 病態

薬剤性肺炎とは

　薬剤性肺炎とは，薬剤が原因となって起こる肺障害である．臨床的には肺になんらかの陰影を生じ，呼吸障害を起こすものが重要視される．

疫学

　薬剤によっても異なり，また各個人が持つ危険因子（人種，喫煙，間質性肺疾患など）によっても発症頻度はさまざまである．抗がん薬によるものが多く報告されており，最近では非小細胞肺がんで使われるオシメルチニブは，全世界では3%程度の薬剤性肺炎の発症率であるが，日本人では10%に及ぶとの報告がある．

発症機序

　薬剤性肺炎の発症機序については不明な部分が多い．薬物またはその代謝物の肺組織に対する直接的な細胞障害によるものと，免疫学的反応を介する過敏反応によるものが考えられている．どちらかに区別されるものでなく，両者の混在もある．

症状

　原因となる薬剤投与から数日〜数ヵ月経過してから，咳嗽，呼吸困難感，発熱などの症状で発症する．無症状で偶然とった画像で発見されることも多い．進行すればSpO_2低下，呼吸不全，不可逆な線維化を呈することもある．

B 診断

どのような症状から薬剤性肺炎が疑われるか

　なんらかの薬物投与歴があり，胸部X線，CTで陰影がある場合鑑別診断の1つとして検討する．咳嗽，呼吸困難感，発熱，SpO_2低下が手がかりになるが，無症状の場合もあり，なんらかの症状があっても，それだけでは確定診断とならない．

診断の進め方・確定診断の方法

　薬物投与歴と画像診断が基本である（表Ⅲ-3-6）．健康食品，サプリメントなども含めてすべての薬物が原因となりうることを念頭に置き，詳細な病歴聴取を行う．そのうえで，とくに頻度の高い薬物に注意する必要がある．

1）画像診断

　画像所見は多彩である．特発性間質性肺炎に準じて分類されるが，同じ薬

表Ⅲ-3-6　薬剤性肺障害の診断基準

1. 原因となる薬剤の摂取歴がある	市販薬，健康食品，非合法の麻薬・覚醒薬にも注意
2. 薬剤に起因する臨床病型の報告がある	臨床所見，胸部画像所見，病理パターンの報告
3. 他の原因疾患が否定される	感染症，心原性肺水腫，原疾患増悪などの鑑別
4. 薬剤の中止により病態が改善する	自然軽快もしくは副腎皮質ステロイドにより軽快
5. 再投与により増悪する	一般的に誘発試験は勧められないが，その薬剤が患者にとって必要で誘発試験の安全性が確保される場合

[Camus P, Fanton A, Bonniaud P et al：Interstitial lung disease induced by drugs and radiation. Respiration **71**（4）：301-326, 2004 より引用した日本呼吸器学会（編）：薬剤性肺障害の診断・治療の手引き 2018, p.13, メディカルレビュー社，2018 より許諾を得て転載]

DAD：diffuse alveolar damage

BAL：bronchoalveolar lavage

TBLB：transbronchial lung biopsy

DLST：drug-induced lymphocyte stimulation test

剤でも違う陰影を示すことがあり，特異的なものではない．びまん性肺胞傷害（DAD）がとくに重篤と考えられている．

2）病理組織学的検査

　感染症や肺胞出血，悪性腫瘍の鑑別として気管支肺胞洗浄（BAL）が行われる．確定診断とならないが，リンパ球数，好酸球数の上昇が参考となる．経気管支肺生検（TBLB）での組織で胞隔炎，炎症細胞浸潤などがみられれば参考になるが，薬物投与歴，他の疾患の除外などで総合判断する．

3）血液検査

　血液一般検査，生化学検査以外に，KL-6，SP-A，SP-D，場合によっては薬剤リンパ球刺激試験（DLST）を考慮する．感染症を除外するために喀痰検査，β-D-グルカン，サイトメガロウイルス抗原を追加する．

C 治療

主な治療法

　治療の基本は，原因薬物の中止，ステロイド・免疫抑制薬投与，呼吸管理である．

1）原因薬物の中止

　とくに薬剤性肺炎を起こしやすい薬物が投与されている場合は，疑いを持った段階からすみやかに中止する．中止が難しい場合は代替薬に変更することを考える．画像所見のみで無症状の場合，原因薬の中止により改善することもありうる．薬剤中止後も進行がみられる場合もあるため慎重に経過観察を行う．

2）ステロイド・免疫抑制薬投与

　一般的に有症状で，感染症が否定できる場合はステロイド投与が考えられる．画像で器質化肺炎や細胞浸潤性非特異性間質性肺炎，過敏性肺炎のパターンをとるものはステロイド反応性がよいとされる．ステロイド投与法はプレドニゾロン 0.5〜1 mg/kg で開始し，2 ヵ月程度かけてゆっくりと漸減す

る．呼吸不全がある場合，最初にステロイドパルス療法（メチルプレドニゾロン1 g/日）を3日間投与し，その後プレドニゾロン0.5〜1 mg/kgで開始し漸減する方法も経験的に行われる．

　ステロイド投与に反応が乏しい場合，特発性間質性肺炎の急性増悪に準じてシクロスポリンなどの免疫抑制薬の追加が検討される．

3）呼吸管理

　細菌性肺炎と同様に，酸素飽和度の低下に応じて経鼻での酸素投与，非侵襲的陽圧換気療法などが考慮される．

治療経過・予後

　原因薬剤による違いや発症機序による違いがある．一般にアレルギー学的機序によるものであればステロイドによる反応性はよい．しかし細胞傷害性でとくにDADの形態をとるものは予後不良である．また，もともとの間質性肺炎を含めた基礎疾患の存在も予後を左右する．

退院支援・患者教育

　薬剤性肺炎の原因薬物の再投与は原則禁止であること，薬剤名とともに他の医療機関を受診する際には申し出るよう伝える．

　ステロイドの長期使用による易感染性，糖尿病の悪化に注意し，骨粗鬆症などの長期合併症があることを伝える．

　在宅酸素療法が必要な場合は，機器の取り扱いについて説明する．

4 好酸球性肺炎

A 病態

好酸球性肺炎とは

　好酸球性肺炎とは，細菌やウイルスなどの病原体が肺に感染する一般的な肺炎と異なり，白血球の一種でアレルギー反応に関与している好酸球によって引き起こされる特殊な肺炎である．肺組織に著明な好酸球浸潤を呈する疾患概念としてとらえられている．

AEP：acute eosinophilic pneumonia

　これらの疾患群の中には急性好酸球性肺炎（AEP）と慢性好酸球性肺炎（CEP）があるが，これらはまったく異なる病態である．違いを，表Ⅲ-3-7に示す[1]．

CEP：chronic eosinophilic pneumonia

疫学

　CEPは原因不明の頻度の低い疾患である．有病率や発症率は不明であるが，発症年齢としてはいかなる年齢にも起こるが，30〜40歳代に多い．女性では男性に比べて約2倍発症率が高いとされる．

　AEPの正確な頻度は不明である．CEPに比して発症年齢は若く，ほとん

表Ⅲ-3-7　急性好酸球性肺炎（AEP）と慢性好酸球性肺炎（CEP）の違い

	慢性好酸球性肺炎（CEP）	急性好酸球性肺炎（AEP）
発症	慢性（1ヵ月から1年）	急性（1ヵ月以内，多くは1週間以内）
急性呼吸不全	少ない	合併する
喫煙との関連	少ない（約10%）	喫煙開始直後に発症することがある
気管支喘息	合併する（約50%）	合併しない
末梢血好酸球	増加	正常，回復期に増加
ステロイド治療の反応	良好，時間を要する	良好，急速
再発	多い	まれ

どが30歳以下であり，男性に多い．喫煙に関連する報告も多く，喫煙開始後1ヵ月以内に発症している．

症状

CEPでは，乾性咳嗽，発熱，呼吸困難，喀痰，体重減少，全身倦怠感などがあり，遷延，再発傾向があることが特徴である．AEPでは，急性の発症，進行する呼吸不全が特徴で，乾性咳嗽，重篤な低酸素血症を呈することが多い．

B　診断

診断の進め方・確定診断の方法

CEPの診断は，末梢血好酸球の上昇やアレルギー性疾患の既往があり，画像所見（末梢肺野に非区域性の浸潤影［上肺野優位］）と併せて疑う．確定診断には，他疾患の除外と肺生検を用いて行う．

AEPの診断は，特徴的な急性呼吸不全の症状，画像所見，気管支肺胞洗浄（BAL）液での好酸球増多と他疾患の除外で行う．

C　治療

主な治療法

CEPでは，自然軽快する例もあるが，症状や進行していくような所見があればステロイド治療を導入し，数ヵ月かけて漸減，中止していく．

AEPでは，ステロイド治療を行う．ステロイドに対する反応は良好で，投与後数日から1週間以内に改善を認める．

治療経過・予後

　CEP は一般的に予後良好であり，死亡率の報告は少ない．ステロイド漸減中あるいは中止後に 1/3〜1/2 の症例で再燃する．

　AEP は，ステロイド治療による反応性はよく，人工呼吸器管理を要するような症例でも 1 週間以内には改善する．再発はまれであるが，喫煙に関連した AEP には禁煙指導を行う[2]．

退院支援・患者教育

　好酸球性肺炎の場合には，陰影の出現が症状より先行する場合があるため，ステロイド治療中は無症状でも定期的な通院が必要であることを説明する．

●引用文献

1）林　伸一，橋本　修：急性好酸球性肺炎（AEP）．日本胸部臨床 **70**（3）：228-236, 2011
2）びまん性肺疾患研究会（編）：びまん性肺疾患の臨床，第 4 版，金芳堂，2012

5 ｜ 多発血管炎性肉芽腫症

A　病　態

多発血管炎性肉芽腫症とは

　多発血管炎性肉芽腫症とは，以前はウェゲナー（Wegener）肉芽腫症と称されていた疾患で，① 上気道と肺に肉芽腫を認め，② 肉芽腫性血管炎と，③ 半月体形成腎炎，の 3 つを特徴とする難治性血管炎である．

疫　学

　30〜60 歳代に好発し，男女比は 1：1 である．

発生機序

ANCA：anti-neutrophil cytoplasmic antibody

　明らかな原因は不明であるが，多くの症例で抗好中球細胞質抗体（ANCA）という自己抗体が存在しており，病気の発症や進行に関与していると考えられている．好中球や単球内に ANCA が反応する抗原（PR-3，MPO）があり，反応が起こると血管炎や肉芽腫病変が形成される．

症　状

　発熱，体重減少などの全身症状とともに，① 上気道症状，② 肺症状，③ 急速進行性腎炎，④ 紫斑，多発関節痛，多発神経炎などの血管炎症状，などを認める．通常は①→②→③の順序で発症し，①，②，③のすべてがそろう場合を全身型，①〜③のうちいずれか 2 つのみの場合を限局型という．

B　診　断

どのような症状から多発血管炎性肉芽腫症が疑われるか

　診断基準（**表Ⅲ-3-8**）にある上気道（E）の症状（頭頸部症状）が目立ち，肺（L）の症状を伴うときに本疾患が疑われる．

診断の進め方・確定診断の方法

　上気道，肺の症状から本疾患を疑い，腎症状や血管炎症状の合併について評価し，確定診断のため生検可能部位を検索する．生検による肉芽腫の存在やPR3-ANCA陽性を参考に，診断基準に基づき判定する．本疾患ではPR3-ANCA陽性が特徴とされてきたが，日本ではMPO-ANCA陽性となることもある．

重症度

　上気道症状，下気道症状，腎臓障害，血管炎徴候と，必要とする治療により重症度分類を用いて判定する．

C　治　療

主な治療法

　副腎皮質ステロイドと免疫抑制薬であるシクロホスファミドの併用で寛解導入療法を開始し，その後，維持療法を行う．

表Ⅲ-3-8　**多発血管炎性肉芽腫症の診断基準**

1.　主要症状

　1）上気道（E）の症状
　　E：鼻（膿性鼻漏，出血，鞍鼻），眼（眼痛，視力低下，眼球突出），耳（中耳炎），
　　　口腔・咽頭痛（潰瘍，嗄声，気道閉塞）
　2）肺（L）の症状
　　L：血痰，咳嗽，呼吸困難
　3）腎（K）の症状
　　K：血尿，蛋白尿，急速に進行する腎不全，浮腫，高血圧
　4）血管炎による症状
　　①全身症状：発熱（38℃以上，2週間以上），体重減少（6ヵ月以内に6kg以上）
　　②臓器症状：紫斑，多関節炎（痛），上強膜炎，多発性神経炎，虚血性心疾患（狭
　　　心症・心筋梗塞），消化管出血（吐血・下血），胸膜炎

2.　主要組織所見

　　①E，L，Kの巨細胞を伴う壊死性肉芽腫性炎
　　②免疫グロブリン沈着を伴わない壊死性半月体形成腎炎
　　③小・細動脈の壊死性肉芽腫性血管炎

3.　主要検査所見

　proteinase 3-ANCA（PR3-ANCA）（蛍光抗体法で cytoplasmic pattern, C-ANCA）
　が効率に陽性を示す

合併症とその治療法

　上気道，肺病変に黄色ブドウ球菌を主とする感染症を合併しやすい．治療薬（副腎皮質ステロイド，免疫抑制薬）にても，易感染性となる．死因は敗血症や肺感染症，呼吸不全が多く，呼吸器症状の変化に注意しておくことが必要である．

治療経過・予後

　副腎皮質ステロイドとシクロホスファミドの併用にて80〜90％以上が完全寛解にいたるが，約半数は再発する．進行例では免疫抑制療法の効果が乏しく，呼吸不全，腎不全をきたし，酸素療法や血液透析の導入となる場合がある．

退院支援・患者教育

　副腎皮質ステロイドや免疫抑制薬の使用によって易感染性となるため，感染対策を指導する．細菌感染症やウイルス感染症が，多発血管炎性肉芽腫症の増悪因子であるため，再発・増悪の予防の観点からも，感染対策を十分に行うことがすべての患者にとって重要である．

4 | 間質性肺疾患

1 | 特発性間質性肺炎

間質性肺炎とは

IP：interstitial pneumonia

　まず，**間質性肺炎（IP）**の「間質」とは，「実質」の対義語である．「実質」とは，臓器固有の細胞群（たとえば肝臓なら肝細胞など，心臓なら心筋細胞など）を指す．その「実質」を支持する結合組織や血管などを「間質」という．肺の「実質」とは肺胞腔とそれを囲む上皮組織を指し，肺の機能であるガス交換（酸素の取り込みと二酸化炭素の排出）を主に担っている領域となり，「間質」とは肺胞（隔）壁や小葉間隔壁などとなる．

　すなわち，間質性肺炎とは肺の「間質」である肺胞（隔）壁や小葉間隔壁などに炎症が起こったり，線維化（コラーゲンなどの膠原線維が沈着して固くなること）が起こったりする疾患の総称である．

間質性肺炎の原因

　間質性肺炎の原因として，薬剤性（漢方薬，抗不整脈薬，抗がん薬，生物学的製剤など），放射線照射，粉じん（粉塵）吸入，アレルゲン吸入，膠原病などの全身疾患に随伴するもの，遺伝性など多数が知られている．一方，原因が特定できないものを「特発性間質性肺炎」と呼称する[1]．

特発性間質性肺炎の分類

LIP：lymphocytic interstitial pneumonia

PPFE：pleuroparenchymal fibroelastosis

　特発性間質性肺炎も疾患群の総称であり，その病理組織パターンによって6つの主要疾患に分類される（**表Ⅲ-4-1**）．これらに加え，リンパ球性間質性肺炎（LIP）と上葉優位型肺線維症（PPFE）が，まれな疾患として列挙されている．それぞれの疾患の経過はさまざまであり，治療効果や予後がまったく異なるため，各疾患への分類が必要となる[1]．

　以下，特発性間質性肺炎の中で主要な疾患である「特発性肺線維症（IPF）」を中心に，解説する．

表Ⅲ-4-1　特発性間質性肺炎の分類（主要な疾患）

1）特発性肺線維症（idiopathic pulmonary fibrosis：IPF）
2）特発性非特異性間質性肺炎（idiopathic nonspecific interstitial pneumonia：iNSIP）
3）呼吸細気管支炎を伴う間質性肺疾患（respiratory bronchiolitis-associated interstitial lung disease：RB-ILD）
4）剥離性間質性肺炎（desquamative interstitial pneumonia：DIP）
5）特発性器質化肺炎（cryptogenic organizing pneumonia：COP）
6）急性間質性肺炎（acute interstitial pneumonia：AIP）

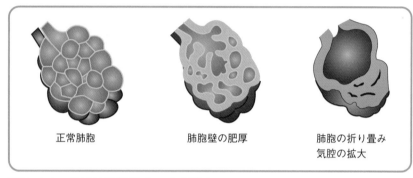

正常肺胞　　　　　肺胞壁の肥厚　　　　肺胞の折り畳み
　　　　　　　　　　　　　　　　　　　気腔の拡大

図Ⅲ-4-1　特発性肺線維症の発症機序

1-1 | 特発性肺線維症（IPF）

A 病 態

特発性肺線維症（IPF）とは

IPF：idiopathic pulmonary fibrosis

　特発性肺線維症（IPF）は慢性かつ進行性の経過をたどり，不可逆性の線維化が進行する予後不良の疾患である．病態形成のメカニズムはいまだ完全には解明されていないが，なんらかの原因で実質や間質に炎症や傷害が起こり，それに引き続いてコラーゲンなどの線維素の分泌，沈着が起こり，肺胞構造が破壊，折り畳まれてしまい，著しい線維化を形成するというものである．特徴的な所見として，肺実質（肺胞領域）が線維化によって畳み込まれて収縮し，領域内の気腔が拡張して蜂の巣のようにみえる「蜂巣肺（蜂窩肺）」の形成をきたす（**図Ⅲ-4-1**）.

疫 学

　有病率は，日本では 10 万対 10.0[2] と報告されており，めずらしい疾患ではない．

臨床症状

　IPF の発症時には，乾性咳嗽と労作時呼吸困難が多い．聴診上，肺底部の捻髪音（fine crackles）がほとんどの症例で聴取される．ばち指を認める症

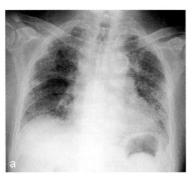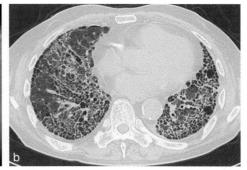

図Ⅲ-4-2　典型的な特発性肺線維症（IPF）の胸部 X 線（a）と HRCT（b）画像
a：肺野の縮小，下肺野優位の粒状影，網状影を認める.
b：肺底部レベルのものである．蜂窩肺を認める.

例も多い．乾性咳嗽は治療抵抗性であることも多く，患者を苦しめる症状の1つである．進行した IPF 症例では，チアノーゼ，肺性心，浮腫を認め，全身症状としては体重減少を認めたり，倦怠感，疲労感を訴える場合もある.

B　診　断

診断の進め方

画像，血液検査，気管支鏡検査，外科的肺生検などで診断を行い，動脈血液ガス分析，呼吸機能検査，6 分間歩行試験などで重症度を決定する.

検　査

間質性肺炎を診断するための検査として，画像検査，血液検査，呼吸機能検査，気管支鏡検査，外科的肺生検があげられる.

＜画像検査＞

胸部 X 線では，肺の容積減少，粒状影，輪状影，浸潤影などを認める．胸部 CT では，通常の CT よりも薄いスライスで画像を構成する高分解能 CT（HRCT）の撮影が必要となる．これにより肺内の微小な構造の病変を読影することが可能となり，間質性肺炎の診断に寄与する．蜂窩肺の所見があれば，IPF の可能性が高くなる．**図Ⅲ 4-2** に，典型的 IPF 例の胸部 X 線と HRCT の画像を提示する.

HRCT：high-resolution computed tomography

＜血液検査＞

間質性肺炎のマーカーとして KL-6 などがある．炎症所見（白血球数，CRPなど）からは，活動性や合併する感染症の存在などを類推できる．また，膠原病に伴う間質性肺炎を除外するため，抗核抗体やリウマチ因子などの膠原病の検査も重要になる.

＜呼吸機能検査＞

拘束性換気障害（吸気時に肺が拡張できない），および拡散障害（肺胞での

ガス交換が障害される）がみられることが一般的であり，COPD などの閉塞性換気障害とは異なる.

＜気管支鏡検査＞

BAL：bronchoalveolar lavage

TBLB：transbronchial lung biopsy

　主に診断のために気管支鏡検査の施行が必要で，気管支肺胞洗浄（BAL）と経気管支肺生検（TBLB）を行う. BAL は中葉などに生理食塩水を注入して回収するという検査で，肺胞レベルの細胞（白血球数と白血球分類）や貯留物，病原体を回収して診断に役立てようというものである. TBLD では，生検鉗子を用いて胸膜直下で数 mm サイズの組織を採取する検査である. 過敏性肺炎，サルコイドーシス，特発性器質化肺炎（COP）や好酸球性肺炎などを総合的に鑑別することができる.

COP：cryptogenic organizing pneumonia

VATS：video-assisted thoracoscopic surgery

　他の特発性間質性肺炎の主要疾患との鑑別のための組織検査は，外科的生検である. 最近では，胸腔鏡下に肺生検を行うことがほとんどである（VATS 肺生検）. ただ，IPF として特徴的な臨床像と画像所見（とくに CT）を満たせば，外科的肺生検を行わなくても臨床診断が可能であり，現在ではほとんどの場合，臨床診断で IPF と診断されている.

機能・合併症などについての検査

　動脈血液ガス分析，運動機能検査（6 分間歩行試験），心エコー検査，心臓カテーテル検査なども行われる. とくに生活に即した，さまざまな状況での運動強度に対応する繊細な酸素療法の処方を行うためには，少なくとも動脈血液ガス分析と運動機能検査が必須となる. 心不全や肺高血圧の合併をみるためには，心エコー検査，心臓カテーテル検査が必要となる.

急性増悪

　1 ヵ月以内の経過で呼吸困難の増強，画像上，背景の蜂窩肺に加え新たなすりガラス影や浸潤影の出現や増強，動脈血酸素分圧の低下がみられ，明らかな肺感染症，気胸，悪性腫瘍，肺塞栓，心不全を除外できた場合，急性増悪と診断する.

　IPF における急性増悪の頻度は，年間 5〜15％と報告されている[3〜5]. 手術（腹部や整形外科の手術でも）や気管支鏡が誘因となることがあるので，注意が必要である. その予後は非常にわるく，死亡率は 50〜100％という報告が多い[6].

NSIP：nonspecific interstitial pneumonia

　IPF だけではなく，非特異性間質性肺炎（NSIP），膠原病肺，慢性過敏性肺炎などでもみられる病態である.

C　治　療

主な治療法

　慢性期 IPF の治療において，急性増悪の抑制や生命予後の改善といった抗線維化薬（ピルフェニドン，ニンテダニブ）の有効性が認められてきてい

る[7~9]．また，適切な患者に対し肺移植の選択肢がある[1]．IPFでまれではない急性増悪の場合は副腎皮質ステロイドを中心とした免疫抑制療法を考慮する．その際，重篤な呼吸不全を呈していることが多く，人工呼吸療法などが必要なことも多い．ただし，人工呼吸療法については救命率がわるいことから，慢性経過の長い終末期IPFでは，適応に関してよく考える必要がある．

合併症

　間質性肺炎の合併症として問題となる病態として肺がん，気胸・縦隔気腫，感染症があげられる．また，肺がんは特発性間質性肺炎の経過中，10～30%に発生してくるといわれており，それについての患者への説明や肺がんを念頭に置いた経過観察が重要となってくる．発見できても，障害された呼吸機能のため手術の適応が限られていたり，使用可能な抗がん薬が制限されたりする．気胸，縦隔気腫は間質性肺炎に多くみられる合併症である．自覚症状がなく，定期的な画像検査で発見されるものから呼吸困難や致死的状況で救急搬送されるものまで程度は多彩である．感染症については，副腎皮質ステロイドや免疫抑制薬を使用している間質性肺炎の症例は免疫抑制状態にあることから，日和見感染症（抗酸菌症，ニューモシスチス肺炎，サイトメガロウイルス肺炎，ヘルペス感染など）にもかかりやすい．このため，抗結核薬のイソニアジド，ニューモシスチス肺炎の治療薬であるST合剤の予防投与を行うことが多い．

急速な呼吸困難出現時の対応

　間質性肺炎の患者にとって，急激な病状の変化は大きな問題の1つである．とくに呼吸困難は頻度も多く，緊急の対応が必要な症状である．原因としては感染，気胸，心不全や不整脈の合併，間質性肺炎の急性増悪，酸素供給機器のトラブルなどがあげられる．感染については，ウイルスによる上気道炎，細菌性肺炎が多い．咳，痰といった症状により，容易にSpO_2の低下をみる．また，それらがなくとも発熱があるだけで呼吸困難，SpO_2の低下を認めることが多い．加えて，副腎皮質ステロイドや免疫抑制薬投与中の症例では，日和見感染症（p.126参照）によっても急な呼吸困難が起こりうる．咳，痰などの呼吸器症状が顕性化する前に，呼吸困難が出現することもある．呼吸困難といった症状の出現やSpO_2の低下があれば，医療機関への遅滞ない受診が必要である．気胸も多い合併症である．まさしく前駆症状のない急激な呼吸困難の出現，重症の場合には意識レベルが低下したり，循環不全が起こったりしうる病態である．このような場合には，即座の画像診断，胸腔ドレナージといった緊急処置が必要である．

予後

　IPFの平均生存期間は，日本では約5年[10]，欧米では28～52ヵ月[11]という報告で，かなり予後のわるい疾患である．2番目に頻度の多いNSIPとは，治療効果や予後が大きく異なるため，鑑別が重要となる（図Ⅲ-4-3）[12]．

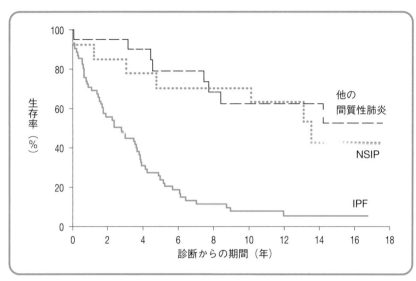

図Ⅲ-4-3　特発性肺線維症（IPF），非特異性間質性肺炎（NSIP），その他の間質性肺炎の生存率

［Bjoraker JA, Ryu JH, Edwin ME et al：Prognostic significance of histopathologic subsets in idiopathic pulmonary fibrosis. Am J Respir Crit Care Med **157**（1）：199-203, 1998 より引用］

退院支援・患者教育

　呼吸状態によっては在宅酸素療法の導入などが必要になり，患者教育，退院支援が重要となる．副腎皮質ステロイドなどの薬物療法による副作用，急性増悪などの急性病態に対する対処についても教育を要する．

> **もう少しくわしく　間質性肺炎における社会福祉**
>
> 特発性間質性肺炎の療養にかかる負担を軽減する経済的社会支援としては，難病患者に対する国の医療費助成制度，身体障害者福祉制度（呼吸機能障害），社会保険の高額療養費制度がある．

1-2 他の特発性間質性肺炎

　他の特発性間質性肺炎としては，**図Ⅲ-4-3**のように予後のよい，副腎皮質ステロイドに反応性のある NSIP や，まれな疾患に分類されているが，最近診断される機会が増えている PPFE などがある．

　COP も副腎皮質ステロイドによく反応する予後良好な疾患で頻度の多いものであるが，投与量の減量や中止に伴う再発が多い．急性間質性肺炎（AIP）は IPF の急性増悪と鑑別が難しく，予後もわるい．

AIP：acute interstitial pneumonia

● **引用文献**

1) 日本呼吸器学会びまん性肺疾患診断・治療ガイドライン作成委員会(編)：特発性間質性肺炎 診断と治療の手引き，第4版，南江堂，2022

2) Natsuizaka M, Chiba H, Kuronuma K et al：Epidemiologic survey of Japanese patients with idiopathic pulmonary fibrosis and investigation of ethnic differences. Am J Respir Crit Care Med **190**（7）：773-779, 2014

3) Azuma A, Nukiwa T, Tsuboi E et al：Double-blind, placebo-controlled trial of pirfenidone in patients with idiopathic pulmonary fibrosis. Am J Respir Crit Care Med **171**（9）：1040-1047, 2005

4) Taniguchi H, Ebina M, Kondoh Y et al：Pirfenidone in idiopathic pulmonary fibrosis. Eur Respir J **35**（4）：821-829, 2010

5) Song JW, Hong SB, Lim CM et al：Acute exacerbation of idiopathic pulmonary fibrosis：incidence, risk factors and outcome. Eur Respir J **37**（2）：356-363, 2011

6) 富岡洋海：経過・予後．特発性肺線維症，泉　孝英（編），p154，最新医学社，2008

7) Nathan SD, Albera C, Bradford WZ et al：Effect of pirfenidone on mortality：pooled analyses and meta-analyses of clinical trials in idiopathic pulmonary fibrosis. Lancet Respir Med **5**（1）：33-41, 2017

8) Lancaster L, Crestani B, Hernandez P et al：Safety and survival data in patients with idiopathic pulmonary fibrosis treated with nintedanib：pooled data from six clinical trials. BMJ Open Respir Res **6**（1）：e000397, 2019

9) Richeldi L, du Bois RM, Raghu G et al：Efficacy and safety of nintedanib in idiopathic pulmonary fibrosis. N Engl J Med **370**（22）：2071-2082, 2014

10) 千葉弘文，夏井坂元基，白鳥正典ほか：北海道における臨床調査個人票に基づく特発性間質性肺炎の疫学調査．厚生労働科学研究費補助金難治性疾患克服研究事業びまん性肺疾患に関する研究班：平成21年度報告書，p59-67, 2010

11) Fernández Pérez ER, Daniels CE, Schroeder DR et al：Incidence, prevalence, and clinical course of idiopathic pulmonary fibrosis：a population-based study. Chest **137**（1）：129-137, 2010

12) Bjoraker JA, Ryu JH, Edwin MK et al：Prognostic significance of histopathologic subsets in idiopathic pulmonary fibrosis. Am J Respir Crit Care Med **157**（1）：199-203, 1998

2 膠原病肺

A 病 態

膠原病肺とは

　細菌やウイルスといった病原体などから体を守る働きを担う「免疫」に異常を生じて，その免疫が自分自身の体を攻撃することによって発症する病気を「膠原病」という．関節リウマチ（RA），多発性筋炎/皮膚筋炎，全身性エリテマト・デス（SLE），強皮症，混合性結合組織病，結節性多発動脈炎，シェーグレン（Sjögren）症候群などが列挙される．膠原病においては，皮膚，関節，腎臓，骨，筋肉，血管などに病変が形成されるが，肺も頻度の多い標的臓器である．この肺の変化が「膠原病肺」とよばれ，主に間質性肺炎（p.159参照）が起こる．これだけではなく，胸郭内のさまざまな部位に病変を形成することが知られている（**表Ⅲ-4-2**）．その他には，胸膜（肺の周りを包んだり，胸郭の裏打ちをしている膜），血管，気管支・細気管支などにも炎症などの変化が起こる．

　膠原病肺が発症，進行すると呼吸困難（息切れ）を自覚し，治療が必要と

RA：rheumatoid arthritis

SLE：systemic lupus erythematosus

表Ⅲ-4-2　膠原病で認められる胸郭内病変

1）膠原病肺：A．間質性肺炎，B．気道病変（細気管支炎，気管支拡張症など）
2）血管病変：A．血管炎，B．肺高圧，C．肺胞出血
3）胸膜炎
4）感染症：細菌性，結核などの抗酸菌，ウイルス（サイトメガロウイルスなど），
　　　　　真菌（アスペルギルス，ニューモシスチス・イロベチーなど）
5）薬剤性肺障害：メトトレキサートなどによる

なる．肺病変が寿命を規定する予後因子となることが多いので，膠原病の患者にとって肺病変の合併の有無は，非常に重要である．

▌症 状

ごく軽度の場合は症状がないこともあるが，進行すると咳嗽（喀痰は少ない乾性咳嗽が多い）や呼吸困難（とくに労作時）を自覚するようになる．これらの症状は，他の間質性肺炎と同様である．肺以外の膠原病自体の症状としては，発熱，倦怠感（だるさ），関節の痛みや腫れ，皮膚の発疹，手の指先が白くなる現象（レイノー［Raynaud］現象），筋力の低下などがある．

B　診 断

▌診断の進め方

間質性肺炎が発症した際に膠原病の診断がすでについている場合や，同時に膠原病の診断がつく場合もあるが，特発性間質性肺炎として経過している中で膠原病が顕在化して最終的に膠原病肺であるという診断がつく場合もある．

膠原病自体の症状の有無を検索することが，初診時から重要となる．

▌検 査

RF：rheumatoid factor

まずは膠原病自体の検査が必要となる．例をあげると関節リウマチであれば，リウマチ因子（RF）や抗CCP抗体などの血液検査，くわしい診察やX線などの画像での関節病変の評価である．多発性筋炎/皮膚筋炎であれば，特徴的な皮疹，筋力低下や筋痛の有無の診察に加え，抗Jo-1抗体をはじめとした抗ARS抗体や抗MDA-5抗体*などの血液検査が必要となる．血管炎であれば，肺のみでなく全身の血管がおかされることから，とくに腎臓の検索も必要となる．

＊抗MDA-5抗体
急速に進行する間質性肺炎を合併する筋症状に乏しい非筋症性皮膚筋炎に特異的な抗体である．

膠原病肺の活動性や重症度を評価するためには，画像検査（胸部X線や胸部CT），呼吸機能検査，動脈血の血液ガス分析（血中酸素分圧，二酸化炭素分圧，pHなど），経皮的酸素飽和度測定，KL-6，CRP，WBCの血液検査などを行う．

メモ

副腎皮質ステロイドや免疫抑制薬を服用している場合には，ニューモシスチス肺炎やサイトメガロウイルス肺炎などの日和見感染の可能性がある．薬剤性としては，薬剤性肺障害，関節リウマチに使用するメトトレキサートによる薬剤性肺炎が有名である．

鑑別診断

　膠原病に伴う肺病変には，膠原病自体による肺の変化（膠原病肺）以外にも，感染症や薬の副作用による病変の可能性もあり，鑑別診断が重要となるが，それが難しい状況に往々にして遭遇する（**表Ⅲ-4-2**）．また，組織学的に確定診断する必要がある場合には，気管支内視鏡や手術で肺組織の一部を採取して顕微鏡で観察する病理組織検査を行うこともある．胸水があれば胸水穿刺を行い，その原因（膠原病による胸膜炎，細菌性，結核性，悪性腫瘍に随伴など）を探索することも必要となる（**表Ⅲ-4-2**）．

C　治　療

主な治療法

　膠原病に伴う間質性肺炎では，副腎皮質ステロイドとともにシクロホスファミドやアザチオプリン，タクロリムスなどの免疫抑制薬が使用される．膠原病の基礎疾患を持たない特発性肺線維症（IPF）の慢性期には副腎皮質ステロイドなどは推奨されないが，膠原病肺では有効であることが多い．ただし，強皮症に伴う間質性肺炎は，治療抵抗性であることが一般的である．

　筋症状の少ない非筋症性皮膚筋炎に伴う重症の急速進行性の膠原病肺の場合，シクロホスファミドのパルス療法も行われ，奏効する症例がある．

予　後

　基礎疾患により予後はさまざまであるが，急速進行性の間質性肺炎を発症した場合，90日間の生存率は50％ほどであるという報告もある．

退院支援・患者教育

　副腎皮質ステロイドや他の免疫抑制薬の投与を受ける患者が多いため，免疫力低下などの副作用について十分な教育が必要となる．

●引用文献
1）日本呼吸器学会・日本リウマチ学会合同膠原病に伴う間質性肺疾患　診断・治療指針2020作成委員会（編）：膠原病に伴う間質性肺疾患　診断・治療指針2020，メディカルレビュー社，2020

3 ┃ 放射線性肺炎

A　病　態

放射線性肺炎とは

　胸部にできたがん（肺がん，乳がん，食道がん，悪性リンパ腫など）に対して行われた放射線治療によって引き起こされる肺障害は，放射線性肺障害

といわれる．放射線性肺障害は，その発症時期によって2つに分類され，照射中後期〜終了後半年程度(急性期〜亜急性期)に発症する**放射線性肺炎**と，照射終了半年以降（晩期）に発症する放射線肺線維症とが存在する．臨床的に問題となるものは主に前者であり，本項ではこの放射線性肺炎について説明する．

発症機序

放射線は直線的に照射されるため，照射の際にがん以外の正常細胞に放射線があたることは避けられない．放射線があたると，肺の間質（p.159 参照）といわれる部位に炎症を起こす場合があり，その結果，最終的には線維化を引き起こす．このため放射線性肺炎は，広義での間質性肺炎に含まれる．

放射線性肺炎は，放射線治療を受けた患者すべてに発症するわけではないが，照射線量が40 Gy 以上となるとほぼ必発である．頻度や重症度は，照射範囲の広さや総線量，併用する化学療法の種類，喫煙歴の有無などにもよるが，とくに基礎疾患として間質性肺炎，肺線維症を有する患者では発症の危険性が高くなるため注意を要する．放射線性肺炎は，放射線治療中から治療終了後6ヵ月以内に起こることが多い．

症状

患者本人の自覚症状としては，乾性咳嗽（p.43 参照），息切れ，労作時呼吸困難感，発熱であるが，無症状のこともある．多くの場合はおだやかに進行するが，重症例では急激に進行することもある．聴診上は，間質性肺炎と同様，捻髪音（fine crackle）が聴取されるが，軽症例や発症初期には聴取されないことも多い．

B 診断

診断の進め方・確定診断の方法

胸部放射線治療の照射終了前後から6ヵ月までの間に，画像検査にて次のような所見を認めた場合，放射線性肺炎と診断する．胸部 X 線，胸部 CT の所見上は，発症初期では，照射野にほぼ一致した淡いすりガラス様陰影や境界明瞭な浸潤影がみられる（**図Ⅲ-4-4**）．照射終了3〜4ヵ月後からは徐々に肺の線維化が進み，それに伴って胸部 CT 所見上も，線維化を反映した索状影や濃厚な浸潤影がみられる（**図Ⅲ-4-5**）．一般的には，照射終了後1年ほどで陰影は安定する．

診断上重要なのは，主たる陰影が放射線治療の照射野に一致していることであるが，一部例外として照射野に一致しないもの（「もう少しくわしく」参照）もある．重症例では照射野のみならず，両肺にびまん性に陰影が出現し，**急性呼吸窮迫症候群（ARDS）**（p.215 参照）を引き起こすこともある．また，後述するように鑑別すべき疾患もあるため，診断には注意が必要である．

ARDS：acute respiratory distress syndrome

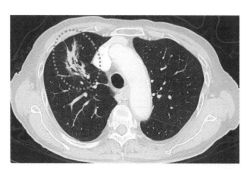

図Ⅲ-4-4　右上葉の肺腺がん（放射線治療前）
右上葉腹側に，辺縁不正な腫瘤影を認める．

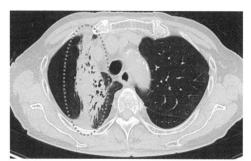

図Ⅲ-4-5　同一患者の放射線治療後
照射野に一致した帯状の浸潤影を認める．

その他の検査上の異常所見としては，間質性肺炎と同様に，動脈血酸素分圧の低下，肺胞気動脈血酸素分圧較差の上昇，血清 CRP，LDH，KL-6 の上昇などがみられる．

鑑別すべき疾患

鑑別すべき疾患としては，がんそのものの増悪や転移，がんの悪化に伴うがん性リンパ管症，抗悪性腫瘍薬などによる薬剤性肺炎，マイコプラズマ肺炎やクラミジア肺炎などの非定型肺炎，ニューモシスチス肺炎やサイトメガロウイルス肺炎などの日和見感染症，などがあげられる．診断をつける目的で，気管支鏡による気管支肺胞洗浄（BAL）や経気管支肺生検（TBLB）を行うこともある．

もう少しくわしく　　**例外的な特徴を持った放射線性肺炎**

OP：organizing pneumonia

乳がんに対する放射線照射後に，器質化肺炎（OP）様所見が発生することが知られている．特徴としては，① 放射線照射後 12 ヵ月以内の発症，② 2 週間以上の全身および呼吸器症状の持続，③ 照射部位と一致しない肺浸潤影，④ 他に特異的な原因を有さないこと，とされている．副腎皮質ステロイドが著効し，予後は良好であるが，副腎皮質ステロイドを漸減する過程での再発が多いとされている．

また，近年，肺がん治療においてしばしば行われる定位放射線治療においては，従来の放射線治療とは陰影の特徴がやや異なり，① 腫瘤様陰影をきたしやすい，② 照射終了後 1 年以上経過した後にも増大しうる，といった点があげられる．これらの特徴から，肺がんの局所再発との鑑別がより困難となる場合がある．

C　治　療

主な治療法

　放射線治療中に放射線性肺炎を発症した場合は，放射線照射を中止するとともに，抗悪性腫瘍薬の投与中であれば投与を中止する．症状のない軽症例であれば基本的に無治療での経過観察を行う．咳嗽など症状を軽度認めるのみであれば対症療法を，労作時呼吸困難感や発熱など症状を強く認める場合や，照射野外への肺炎像の拡大を認める場合などは，重症化の可能性があるため，0.5〜1.0 mg/kg/日のプレドニゾロンの内服投与や，メチルプレドニゾロンの大量投与（ステロイドパルス療法）などの副腎皮質ステロイド治療を開始する．副腎皮質ステロイドは，その後の症状や陰影の改善に応じてゆっくりと漸減していくが，減量中に再増悪する場合もある．ステロイド治療によって，ほとんどの症例では改善を認めるが，まれに抵抗性の場合があり免疫抑制薬を併用することがある．

治療経過・予後

　放射線性肺炎は，多くの症例が限局性の肺炎であり，軽症かつステロイド治療への反応性も良好なため，予後は比較的良好な疾患である．しかし，重症化した場合には，ときとして ARDS などの致命的な状態になりうる疾患でもあり，死亡することもある．

ICI：immune checkpoint inhibitor

　また，肺がんに対する新たな治療薬として登場した免疫チェックポイント阻害薬（ICI）の投与と放射線性肺炎との関係にまつわる話として，ICI 投与後に軽快していた放射線性肺炎が再燃したという症例報告もあり，ICI との併用には注意が必要である．

患者への支援

　患者は原疾患としてがんを持っており，日々病気に対する不安の中で生活している．放射線性肺炎は治療に起因する医原性疾患であり，発症した場合，より不安感が増す可能性がある．患者に対する心理的なサポートも重要であるということに留意する必要がある．

臨床で役立つ知識　早期発見のためのポイント

　胸部の放射線治療を行ううえで，放射線性肺炎発症の可能性は，常に念頭に置く必要がある．治療中や治療後の患者ケアを行う際には，咳嗽や呼吸困難感などの自覚症状，経皮的動脈血酸素飽和度（SpO_2）の低下，肺の捻髪音の聴取などがないかチェックし，早期に発見する努力が必要である．

4 | サルコイドーシス

A 病態

サルコイドーシスとは

サルコイドーシスとは主に類上皮細胞やリンパ球などの集合でできた肉芽腫という結節が，リンパ節，眼，肺，心臓などの全身のさまざまな臓器にできてくる病気である[1]．

原因は明らかになっておらず，近年はアクネ菌（*Cutibacterium acnes*［*Propionibacterium acnes*］）との関与の可能性が報告されている．

疫学

地域や人種の違いによって，発生率や重症度に違いがある．たとえばヨーロッパでは南欧よりも北欧に多くみられ，米国では黒人が白人の数倍もかかりやすく，かつ重症といわれる．

日本では，2004年度の疫学調査にて人口10万人対1.7人の発生率であったが，軽症例もあり，実際にはもっと多いと思われる．性別では女性が男性の2倍，年齢別では男女ともに20歳代と50歳代以降に多く，とくに男性は若年者，女性は高齢者に多くみられる．地域別では北海道に多い．

症状（図Ⅲ-4-6）

いちばん病変が多くみつかるのは肺・呼吸器であるが，陰影のわりには自覚症状に非常に乏しいのが特徴である．

眼にはブドウ膜に炎症を起こし，かすんでみえたり眩しくなったり，充血，視力が低下するなどの症状を起こす．病変があっても症状が出ないことが多いが，心臓の病変の場合は突然致死的な不整脈を起こしたり，腎機能が悪化して透析にいたったり，肺の線維化が進んだりということがあるため，経過観察は重要である．

非特異的な症状としては，全身倦怠感や発熱を認めることもある．

B 診断

診断の進め方・確定診断の方法

サルコイドーシスの診断は，画像所見や血液検査の所見を併せて疑い，皮膚や表在リンパ節，縦隔リンパ節，肺などで病勢の強い部位を生検することにより確定診断にいたる．

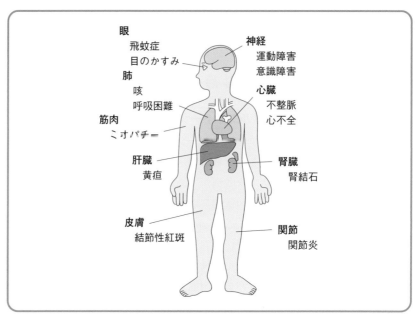

眼
　飛蚊症
　目のかすみ
肺
　咳
　呼吸困難
筋肉
　ミオパチー
肝臓
　黄疸
皮膚
　結節性紅斑

神経
　運動障害
　意識障害
心臓
　不整脈
　心不全
腎臓
　腎結石
関節
　関節炎

図Ⅲ-4-6　サルコイドーシスの症状

C 治 療

主な治療法

　軽症の場合には経過観察でよいこともあるが，症状が強い場合や病状が進行している場合，検査値で大きく異常がある場合には，副腎皮質ステロイドや免疫抑制薬を併用して治療していく．

治療経過・予後

　死亡率はきわめて低い．さまざまな病型をとり，自然に治る場合は20％，一部に病変があっても治療が不要で安定して経過している場合が20％，慢性化しているが治療不要が20％，治療をしているが安定化している場合が30％，治療にかかわらず悪化していくのが10％という経過が報告されている．難治例の場合でも，死亡にいたるまで5〜10年程度の時間経過がある[2]．

退院支援・患者教育

1）自己管理の支援

　自覚症状がなければ半年に1回程度の経過観察でよいが，心臓の変化をみるために，心電図の検査を続けることが大切である．女性では，出産後にサルコイドーシスが悪化することがあり，注意が必要である．また副腎皮質ステロイドを使っている場合には，妊娠してよいか医師に相談することを勧める．

　「難病の患者に対する医療等に関する法律」により，平成27年1月より指

定難病となった．本疾患に罹患している患者が医療費の支給を受けるためには，「指定医」が記載した診断書である臨床調査個人票が必要となる．指定難病の基準としては，サルコイドーシスの診断基準の組織診断群（確実），および臨床診断群（ほぼ確実）に該当するものを対象としている．重症度Ⅲ，Ⅳの場合には，医療費助成が受けられる．

● **引用文献**
1）難病情報センター：サルコイドーシス，〔https://nanbyo.or.jp/entry/110〕（最終確認：2022年11月24日）
2）杉山幸比古（監）：呼吸器科医のためのサルコイドーシス診療ガイド，南江堂，2016

5 | 腫瘍性肺疾患

1 | 肺がん

A 病態

肺がんとは

　肺に生じるがんは，肺の細胞から発生した**原発性肺がん**と他臓器に発生したがんが肺に転移した**転移性肺がん**の2つに大別される．転移性肺がんは次項「転移性肺腫瘍」で解説される．本項では，原発性肺がん（以下，肺がん）について述べる．

　肺がんは，上皮性の悪性腫瘍である．一般に，がんは遺伝子異常により発生するが，肺がんにおいても同様で，*p53*，*RB*，*Ras*，*myc*，*EGFR*など，多くの遺伝異常の蓄積により発がんすると考えられている．肺がんの最も重要な原因の1つが，喫煙である．非喫煙者に比べて，喫煙者では肺がんになるリスクが，男性で4.5倍，女性で4.2倍高くなる[1]．

　肺で発生したがん細胞は時間とともに増殖し，周辺組織に浸潤し，リンパ行性あるいは血行性に転移巣を形成する．肺門・縦隔リンパ節や他の部位，脳，骨，肝，副腎などに転移しやすい．悪性腫瘍の中で，進行が速いがん種の1つである．

組織分類

　肺がんは顕微鏡での病理組織から，**小細胞肺がん**（肺がんの全体の約15％）と**非小細胞肺がん**（肺がん全体の約85％）に大別される．この分類は，治療を行ううえで非常に重要であり，治療方針や使用される抗がん薬の種類も両者で異なる．非小細胞肺がんはさらに，腺がん，扁平上皮がん，大細胞がん，などに分けられる（**表Ⅲ-5-1**）．

　小細胞肺がんと扁平上皮がんは喫煙と密接な関係があり，これらは肺門部に発生することが多い．一方，扁平上皮がんを除く非小細胞肺がんは，末梢の肺野に発生することが多い．

疫学

　2022年の日本人の死因統計[2]では，悪性新生物が死因の第1位となっており（全死亡者に占める割合は24.6％），死亡者の約4人に1人は悪性新生物で

表Ⅲ-5-1　肺がんの組織分類と特徴

		好発部位	肺がんに占める割合
小細胞肺がん		肺門部	15%
非小細胞肺がん	腺がん	肺野部	50%
	扁平上皮がん	肺門部	30%
	大細胞がん	肺野部	5%

死亡していることになる．悪性新生物による死亡を部位別にみると，肺がんは男女全体の第1位（男性で第1位，女性で第2位）となっている．

症状

　早期には無症状であることも多いが，一方でなんらかの症状を認め医療機関を受診した際には，すでに進行している場合が多い．肺病変による症状として，咳・痰（血痰）・呼吸困難・喘鳴・嗄声・顔や腕の浮腫などがあげられる．また遠隔転移巣に由来する症状として，脳転移では頭痛・悪心・嘔吐・めまい・麻痺などの症状，骨転移では疼痛・麻痺・病的骨折などの症状があげられる．さらに，全身症状として，体重減少・食欲不振・倦怠感などがあげられる．

B　診断

どのような症状から肺がんが疑われるか

　肺がんに特異的な症状というものはないが，上記にあげた症状を手がかりに本疾患を疑う．咳・痰は感冒や肺炎などでもみられる一般的な呼吸器症状であるが，重喫煙歴を有する患者の場合は，肺がんの存在を常に念頭に置く必要がある．

診断の進め方・確定診断の方法

　自覚症状の他，喫煙歴や体重減少の有無などの一般的な病歴の問診に加え，胸部の聴診を行い，胸部画像検査（胸部X線やCT）を施行する．非常に早期の肺がんや肺がんの存在部位によっては，胸部X線ではっきり映らないことがあるので注意が必要である．胸部CTで異常陰影を認め肺がんが疑われる場合は，気管支鏡検査を行い，組織検体を採取し病理学的に確定診断をつける．標的が小さすぎると気管支鏡でのアプローチは困難となり，確定診断がつかないこともある．そのような場合は，診断目的でCTガイド下生検や外科的生検術など別の方法を試みる．

ステージ分類・臨床分類

　病理学的に肺がんの診断がついたら，治療方針を決定するために病期診断（ステージ）をつける必要がある．肺がんが体の中にどの程度広がっているの

表Ⅲ-5-2　TNM 分類

ステージ	T 因子	N 因子	M 因子
ⅠA1 期	T1mi または T1a	N0	M0
ⅠA2 期	T1b	N0	M0
ⅠA3 期	T1c	N0	M0
ⅠB 期	T2a	N0	M0
ⅡA 期	T2b	N0	M0
ⅡB 期	T1a-T2b	N1	M0
	T3	N0	M0
ⅢA 期	T1a-T2b	N2	M0
	T3	N1	M0
	T4	N0 または N1	M0
ⅢB 期	T1a-T2b	N3	M0
	T3 または T4	N2	M0
ⅢC 期	T3 または T4	N3	M0
ⅣA 期	T 因子によらず	N 因子によらず	M1a または M1b
ⅣB 期	T 因子によらず	N 因子によらず	M1c

[UICC 日本委員会 TNM 委員会（訳）：病期．TNM 悪性腫瘍の分類，第 8 版，p.109，金原出版，2017 を参考に作成]

かを調べる目的で，頭部 MRI（または CT），胸部 CT，腹部 CT，骨シンチグラフィ，PET-CT などを行う．これらの結果から，肺がんの **TNM 分類**によって病期診断がなされる（**表Ⅲ-5-2**）．小細胞肺がんでは TNM 分類の他に，限局型と進展型の 2 つに分類する方法があり，治療選択の面から重要と考えられている．

> **もう少しくわしく**
>
> ## TNM 分類
>
> TNM 分類は，がんの進展度を分類したものであり，原発腫瘍の進展度（T 因子），所属リンパ節転移の有無（N 因子），遠隔転移の有無（M 因子）の 3 つの組み合わせにより臨床病期（ステージ）が決定される．病期は治療方針の決定において最も重要であり，予後とも相関している．TNM の各因子は，それぞれの大きさや広がり具合から定義されており，また，がんの種類によってそれぞれ異なる．

C 治 療

主な治療法

治療法は組織型と病期から決定される．さらに，年齢，合併症，全身状態などを加味して総合的に判断する．全身状態の指標として，治療前に必ず評価するものにパフォーマンスステータス（PS）があげられる[3]（**表Ⅲ-5-3**）.

PS：performance status

一般に積極的ながん治療の適応になるのはPSが良好な場合であり，PS不良の場合は積極的な治療は行わず，緩和ケア主体の治療が選択される．肺がんに対する積極的な治療法として，外科治療（手術）・放射線治療・薬物療法があげられる．

1）外科治療（手術）

肺がん治療において，最も根治が望める治療である．がんを根治させるには完全切除が必須であるため，臨床病期が早期の肺がんに対してのみ適応とされる．非小細胞肺がんでは，臨床病期のⅠ期，Ⅱ期およびⅢ期の一部までが適応となりうる．非小細胞肺がんでは手術後に化学療法（術後補助化学療法）を行うことがある．一方，小細胞肺がんは早期より転移傾向が強いため，非小細胞肺がんと比べて手術可能な状態で発見されるケースは非常に少なく，臨床病期Ⅰ期に対してのみ外科治療が選択される．

2）放射線治療

肺がんにおける放射線治療には，胸部の原発巣やリンパ節に対する根治照射と，脳や骨転移による症状緩和のための緩和照射（姑息照射）がある．根治照射は根治を目的として行う治療であるため，腫瘍は局所にとどまっている必要がある．進行期の肺がんでは照射範囲が広くなりすぎるため，根治照

表Ⅲ-5-3　**パフォーマンスステータス（PS）**

0	まったく問題なく活動できる 発病前と同じ日常生活が制限なく行える
1	肉体的に激しい活動は制限されるが，歩行可能で，軽作業や座っての作業は行うことができる．例：軽い家事，事務作業
2	歩行可能で自分の身の回りのことはすべて可能であるが，作業はできない 日中の50%以上はベッド外で過ごす
3	限られた自分の身の回りのことしかできない 日中の50%以上をベッドか椅子で過ごす
4	まったく動けない 自分の身の回りのことはまったくできない 完全にベッドか椅子で過ごす

〔Common Toxicity Criteria, Version2.0 Publish Date April 30, 1999,〔http://ctep.cancer.gov/protocolDevelopment/electronic_applications/docs/ctcv20_4-30-992.pdf〕〕
〔日本臨床腫瘍研究グループ：ECOG の Performance Status（PS）の日本語訳，〔https://jcog.jp/doctor/tool/ps/〕（最終確認：2023 年 10 月 10 日）より引用〕

射は適応外となる．根治照射の適応がある患者のうち全身状態が良好な場合は，上乗せ効果を期待して化学療法を同時併用（化学放射線療法）や化学放射線療法後にさらに化学療法を追加することがある．

3）薬物療法

メモ

手術や放射線治療が局所への治療であることに対して，薬物療法は全身治療とよばれている．

抗がん作用のある薬剤が，点滴や内服で体内に投与された後に血流に乗って全身へ行きわたり，肺および肺外の病変に腫瘍縮小効果をもたらす．進行期の肺がんの主たる治療法である．しかし，薬物療法だけで完治を望むことはできず，治療効果がなくなれば他の薬剤，また他の薬剤へと変更し治療を継続していく．治療を進めていくうちに病状の悪化や体力消耗により全身状態が悪化していくことが多いが，その場合は薬物療法の継続は困難と判断され，以降は症状緩和のための治療が主たる治療に置き換わる．

肺がんの薬物療法は大きく3種類に分類される．がん細胞を傷害する殺細胞性抗がん薬，がん化にかかわる分子を阻害する分子標的治療薬，さらに2015年12月からは免疫チェックポイント阻害薬が新たな治療選択肢に加わった．しかし，小細胞肺がんに対しては，分子標的治療薬の適応がないため，殺細胞性抗がん薬と免疫チェックポイント阻害薬が使用されている．

コラム　免疫チェックポイント阻害薬

「免疫」とは体内に異物が侵入した際に排除する機能のことをいう．がん細胞も異物の一種と考えられ，通常は免疫によって排除対象となる．しかし，最近の研究から，がんが免疫細胞に対してブレーキをかけることにより，免疫からの攻撃を回避し増殖することがわかってきた．そのブレーキを外す役割を果たすのが，免疫チェックポイント阻害薬である．進行期の肺がんを完治させることは不可能であると考えられているが，免疫チェックポイント阻害薬により5年以上の長期生存のケースも出てきている．現在では免疫チェックポイント阻害薬と化学療法を組み合わせたり，免疫チェックポイント阻害薬同士を併用したりするなど治療効果を高める試みがされている．

合併症とその治療法

1）外科治療（手術）の合併症

術後の合併症として注意すべきものに，心肺合併症があげられる．全身麻酔，気管挿管などによる影響や術後の痛みのために，術後に気道分泌物が増え，無気肺や肺炎がみられることがある．痛みのコントロールを行い，痰の喀出を促すことで肺炎を予防することが重要である．また，肺を切除・縫合した部位や剥離した部位から空気漏れがみられることがある（肺瘻）．通常は数日で漏れている部位がふさがるが，空気漏れが長期間持続する場合は再手術も検討される．その他，不整脈などがみられることがあり，必要に応じて

抗不整脈薬などを使用する.

2) 放射線治療の合併症

主として，放射線が照射された範囲内の正常組織に生じるものが副作用としてみられる．放射線性皮膚炎，放射線性食道炎，あるいは放射線性肺炎などが起こりうる．

放射線性食道炎は照射野に食道が含まれるため起こり，胸やけや胸痛などがみられる．増悪した場合は，痛みのために食事がとれなくなることもしばしばある．治療には粘膜保護薬や消炎鎮痛薬を使用する.

放射線性肺炎については，「放射線性肺炎」（p.167）を参照されたい.

3) 薬物療法の合併症

薬物療法による副作用は使用する薬物の種類によって異なり，また個人差も大きい．殺細胞性抗がん薬の主な副作用として，食欲低下，悪心・嘔吐，脱毛，下痢・便秘，肝・腎機能障害，薬剤性肺炎（間質性肺炎），骨髄抑制（血球減少による発熱・感染，赤血球低下による貧血症状，血小板減少症による出血傾向）などがあげられる．対症療法を行い，感染が疑われた場合は抗菌薬治療や血球増多剤を使用し，また赤血球低下や血小板低下に対しては輸血を要することもときにある.

分子標的治療薬の最も注意が必要な副作用として薬剤性肺炎（間質性肺炎）があげられ，咳，息切れ，発熱などの症状が出現する．広範囲に肺炎像がみられた場合は致死的となることがあるため，とくに注意が必要である．治療は副腎皮質ステロイドを使用する（p.152,「薬剤性肺炎」参照）．その他の主な副作用は皮膚障害，下痢，肝機能障害である．また，薬剤によっては高血圧，出血，血栓塞栓症，創傷治癒遷延，消化管穿孔など，独特の副作用を認めるものがある.

免疫チェックポイント阻害薬は免疫を介した抗がん薬であるため，その副作用は免疫関連の特有のものが報告されている．重症筋無力症・筋炎，心筋炎，大腸炎，Ⅰ型糖尿病，肝炎，甲状腺機能異常，副腎不全，脳炎，皮膚障害など多岐にわたり，これまで治療薬ではみられなかったものも多く含まれる．免疫関連の副作用に対する治療として，副腎皮質ステロイドや免疫抑制薬などを使用する.

治療経過・予後

前述のとおり，肺がんで最も根治を望める治療は外科治療（手術）である．進行病期で発見された肺がんの場合，完治を望むことは困難である．また，実際に手術を選択したケースでも術後の再発はよくみられる.

5年生存率に関して，肺がん全体では43.4%である．しかし，ステージⅠの5年生存率が77.9%に対して，ステージⅣではわずか6.8%となる[4]．したがって，早期発見，早期治療が非常に重要である.

退院支援・患者教育

● 不安などの精神症状にも留意し，患者の思いを傾聴して精神的サポートを行う．

● 喫煙者には禁煙指導を行う．喫煙は肺がんの原因となるだけでなく，治療を行ううえでも悪影響を及ぼすため，禁煙の重要性についてしっかり説明していく必要がある．

● 患者のセルフケア能力（副作用マネジメント）を高めるために，セルフケアの知識と技術について指導する．

● 骨髄抑制がみられているときは感染しやすい状態に陥るため，日常生活において手洗い・うがいなど，感染予防について指導する．

● がん性疼痛に対しては，我慢する必要がないことを説明する．また疼痛緩和として治療経過中に医療用麻薬を使用する場面が多いが，麻薬に対して誤解している患者も多いため，用量・用法を守って正しく使用する場合は問題がないことを説明する．

● 肺がんの術後や病状悪化など，呼吸機能の低下がみられ生活に支障をきたすことが予想される場合は，ソーシャルワーカーなど多職種で連携をとりながら社会資源を活用した生活支援の調整を行う．

● 引用文献
1）Sobue T, Yamamoto S, Hara M et al：Cigarette smoking and subsequent risk of lung cancer by histologic type in middle-aged Japanese men and women：the JPHC study．Int J Cancer **99** (2)：245-251，2002
2）厚生労働省：令和4年（2022）人口動態統計月報年計（概数）の概況，〔https://www.mhlw.go.jp/toukei/saikin/hw/jinkou/geppo/nengai22/index.html〕（最終確認：2023年11月15日）
3）日本臨床腫瘍研究グループ：ECOGのPerformance Status（PS）の日本語訳，〔https://jcog.jp/doctor/tool/ps/〕（最終確認：2023年10月10日）
4）全がん協加盟施設：生存率協同調査（2011～2013年），〔https://www.zengankyo.ncc.go.jp/etc/seizonritsu/seizonritsu2013.html〕（最終確認2023年10月10日）

2 転移性肺腫瘍

A 病態

転移性肺腫瘍とは

転移性肺腫瘍とは，主として肺以外の臓器に発生した悪性腫瘍が肺に転移し腫瘍形成している病態である．

疫学

大腸がん，乳がん，腎がんの頻度が高いが，膵がん，甲状腺がんなどにもみられる．

発症機序

　血行性転移が中心であるがリンパ行性転移，胸膜転移，経気道転移もある．血行性転移が生じやすい理由は，肺に血管が豊富で血中を循環する腫瘍細胞が毛細血管にとらえられやすいためと考えられている．

症　状

　特異的なものはないが，咳嗽，呼吸困難感など肺がんに似た症状を呈する．進行すれば出血，閉塞性肺炎による発熱，胸膜や胸壁浸潤による疼痛などが出現する．

B　診　断

どのような症状から転移性肺腫瘍が疑われるか

　症状に特異的なものはなく，原疾患のステージング，あるいは治療後の定期フォローアップの際に無症状で発見されるケースも多い．咳嗽，呼吸困難感，胸部の違和感で疑いを持ち，画像診断を行うように心がける．

診察の進め方・確定診断の方法

1）画像診断

　典型例としては胸部 X 線，CT で両側肺に存在する末梢優位の多発結節影である．小さいものの場合，胸部 X 線では確認が難しいことがある．血流の関係で，上方より下方に多いとされる．初期においては単発でもありうる．したがって原発性肺がんとの鑑別は，ときに困難である．また肺炎のような浸潤影を示す場合や，がん性リンパ管症になることもある．PET 検査も参考になるが，転移巣では集積が弱いことがあり，断定することが難しいことがある．

2）病理組織学的検査

　可能な場合は気管支鏡，外科的切除などで組織診断を行い，原発巣とよく比較対照し確認する．この組織診断で確定診断とするのが理想的である．組織採取の侵襲が大きく実現困難な場合，画像をもとに診断する．画像は特異的な所見を確認し判断するが，結節数の増加，増大傾向を確認することも大切である．

3）血液検査

　原発巣の病勢を反映する腫瘍マーカーの上昇を認めることが多いが，正常値であっても否定できる根拠とならない．

重症度判定・ステージ分類

　肺がんの場合，原発と反対側の肺への転移は，IV期として扱う．その他の取り扱いは原発巣で定められた基準で行う．

C　治　療

主な治療法

1）薬物療法

　転移性肺腫瘍の治療の中心であり，原発巣に応じた薬物療法が基本である．肺に腫瘍があるからといって原発性肺がんの治療を行うわけではない．薬物療法に反応のよい腫瘍の場合は，原発巣の縮小に応じて転移巣も縮小がみられることが多い．

2）手術療法

　転移個数が少なく，大血管など重要臓器に浸潤しておらず，手術に耐えられる場合は切除することも考えられる．喀血を繰り返す場合には症状緩和を目的とした切除を検討することもある．

3）放射線治療

　手術療法と同じく個数が少なく，肺の状態がよいことが条件になる．また，中枢気道を圧排し呼吸困難を呈する場合は症状緩和を目的とした照射を行うことがある．

治療経過・予後

　薬物療法への反応性に予後は左右される．肺転移をきたしている時点で全身疾患としてとらえ，症状緩和を含めた総合的な治療を行うことが重要である．薬物療法の進歩により進行がんの予後は延びる傾向にある．たとえば，Ⅳ期の乳がんの5年生存率は40%程度と考えられている．

　経過観察においては咳嗽，呼吸困難の出現にとくに注意し，必要に応じて画像検査を行う．また自覚症状がなくとも酸素飽和度を確認することも大切である．

退院支援・患者教育

　抗がん薬治療を継続する場合は，頻度の高い副作用を具体的にあげて注意を促す．

　気になる症状がある場合の相談窓口，連絡先を伝える．高齢者では介護者への指導も併せて行う．酸素療法が必要な場合は機器の取り扱いの説明をする．クリニックや訪問看護ステーションとの連携，情報共有について確認する．進行期にあたるためアドバンス・ケア・プランニングも必要に応じて進めていく．

> **メモ**
>
> 殺細胞性抗がん薬であれば，食欲不振，骨髄抑制，脱毛，末梢神経障害が主なものである．

6 肺血管性病変

1 肺血栓塞栓症

A 病態

肺血栓塞栓症とは

肺血栓塞栓症（PTE）とは，下肢や骨盤内の深部静脈*にできた血栓が，血流に流され肺動脈を閉塞することによって血液の酸素化や肺の血流が障害され，さまざまな病態を呈する疾患である．このとき，深部静脈に血栓ができた病態を深部静脈血栓症（DVT）といい，これらを総称して静脈血栓塞栓症（VTE）とよぶ．

閉塞した肺動脈の領域ではガス交換ができず，閉塞していない血管にガス交換が間に合わないほどの血液が流れこむ（換気血流ミスマッチ）ことで低酸素血症となる．広範囲の肺動脈閉塞では，閉塞していない限られた血管に血流が集中したり，低酸素血症のため血管がけいれんしたりすることで肺の血流が障害（肺血管抵抗の上昇）される．このとき，右室が拡張し，前負荷を増やすことで，またカテコラミンなどの神経体液性因子は右室を強く収縮させることで肺動脈の圧を上げ（肺高血圧）て，肺血流を保つための代償機構として働く．しかし，右室の収縮に長い時間がかかり左室の拡張期にまで及ぶようになると，心室中隔が左室を圧排し拡張期の左室容積が減少することや，右室と左室の収縮が同期性を失うことで，心拍出量や血圧が低下する．とくに，喀血，胸水貯留，胸膜炎を引き起こすと肺梗塞（10〜15％程度）と診断され，末梢の肺動脈閉塞で多い．

疫学

肺血栓塞栓症は心血管疾患の死因で，虚血性心疾患，脳血管疾患に次いで3番目に多い．その発症は，80歳以上では50歳代に比べておおよそ8倍多く，年々増加傾向にある．近年では，若年者におけるゲーマー血栓症の発症やその死亡報告もある．

素因

病理学者ウィルヒョウ（Virchow）は，血栓ができやすくなる原因として血流の停滞，血管内皮の障害，凝固能の亢進の三徴を提唱した．

PTE：pulmonary thromboembolism

> **メモ**
> 肺血栓塞栓症は原因が血栓であるもの．一方，肺塞栓症（pulmonary embolism：PE）は原因が血栓だけでなく脂肪，羊水，腫瘍細胞，空気などのさまざまな塞栓子が含まれる．

＊深部静脈
深筋膜より深い部位を走行する静脈．

DVT：deep vein thrombosis

VTE：venous thromboembolism

1) 凝固因子の異常

血管内皮には過剰な血栓形成を抑える凝固抑制因子があり，この因子であるアンチトロンビンやプロテインC/Sが生まれながら低下していたり，血管内皮が障害されることで血栓ができやすくなる．抗リン脂質抗体症候群，高ホモシステイン血症でも凝固能が亢進する．

メモ

以前はアンチトロンビン3とよばれていたが，同じものである（国際血栓止血学会，1994年）．

2) ピルの服用，妊娠

ピルの服用で，静脈血栓症のリスクが2〜6倍上昇する．妊娠期間が進むと，ⅩⅢ因子以外の多くの凝固因子が増加する一方で，プロテインSは減少し血栓を形成しやすくなる．

3) 周術期

長期安静による血流の停滞や血管（内皮）障害のため，肺血栓塞栓症のリスクが高まる．術後はDダイマー上昇，麻酔や創部痛（そうぶつう）のため診断も困難になる．周術期の死亡率は14〜17%との報告がある．

4) がん

＊TF

tissue factor. 凝固因子の第Ⅶ因子であり，外因系凝固活性化機序の起点．

ATE：arterial thrombo-embolism

血管内皮が障害されたり，組織因子（TF）＊が増加することで，凝固能が活性化し血栓ができやすくなる．静脈血栓塞栓症だけでなく動脈血栓塞栓症（ATE）も発症しやすく，がん関連血栓塞栓症（CAT）＊ともよばれる．がんになると静脈血栓塞栓症の発症は5倍に，さらに活動性のがんでは4〜13倍に増え，がんに伴う静脈血栓塞栓症は全体の20〜30%にのぼる．

5) 感染症

＊CAT

cancer-associated thrombosis. トルソー（Trousseau）症候群ともよばれる．

感染巣を血栓で隔離する免疫血栓は感染初期の生体防御として重要であるが，凝固能を制御できなくなると静脈血栓塞栓症をきたす．敗血症では静脈血栓塞栓症37.2%，肺血栓塞栓症3.5%程度発症し，中心静脈カテーテルや人工呼吸器の使用でさらに多くなる．

症状

肺血栓塞栓症では，①呼吸困難（72%），②胸痛（43%），③冷汗（25%），④失神（22%），⑤動悸（22%），低酸素血症，血痰などの症状が，安静を解除した直後や排便や排尿，体位変換の後に突然発症する．その重症度は，無症状から発症直後に心停止するものまでさまざまである．

深部静脈血栓では，①片側下肢の浮腫，②足関節背屈時の痛み（ホーマンズ[Homans]徴候），③ふくらはぎ圧迫時の痛み（ローウェンベルグ[Lowenberg]徴候），④色調変化が出現する．

肺血栓塞栓症で胸痛がでるの？

肺には痛みを感じる神経がないため，肺の病気では通常「胸痛」を感じない．肺血栓塞栓症で胸痛を感じるのは，末梢の肺動脈閉塞では肺梗塞と胸膜刺激が，中枢の閉塞では右室の過拡張による心筋障害や低酸素状態で右室の仕事量増加による心筋虚血が原因である．

B 診断

どのような症状から肺血栓塞栓症が疑われるか（表Ⅲ-6-1）

肺血栓塞栓症は，ウェルズ（Wells）スコア（PE）などの検査前確率が4点以上で疑われ，心電図，心エコー検査を行う．Dダイマーは，正常である場合に除外診断として役立つ．一方，Wellsスコア（DVT）が2点以上の場合や前述の症状で深部静脈血栓症を疑う．

診断の進め方

肺血栓塞栓症は，造影CT検査や換気血流シンチグラフィ，肺動脈造影検査で確定診断を行う．また，深部静脈血栓症では，下肢エコー検査や造影CT検査などで確定診断を行う．

表Ⅲ-6-1 Wellsスコア（DVT, PE）

〈DVT〉

臨床症状	点数
活動性のがん	1
下肢の麻痺やギプス固定	1
3日以上寝たきり，12週以内の大手術	1
深部静脈走行にあった下肢の痛み	1
足全体が腫れている	1
無症状の側よりふくらはぎ径が3cm以上大きい	1
症状のある側のみに浮腫	1
表在静脈の血流増加	1
DVTの既往	1
DVT以外の疾患の可能性がある	−2

評価：0〜1点：DVT以外が疑われる，2点以上：DVTが疑われる．

〈PE〉

臨床症状	点数
DVTの症状	3
PE以外の疾患の可能性が低い	3
心拍数が100/分以上	1.5
3日以上寝たきり，12週以内の大手術	1.5
DVTやPEの既往	1.5
喀血	1
悪性腫瘍	1

評価：0〜3点：PE以外が疑われる，4点以上：PEが疑われる．

［NICE：Venous thromboembolic diseases：diagnosis, management and thrombophilia testing. NICE guideline［NG158］, 2020,〔https://www.nice.org.uk/guidance/ng158〕（最終確認：2023年5月25日）を筆者が翻訳して引用］

C　治　療

予　防

　肺血栓塞栓症は致命的であるため，予防が重要である．Wells スコア（DVT）や下肢を観察することで深部静脈血栓症の段階で診断し治療することができ，肺血栓塞栓症の予防につながる．深部静脈血栓塞栓症の予防に用いる弾性ストッキングは，段階的な着圧がふくらはぎで 14～15 mmHg となるようにサイズを測り適切なものを使用する．下肢動脈の疾患や手術後では血流障害に注意し，足の神経障害や皮膚が脆弱である場合は定期的に皮膚を観察する．静脈血栓塞栓症の予防では，ヘパリン 1 回 5,000 単位を 8～12 時間ごとに投与する．

治　療

DOAC：direct oral anticoagulant

　ヘパリン，直接経口抗凝固薬（DOAC）やワルファリンなど抗凝固薬を用いる．血行動態が破綻した症例では，プラスミノゲンアクチベーター（t/u-PA）を用いた線溶療法が行われる．さらに，ショック状態が持続する場合，外科的な直視下肺血栓摘除術が行われることがある．

t/u-PA：tissue/urokinase plasminogen activator

> **臨床で役立つ知識**
>
> ### 生物由来製剤の投与に注意！
>
> 　ヘパリンや t/u-PA など生物由来製剤では，薬剤量を「単位」で表すことがある．0℃でネコの血液 1 mL を 24 時間固まらせないヘパリン量が 1 単位であって，1 単位は 1 mL ではない！　また，ヘパリンはブタの小腸由来であり，国際化が進む現在では宗教や信条から懸念を持つ者がいることも考慮する．

合併症とその治療法

CTEPH：chronic thromboembolic pulmonary hypertension

　慢性血栓塞栓性肺高血圧症（CTEPH）は，急性肺血栓塞栓症から 6 ヵ月以上経過しても線維化した血栓が残り，肺血流が慢性的に障害された状態である．閉塞していない肺動脈の圧が慢性的に上昇すると血管壁が肥厚することで内腔が狭くなり，さらに肺血管抵抗が上昇して肺高血圧が進行する．急性肺血栓塞栓症の 0.1～9.1 ％が慢性血栓塞栓性肺高血圧症に移行するといわれ，発症から 3～6 ヵ月経っても労作時の息切れなどがあれば慢性血栓塞栓性肺高血圧症を疑う．

メモ
肺動脈楔入圧は左房圧を反映し，低いことで左心不全を除外診断する．

メモ
デュアルエナジー CT では，肺動脈の開放性，血液灌流を同時に評価できる．

1）慢性血栓塞栓性肺高血圧症の診断

　①右心カテーテルで平均肺動脈圧が 25 mmHg 以上，②肺動脈楔入圧が 15 mmHg 以下，③換気血流シンチグラフィ，デュアルエナジー CT や肺動脈造影により行う．

2) 慢性血栓塞栓性肺高血圧症の治療

中枢肺動脈病変では肺動脈内膜摘除術を，肺区域枝より末梢ではバルーン肺動脈形成術が考慮される．肺高血圧症治療薬であるリオシグアト（アデムパス®）の内服で6分間の歩行距離が延び，肺血管抵抗が低下する．

退院支援と患者教育

肺血栓塞栓症や深部静脈血栓症は，再発が多いことが知られている．予防のために，肥満の改善や適切な運動，必要な期間の（3ヵ月以上の）抗凝固療法，禁煙，長時間の安静を避け数時間おきに体勢を変え，脱水を避けるなど危険因子を回避するように患者教育を行う．

2 | 肺性心・肺高血圧症

A 病態

肺性心・肺高血圧症とは

肺高血圧とは肺動脈の血圧が高くなった状態である．

肺高血圧の成因はさまざまで，臨床分類として5つの群に分類されている（表Ⅲ-6-2）．

慢性の肺疾患では，肺血管の構築の破壊と肺胞低酸素に伴う肺血管攣縮によりしばしば肺高血圧をきたすが，そのような肺疾患に伴って生じた肺高血圧は第3群に分類されている．

また，呼吸器系の疾患により引き起こされた肺高血圧症のために右心系の肥大および拡大，あるいは右心不全をきたした状態を肺性心という．

以下に第3群の肺高血圧とそれによって引き起こされる肺性心について述べる．

疫学

慢性閉塞性肺疾患（COPD），特発性肺線維症（IPF），気腫合併肺線維症

COPD：chronic obstructive pulmonary disease

IPF：idiopathic pulmonary fibrosis

CPFE：combined pulmonary fibrosis and emphysema

表Ⅲ-6 2 **肺高血圧症の臨床分類（ニース分類，2013年）**

第1群	肺動脈性肺高血圧（PAH）
第2群	左心性心疾患に伴う肺高血圧症
第3群	肺疾患および/または低酸素血症に伴う肺高血圧症
第4群	慢性血栓塞栓性肺高血圧症（CTEPH）
第5群	詳細不明な多因子のメカニズムに伴う肺高血圧症

［Simonneau G, Gatzoulis MA, Adatia I et al : Updated clinical classification of pulmonary hypertension. J Am Coll Cardiol **62** (25 Suppl) : D34-D41, 2013 を参考に作成］

（CPFE）は高率に肺高血圧や肺性心を合併するが，正確な発生頻度は不明である．

発症機序

HPV：hypoxic pulmonary vasoconstriction

解剖学的に，①肺血管床の減少をきたす非可逆性の肺血管障害型と②肺のガス換気不良部分に生じる低酸素性肺血管収縮（HPV）を主要因子となす可逆性の換気障害型の2つの発生機序がある（**図Ⅲ-6-1，2**）．

症 状

肺疾患に伴う低酸素血症による呼吸困難，易疲労感が主な症状であるが，肺性心による右心不全にいたると過剰な水分摂取などにより容易に顔面，下肢の浮腫などが出現する．

B 診 断

診断の進め方・確定診断の方法

慢性肺疾患（慢性閉塞性肺疾患，間質性肺炎など）で上記症状があれば，肺高血圧・肺性心を疑い血液検査，胸部X線，心電図，心エコー，右心カ

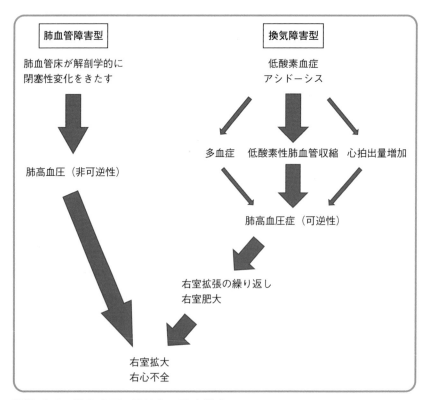

図Ⅲ-6-1　肺高血圧・肺性心の発症機序
［Ferrer MI：Clinical and electrocardiographic correlations in pulmonary heart disease（cor pulmonale）. Cardiovasc Clin **8**（3）：215-224, 1977 を参考に作成］

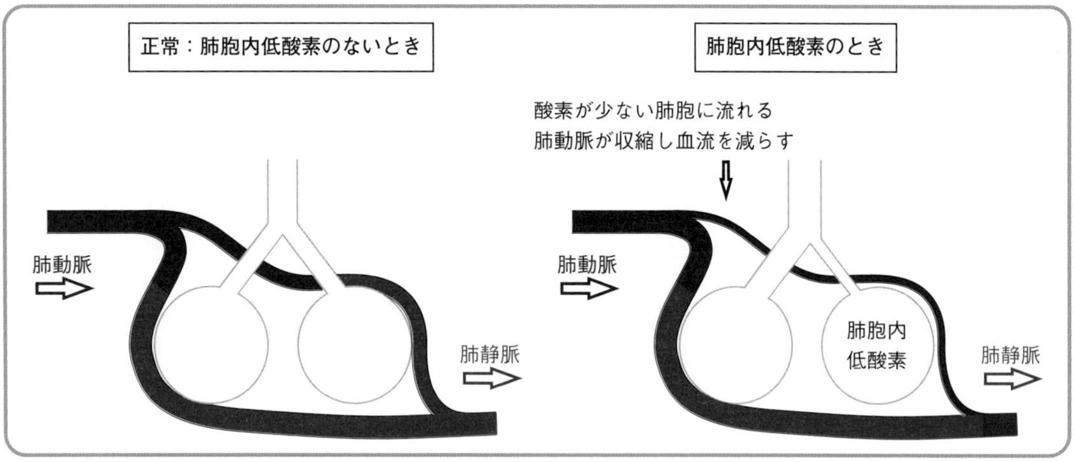

図Ⅲ-6-2　低酸素性肺血管収縮

肺局所での換気/血流比をできるだけ良好に保ち，低酸素血症を防ぐ作用があるが，広範な領域で肺血管収縮が起こると肺動脈圧は上昇する．

[Petersson J, Glenny RW：Gas exchange and ventilation-perfusion relationships in the lung. Eur Respir J **44**（4）：1023-1041, 2014 を参考に作成]

テーテル検査などで診断する．

　最終的には右心カテーテル検査（スワン-ガンツ［Swan-Ganz］カテーテル検査）による右心系の圧測定で平均肺動脈圧が 25 mmHg 以上で肺高血圧症と診断される．

　また，肺高血圧の右室の負荷が一定期間持続するとその代償性機転として右室拡張，右室肥大が生じるが，進行すると右心不全となり肺性心と診断される．

重症度判定・ステージ・臨床分類

　臨床症状に基づく重症度分類として WHO 肺高血圧症機能分類がある（**表Ⅲ-6-3**）．

C　治　療

主な治療法

1）肺高血圧の治療法

　原因となる肺疾患に対する治療や酸素療法がまず優先される．

　平均肺動脈圧 35 mmHg 以上の重症肺高血圧には肺血管拡張薬も検討されるが，肺換気/血流不均衡を引き起こし酸素化の悪化を招く可能性があり，注意が必要である．

2）肺性心の治療法

　右心不全による全身の浮腫，胸水貯留に対しては塩分・水分制限，利尿薬でのコントロールを行う．重症右心不全に陥るとカテコラミンによるサポー

表Ⅲ-6-3　WHO 肺高血圧症機能分類

Ⅰ度	身体活動に制限がない	普通の身体活動では呼吸困難や疲労，胸痛や前失神などを生じない
Ⅱ度	身体活動に軽度の制限がある	安静時には自覚症状がない．普通の身体活動で呼吸困難や疲労，胸痛や前失神などが起こる
Ⅲ度	身体活動に著しい制限がある	安静時に自覚症状がない．普通以下の軽度の身体活動で呼吸困難や疲労，胸痛や前失神などが起こる
Ⅳ度	どんな身体活動もすべて苦痛となる	右心不全の症状を呈している 安静時にも呼吸困難および/または疲労がみられる どんな身体活動でも自覚症状の増悪がある

New York Heart Association（NYHA）心機能分類を，肺高血圧症に準用．

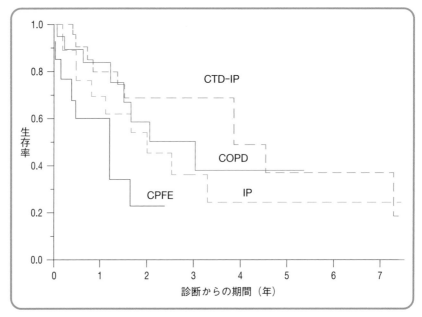

図Ⅲ-6-3　呼吸器疾患に伴う重症肺高血圧症の基礎疾患による予後の差異

CTD-IP：膠原病による間質性肺炎，COPD：慢性閉塞性肺疾患，CPFE：気腫合併肺線維症，IP：間質性肺炎．
[Tanabe N, Taniguchi H, Tsujino I et al：Multi-institutional retrospective cohort study of patients with severe pulmonary hypertension associated with respiratory disease. Respirology **20**（5）：805–812, 2015 より引用]

トが必要となる．

　また，あらゆる内科的治療でも改善が得られない場合，肺移植の適応の有無を検討する．

┃合併症

　慢性的な右心負荷，右房負荷により洞不全症候群などの不整脈の頻度が疾患の経過とともに増加する．また，ときに致死的重症不整脈を発症することもある．

予後

　肺の基礎疾患により予後は異なるが平均肺動脈圧 35 mmHg 以上の重症肺高血圧では慢性閉塞性肺疾患患者で 3 年生存率 50%，間質性肺疾患患者では 3 年生存率 35.7% との報告もあり，予後不良である（**図Ⅲ-6-3**）.

退院支援・患者教育

　原疾患（慢性呼吸器疾患）に対する治療を継続することが重要である. 高度な低酸素血症がある場合，長期酸素吸入療法は生命予後改善効果が認められており，二酸化炭素が蓄積しないよう注意しつつ酸素吸入を指導することは大切である. 病状悪化の誘因となる感染症の予防指導，喫煙している場合は禁煙指導を行う. また，浮腫を認めるときは体重を目安に適切な減塩食の指導を行い，心負荷の軽減を心がける.

3 ｜ 肺水腫

A 病 態

肺水腫とは

　肺では肺胞とよばれる小さな袋状の構造物にて酸素を取り入れ，体内で生じた二酸化炭素を排出するガス交換を行っている. この肺胞などに浮腫が起きたり，肺胞内に液体成分が貯留したりしてガス交換の障害された状態が肺水腫である（**図Ⅲ-6-4**）.

発症機序

　その原因には大きく分けて 2 種類ある. 心疾患が原因である**心原性肺水腫**と**非心原性肺水腫**に分けられる.

1）心原性肺水腫

　心臓弁膜症・心筋梗塞・著しい高血圧・心筋症や心筋炎などの心疾患のため左心房圧が上昇すると肺から心臓に還流する肺静脈にうっ血が生じ，ガス交換を担う肺毛細血管の内圧が亢進する. そのため，肺胞内に液体成分の貯留をきたすのが心原性肺水腫である. 一般に**急性左心不全**ともよばれる. また，腎疾患・肝硬変・低アルブミン血症・過剰な輸液などの容量負荷（いわゆる溢水）による場合もある.

2）非心原性肺水腫

　心臓以外による肺水腫は，肺炎・誤嚥・敗血症・有毒物質の吸引曝露・薬剤性・高山病・外傷など，さまざまな原因によって肺毛細血管の透過性亢進が引き起こされ肺胞内の液体成分の貯留をきたす. 急性肺損傷（ALI）/急性呼吸窮迫症候群（ARDS）とされるものは重症で集学的治療を要する.

ALI：acute lung injury

ARDS：acute respiratory distress syndrome

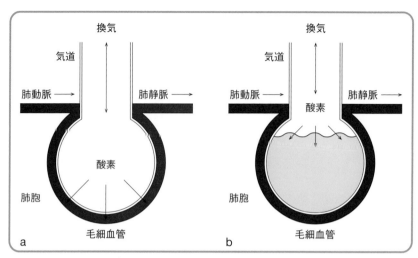

図Ⅲ-6-4　肺水腫におけるガス交換の模式図

a：正常. b：肺水腫.

〔日本呼吸器学会：F-03 肺血管性病変肺水腫, 図 1,〔https://www.jrs.or.jp/citizen/disease/f/f-03.html〕（最終確認：2023 年 1 月 20 日）を参考に作成〕

症 状

肺水腫の症状は急速に出現する場合や，徐々に出現する場合がある.

〈肺水腫の自覚症状と身体所見〉

- 労作時呼吸困難や臥床困難（起坐呼吸）
- 夜中に突然息苦しくなり目覚める（発作性夜間呼吸困難）
- 臥床にて悪化する窒息感や溺水感
- 不規則で著しい頻脈や頻呼吸
- 易疲労感，不安感や落ち着きのなさ，またはわるいことが起きそうな感じ
- 冷汗，四肢冷感，チアノーゼ，酸素飽和度（SpO_2）の低下
- 急速な体重増加，下肢浮腫，喘鳴，水泡音，心雑音，過剰心音，頸静脈怒張
- 泡沫状の血液の混じった痰（ピンク色の泡沫痰）を伴う咳

B　診 断

どのような症状から肺水腫が疑われるのか

典型な症状，すなわち安静時呼吸困難，頻呼吸，頻拍，重度の低酸素血症などを示す場合は肺水腫を想定する. 気管支周囲の浮腫や肺胞内の水分貯留により喘鳴や捻髪音を聴取することがある.

診断の進め方・確定診断の方法

　心原性か非心原性かの鑑別はしばしば困難である．自覚症状，既往歴，家族歴，身体所見，心電図，胸部 X 線写真をまず検討することが必要である．心原性である場合は診断を進めると同時に迅速に治療も進めなくてはならない．非心原性の場合は原疾患の治療に時間を要することも多く，重症な場合には集中的治療が必要となることがある．

検査所見

1）胸部単純胸部 X 線写真

　肺水腫の主な原因である心不全の存在および重症度診断に重要である．肺静脈圧の程度によりさまざまな所見がみられる．カーリー B 線，気管支周囲の浮腫，胸水の貯留，葉間胸水や蝶形像などが代表的である（**図Ⅲ-6-5**）．

2）心エコー検査および心電図検査

　心疾患の診断や重症度の診断に有用である．収縮機能や拡張機能の評価や弁膜疾患を確認できる．心電図上の ST 上昇や Q 波の出現は虚血性心疾患として，迅速な加療を必要とする．

3）動脈血液ガス分析，採血検査

　ガス交換の状態の評価や心・腎・肝機能の評価ができ，バイオマーカーとして脳性（B 型）ナトリウム利尿ペプチド（BNP および NT-proBNP）の上昇は心不全の存在と重症度を表す．

　非心原性肺水腫である場合は，原疾患の把握が重要で原因の除去や固有の治療に結びつけることができる．

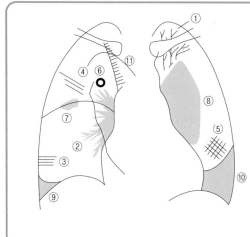

①cephalization（角出し像）
　　肺尖部への血流の再分布所見（肺静脈圧 15〜20 mmHg）
②perivascular cuffing（肺血管周囲の浮腫）
③Kerley's B line（カーリー B 線）
④Kerley's A line（カーリー A 線）
⑤Kerley's C line（カーリー C 線）
⑥peribronchial cuffing（気管支周囲の浮腫）
　　②〜⑥：間質性肺水腫所見（肺静脈圧 20〜30 mmHg）
⑦vanishing tumor（一過性腫瘤状陰影）
　　胸水
⑧butterfly shadow（蝶形像）
　　肺胞性肺水腫所見（肺静脈 30 mmHg 以上）
⑨⑩costophrenic angle（肋骨横隔膜角）の鈍化
　　胸水
⑪上大静脈の突出

図Ⅲ-6-5　心不全の胸部単純 X 線写真（シェーマ）
［日本循環器学会/日本心不全学会：急性・慢性心不全診療ガイドライン（2017 年改訂版），p22，〔https://www.j-circ.or.jp/cms/wp-content/uploads/2017/06/JCS2017_tsutsui_h.pdf〕（最終確認：2023 年 7 月 10 日）より許諾を得て転載］

C　治　療

　急性で重篤な病態であるため，循環，呼吸をすみやかに確保する必要がある．また，高率で合併する感染やアシドーシス，貧血や急性腎障害などにも対処する必要がある．心原性の場合は急性左心不全によることがほとんどで，虚血性心疾患や不整脈など原因が特定できれば治療によく反応することが多い．これに対して非心原性の場合は原疾患の治療に時間がかかることが多く，侵襲的陽圧換気療法（IPPV）が必要な場合がある．

IPPV：invasive positive pressure ventilation

主な治療法

1）酸素化と換気

〈セミファウラー位〉

　セミファウラー（Fowler）位（上半身を臥位 30° 程度に起こすこと）とすることは肺うっ血の軽減につながる．心臓も含め末梢組織に酸素を運搬するために，酸素化の補助は必須である．

〈酸素療法〉

　肺水腫のためガス交換が障害され呼吸仕事量の増加とそれに伴う酸素消費量の増加が起こるため心臓には大きな生理的ストレスがかかる．通常の酸素投与にもかかわらず酸素化や換気が不十分な場合には，非侵襲的陽圧換気療法（NPPV）が必要となる．呼吸筋の休息や酸素化の改善，心機能の改善が得られ，挿管を回避できる症例が増えるとされる．難治例では IPPV を行えばより呼吸仕事量を軽減でき，呼気終末陽圧（PEEP）を追加すれば前負荷の軽減や肺胞内の水分が肺胞外へ再分布しガス交換の改善が見込まれ，無気肺の予防にもなる．

NPPV：noninvasive positive pressure ventilation

PEEP：positive end expiratory pressure

2）薬物療法

　原因の心疾患への治療が必要である．利尿薬の代表例であるループ利尿薬（フロセミド）は体液貯留を改善，前負荷を軽減する．血管拡張薬（硝酸薬の舌下投与，持続静脈投与）は血圧が維持できていれば，急性心原性肺水腫の最初の治療となりうる．アンジオテンシン変換酵素（ACE）阻害薬は心不全に対して予後の改善効果が証明されており，使用が推奨される．モルヒネは呼吸困難や不安を軽減し血管拡張作用で前負荷も軽減するとされているが，予後の改善は証明されていない．

ACE：angiotensin-converting enzyme inhibitor

治療経過・予後

　原疾患により治療経過は異なるが，繰り返す場合は回復しても徐々に心肺機能が低下し予後不良となる．心原性の場合は心不全の予後と同じであり，進行する疾患である．また，非心原性の原因疾患は，高齢者の場合肺炎が最も多く，誤嚥などが引き金となるためその予防は重要である．

退院支援・患者教育

　肺水腫の再発を防ぐためには，原疾患である心疾患の増悪を防ぐことが重

要である．また，感染や誤嚥の予防も重要である．再入院を予防するために
は，心不全の特徴や服薬アドヒアランスの意義などの十分な患者（家族）教
育，体重や血圧などの在宅レベルでの患者モニタリング，社会的支援による
包括的プログラム（教育など）とチーム医療を実施する必要がある．

7 胸膜・縦隔疾患

1 胸膜炎

A 病態

胸膜炎とは

＊胸膜
胸膜は，肺を覆う臓側胸膜と胸壁を覆う壁側胸膜から構成されている．臓側胸膜と壁側胸膜の間のことを，胸膜腔という．

胸膜炎とは，胸膜＊における炎症の総称である．胸膜腔には，正常でもごく少量（約 5 mL 程度）の生理的胸水が存在しており，潤滑油のような働きをしている．胸膜に炎症が生じると，胸水の生産と吸収バランスが崩れ，胸水貯留をきたす．胸水は，漏出性胸水と滲出性胸水に大別されるが，胸膜炎における胸水は滲出性胸水である．

RA：rheumatoid arthritis

SLE：systemic lupus ery-
thematosus

胸膜炎の原因疾患は，悪性腫瘍，感染（肺炎随伴性，結核性）が多く[1]，その他，膠原病（関節リウマチ［RA］や全身性エリテマトーデス［SLE］など），肺塞栓症，膵炎など多岐にわたる．

症状

1）胸痛

壁側胸膜には痛覚があり，炎症により痛みが生じる．この痛みは，深吸気時や咳嗽（がいそう）時に増強するという特徴がある．

2）呼吸困難

胸水が少量の場合に呼吸困難は生じにくいが，大量の胸水貯留の場合は，肺が圧迫され呼吸困難をきたす．その他，咳，発熱などを認める場合がある．

B 診断

胸痛，呼吸困難，咳などの臨床症状，聴診などの身体所見などの異常から，呼吸器疾患を疑い，画像検査（胸部 X 線，CT）で胸水の存在を確認する．胸水貯留の原因を調べるためには，可能な限り胸腔穿刺で胸水検査を行い，その性状などから原因を特定する．また，確定診断のために，胸膜生検（胸腔鏡検査や経皮的針生検など）を行うことが多い．

画像検査（図Ⅲ-7-1）

胸水貯留は，胸部 X 線（正面像）で肋骨横隔膜角の鈍化や，下肺野の不透

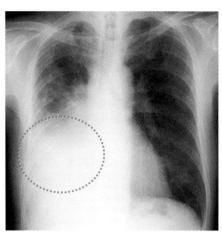

図Ⅲ-7-1　胸水貯留の胸部 X 線写真
右胸水貯留例を示す.

表Ⅲ-7-1　**主な胸膜炎の治療と胸水の性状**

	がん性胸膜炎	結核性胸膜炎	肺炎随伴性胸膜炎
外観	淡黄色 しばしば血性	淡黄色 しばしば血性	淡黄色 膿性（膿胸の場合）
細胞分画	リンパ球優位	リンパ球優位	好中球優位
その他	●腫瘍マーカー高値（腺がんで CEA，悪性胸膜中皮腫でヒアルロン酸）	●ADA 高値 ●抗酸菌塗抹検査，QFT 検査などから診断する	●グラム染色，細菌培養検査などから診断する
治療	●胸膜癒着術や化学療法を行う	●肺結核の治療に準じて行う	●抗菌薬を使用する ●膿胸の場合は原則ドレナージを行う

過陰影として確認される．胸部 X 線（側面像）では，正面像と比べてより少量の胸水貯留でも，肋骨横隔膜角に鈍化がみられる．また，患側を下にした側臥位では，重力効果による胸水の移動が確認される．

胸水検査（表Ⅲ-7-1）

胸水検査は，一般・生化学検査，細胞診，微生物検査が必須である．最初に，胸水の性状（胸水タンパク質，胸水 LDH）から，漏出性胸水か滲出性胸水かを鑑別する[1]．胸膜炎における胸水は滲出性胸水であるため，漏出性胸水であった場合は心不全や肝硬変などの原因がないかチェックする．胸水中の ADA は結核性胸膜炎の診断において有用で，とくにリンパ球優位の胸水においては非常に特異度の高い検査であり[2]，抗酸菌塗抹培養，PCR 法と併せて評価する．

LDH：lactate dehydroge-nase

ADA：adenosine deami-nase

PCR：polymerase chain reaction

胸膜生検

　原因不明の滲出性胸水に対しては，原因特定のために胸膜生検が推奨される．最近は，従来の経皮的針生検から，胸腔鏡（局所麻酔あるいは全身麻酔）を用いた胸膜生検が普及するようになり，診断率は飛躍的に向上している[3]．

C 治 療

　原因疾患に対する治療を行う（**表Ⅲ-7-1**）．膿胸やがん性胸膜炎などの場合は，必要に応じて胸腔ドレナージを検討する．がん性胸膜炎では，胸水の再貯留を予防する目的で胸腔内に薬剤を注入する胸膜癒着術を行うことがある．

● 引用文献

1) Light RW：Clinical practice：pleural effusion. N Engl J Med **346**（25）：1971-1977, 2002
2) Lee YC, Rogers JT, Rodriguez RM et al：Adenosine deaminase levels in nontuberculous lymphocytic pleural effusions. Chest **120**（2）：356-361, 2001
3) Loddenkemper R, Grosser H, Gabler A et al：Prospective evaluation of biopsy methods in the diagnosis of malignant pleural effusions：intrapatient comparison between pleural fluid cytology, blind needle biopsy and thoracoscopy. Am Rev Respir Dis **127**（Suppl 4）：S114, 1983

2 気 胸

A 病 態

気胸とは

　さまざまな要因から胸腔内に空気が存在し，それにより肺が虚脱した状態を気胸とよぶ．

発症機序

　気胸は発症機序により**自然気胸・外傷性気胸・人工気胸・医原性気胸**の4つに分類される．

1）自然気胸

　内因性（体の内部に異常）のものを指す．さらに基礎疾患の有無で以下のように分類される．

- 原発性自然気胸：肺に明らかな基礎疾患を持たない気胸を指す（**図Ⅲ-7-2**）．ブラ・ブレブ（肺表面の囊胞状病変）（**図Ⅲ-7-3**）の破綻から，吸気が胸腔内へ漏出し生じる．
- 続発性自然気胸：肺に基礎疾患を持ち，それに起因する気胸を指す．主に慢性閉塞性肺疾患（COPD）や間質性肺炎，肺腫瘍などが原因としてあげられる．

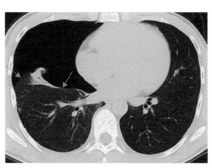

図Ⅲ-7-2 原発性自然気胸の胸部
CT：軸位断
右肺の虚脱がみられる（矢印）.

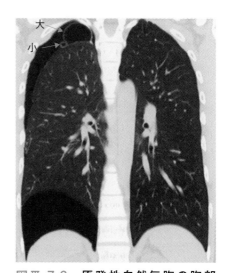

図Ⅲ-7-3 原発性自然気胸の胸部
CT：冠状断
右肺尖部に大小2つのブラを認める（矢印）. 図Ⅲ-7-2と同一症例.

2）外傷性気胸

転倒や交通外傷などの外的エネルギーによって生じる気胸を指す. 肋骨骨折や血胸（胸腔内に血液が貯留すること）を合併していることも多い.

3）人工気胸

診断や治療目的に胸腔穿刺などによって, 意図的に気胸を発症させるものを指す. 結核・肺感染症患者に用いられていた過去がある.

4）医原性気胸

中心静脈カテーテル挿入や気管支鏡検査, CTガイド下肺生検など医療手技の合併症として生じる気胸を指す.

疫 学

全体としては男性に多く, 男女比は7〜10：1程度である. 原発性自然気胸は若年の長身・痩せ型の男性に多く, 続発性自然気胸は中高年男性の喫煙者に多い. 女性に特異的な気胸は月経随伴性気胸やリンパ脈管筋腫症などがある.

症 状

患者は突然の呼吸苦や胸痛, 咳嗽, 胸部違和感を主訴として受診することが多い. 気胸の程度が強ければ意識消失を伴うこともある.

メモ

月経随伴性気胸は女性に特有の気胸である. 90%程度が右に発症し, 繰り返すことが多い. 月経周期と気胸発症時期の相関性（月経開始後72時間以内が多い）や婦人科系疾患の既往など確認しておきたい. 治療は主に外科的手術であり, 確定診断後ホルモン療法が追加されることもある.

B　診 断

どのような症状から気胸が疑われるか

　前述の症状はもちろん，突然発症の呼吸苦や胸痛などは常に本疾患を疑う必要がある．高齢であれば自覚症状が乏しい場合もあり，呼吸状態を注視しながら早急に診断を進める．

診断の進め方・確定診断の方法

　聴診で患側呼吸音の減弱が確認される．胸部X線写真で虚脱肺の輪郭を視認し，虚脱の有無や程度を確認する．胸部CTではより詳細な胸腔内状況を把握することができ，気胸の原因検索（ブラ・ブレブの存在など）などにも役立つ．

重症度判定・ステージ・臨床分類など

1）重症度判定

　気胸の重症度は胸部X線写真による判定が最も簡便で有用である（**図Ⅲ-7-4**）．

- Ⅰ度（軽度）：肺尖が鎖骨ラインより上にある．
- Ⅱ度（中等度）：軽度と高度の中間程度．
- Ⅲ度（高度）：完全虚脱もしくはそれに近い（**図Ⅲ-7-5**）．

2）気胸の分類

- 初発気胸：はじめて発症した気胸．初発気胸治癒後，1週間以内の再発は初発と一連と考える．

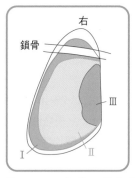

図Ⅲ-7-4　気胸の重症度

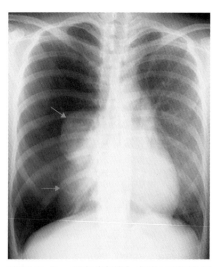

図Ⅲ-7-5　Ⅲ度（高度）気胸の胸部X線写真
右肺が気胸（矢印）．完全虚脱しておりⅢ度（高度）である．

- 再発気胸：初発気胸治癒後に発症した気胸.
- 両側気胸：左右両側に気胸を発症すること. 同時性と異時性があり, 同時性は呼吸不全・ショックのおそれがあり早急な治療介入が必要である.
- 緊張性気胸：胸腔内に吸気が漏れ続けることで胸腔内圧が上昇し, 縦隔（心臓や上・下大静脈など）が圧排され呼吸困難や血圧低下, ショックを引き起こす. 緊急性が高く, 胸部 X 線写真のみや聴診のみで診断し緊急処置を行う場合がある.

C 治 療

主な治療法

1）安静

肺虚脱が軽度である場合は安静による経過観察を行う.

2）胸腔ドレナージ

肺の膨張を得るために胸腔ドレナージを施行する. 基本的に局所麻酔下で肋間から胸腔にドレナージチューブを挿入する.

3）胸膜癒着術

胸腔内へ薬剤を注入し, 肺表面を化学的に刺激し癒着を誘導することで気胸改善を図る. ドレナージのみで改善しない, 手術拒否例や手術困難例で用いる.

4）内視鏡的気管支塞栓術

気胸の原因と推測される部位へ向かう気管支に, 気管支鏡を用いてシリコン製充填材（EWS など）を詰める方法である. 手術不能例などで用いられることが多い.

EWS：endobronchial Watanabe Spigot

5）手術

気胸の原因となる部分（ブラ・ブレブなど）を外科的に切除・縫縮する. ドレナージのみで改善しない例, 再発例, 両側気胸例, 血胸合併例, 社会的適応例などが対象となる.

合併症とその治療法

1）血胸

気胸発症時に癒着部が断裂した場合, 外傷性気胸の場合, 胸腔ドレナージ時の出血が持続する場合などに合併する. 著明な血胸の場合は手術による止血・ドレナージが必要となる.

2）再膨張性肺水腫

虚脱肺がドレナージにより再膨張する際に発症することがある. ドレナージ後は呼吸状態を慎重に観察し適宜胸部 X 線写真で確認が必要である. 2〜3 日以上肺が虚脱していた場合は発症リスクが高くなる.

3）膿胸

胸腔ドレーン長期留置などにより逆行性感染が起こると，急性膿胸を発症する場合がある．

治療経過・予後

初回治療は原則的に安静・胸腔ドレナージによる保存的加療を行う．保存的加療で治癒した場合も 30〜40％の症例に再発を認める．手術後の再発率は 5〜10 数％と低くなる．

退院支援・患者教育

気胸は再発の多い疾患である．また程度によれば命にかかわる疾患であることを患者も医療者も理解する必要がある．治療後も症状出現時は医療機関を受診するよう説明する．

3 膿 胸

A 病 態

膿胸とは

膿胸とは胸腔＊に感染が生じ膿が溜まった状態である．感染症の中でもとくに重篤なものの1つである．

疫 学

肺炎が重症化しやすい患者（糖尿病，ステロイド内服中，透析中など）で生じやすい疾患である．加齢や障害により嚥下機能が低下し食物や唾液を気道に誤嚥するような患者は頻回に肺炎を起こすため，そのような患者でさらに前述のような重症化しやすい要因を持っているというのが典型的な患者像である．

発症機序

肺炎が原因となることが多い．肺炎が重症となると胸膜に炎症が波及し，胸水が生じる．さらに悪化すると胸水内に細菌が入り込み，胸水が膿性になる．感染状態が続くと膿性胸水は次第にゼリーのような半固形物に変化していく．感染が長期化すると最終的にはほぼ固形に変わることも多い．肺炎以外の理由であっても胸水で細菌の増殖が起これば同様の経過をたどる．胸部手術後の創部感染症が胸腔内に波及することなども原因の1つである．

症 状

肺炎と同様に咳，痰，発熱などの症状が主である．胸痛を伴うこともある．膿が多く溜まると肺が圧排され呼吸苦を生じることもありうる．

＊胸腔
肺と胸壁の間にはスペースがあり，これを胸腔（胸膜腔）という．肺自体の最も外側の膜を臓側胸膜といい，胸壁の内側を裏打ちする膜を壁側胸膜という．胸腔はさらにくわしくいうと，壁側胸膜と臓側胸膜に覆われたスペースといえる．通常時には肺が拡張しているため胸腔は潤滑油の役割を果たすわずかな胸水しかないが，膿胸ではこのスペースに膿が溜まってしまう．

B 診 断

診断の進め方・確定診断の方法

胸腔穿刺を行い胸水が膿性である，または胸水から細菌が同定される場合には膿胸と診断される．ただし，臨床的には厳密な定義はなく，胸部X線や胸部CTで胸水が存在しており，発熱や血液検査での炎症反応（CRPや白血球数など）の上昇があれば膿胸として対応されることが多い．

臨床分類

発症から3ヵ月以内の膿胸を急性膿胸，3ヵ月以上経過したものを慢性膿胸と分類する．また，肺や気管支に穴があいている場合には有瘻性膿胸という．慢性膿胸や有瘻性膿胸の治療は難渋するものも多く，経過はそれぞれの症例によって多種多様である．とくに有瘻性膿胸では数ヵ月から数年といった長期の療養を要するものが多い．

C 治 療

主な治療法

抗菌薬加療，ドレナージ（物理的な膿や胸水の除去のこと）の2本柱が重要となる．

1）抗菌薬加療

肺炎に準じた抗菌薬加療が行われることが多いが，胸水から検出された細菌の種類によって適宜抗菌薬は変更される．急性膿胸は4〜6週間の抗菌薬加療が必要となることが多い．

2）ドレナージ

抗菌薬は血流のある肺や胸膜にいる細菌には効率的に作用できるが，血流のない胸水や膿の中の細菌には作用しにくい．そのため胸腔内の膿，胸水は取り除く必要がある．ごく感染初期の症例では胸腔ドレーン留置のみですべての胸水を取り除くことが可能であるが，数日経過し半固形物や固形物が胸腔内に生じた症例では手術により胸腔内の膿や胸水，それらが固まった内容物を除去する必要がある．術後も胸水が再貯留しないよう胸腔ドレーン*をしばらく留置する．

特殊な治療法（開窓術）

有瘻性膿胸や一部の慢性膿胸で行われる治療法に開窓術がある．開窓術は肋骨を数本切除し大きな穴を胸壁にあけたままにする外科的処置で，術後はその穴から胸腔内に清潔なガーゼを詰めて1日経って膿が付いたら出すガーゼ交換を毎日行うことで数ヵ月（場合によっては数年）かけて胸腔内の感染をコントロールする．感染がコントロールできたら穴をふさぐ手術を行うが，さらに肋骨を切除したり筋弁*を胸腔内に詰め込んだりと大きな手術が

＊胸腔ドレーン
管状の医療器具であり貯留した液体や空気を体外に排出するために用いられる．胸腔内は陰圧であるため胸腔ドレーンを開放すると肺がしぼんでしまったり胸腔内に体外の不潔な空気や異物が流入したりするため，管理には注意が必要である．

＊筋弁
一部を切り離して動かせるようにした筋肉のことで，近くの欠損した臓器のスペースを埋め合わせるのに用いることができる．乳房の術後再建など形成外科領域での使用がメインである．

必要になる場合も多く，術後の外見が変化してしまうことが多い．

治療経過・予後

適切に抗菌薬加療，ドレナージが行われた場合，急性膿胸の予後は良好であることが多い．一方で慢性膿胸，有瘻性膿胸では長期の療養を要するうえに再発のリスクも高く，治癒が困難となる症例もある．

退院支援・患者教育

誤嚥による肺炎が膿胸の大きな原因であり，予防のための口腔ケアが重要となる．膿胸を契機に ADL が低下する高齢患者も多く，退院後に必要な社会的支援の調整が求められる．

4 ｜ 胸膜腫瘍

胸膜腫瘍とは胸膜から発生する腫瘍の総称である．胸膜腫瘍自体が比較的まれであるが，その中では主なものである**悪性胸膜中皮腫**，**孤立性線維性腫瘍（SFT）**について取り上げる．

4-1 ｜ 悪性胸膜中皮腫

A　病　態

悪性胸膜中皮腫とは

漿膜腔を覆う中皮由来の悪性腫瘍であり，胸膜に最も多く生じるがその他心膜，腹膜からも発生する．きわめて悪性度の高い腫瘍である．

疫学

＊アスベスト
アスベストは天然の鉱石に含まれる繊維状の鉱物である．石綿ともいう．耐熱性が高く酸やアルカリにも強いなど，優れた性質があり安価であったため，かつては建物の屋根や壁に用いる建材などに広く用いられた．

アスベスト＊との関連が非常に強く，悪性胸膜中皮腫患者の 70～80％でアスベスト曝露との関連性が認められる．アスベストを扱う労働者だけでなく，作業所周囲の住民でも悪性胸膜中皮腫が発生するリスクが高まる．ただし，アスベストに曝露したからといって必ず発症するわけではなく，長期のアスベスト曝露歴を持った労働者での発症率は 5 ％である．アスベスト曝露開始から発症までは 25～50 年と長期である．日本では 1980 年代半ばまでアスベストの輸入が行われ，その後使用は徐々に規制されたが全面禁止となったのは 2012 年である．アスベストを使用した建造物が解体される際にも曝露の可能性があることと発症までの潜伏期間が長いことで，今後も日本では悪性胸膜中皮腫は増加すると予想され，発症ピークは 2030 年と考えられている．

病勢進行

壁側胸膜から初発の病変が発生すると胸水を伴って胸腔全体に腫瘍細胞が進展，胸膜全体にびまん性に腫瘍細胞が広がる．その後，周囲の胸壁，心膜，

横隔膜などに浸潤し，遠隔転移をきたす．

症 状

初期は無症状であるが，胸水が貯留すると呼吸苦が出現する．さらに胸壁へ浸潤すると胸痛を生じる．

B 診 断

診断の進め方・確定診断の方法

検診で発見される場合，胸部X線での胸水貯留で指摘されることが多い（図Ⅲ-7-6）．その他，胸部CTでびまん性の胸膜肥厚や胸膜腫瘤を指摘される場合もある（図Ⅲ-7-7）．初期段階での発見は困難である．

確定診断は胸膜生検による組織診で行う．胸膜生検は胸腔鏡検査で行われる．FDG-PET検査を施行することで病変の広がりや転移も評価できる他，腫瘍細胞が採取しやすい生検部位を予測することができる（図Ⅲ-7-8）．

FDG-PET：fluorodeoxy-glucose（FDG）positron emission tomography（PET）

病型分類

病理組織型から上皮型，肉腫型，二相型（混合型）の3つに分類される．いずれも予後不良であることには変わりないが，上皮型は他の2つより比較的予後良好である．

C 治 療

主な治療法

上皮型，二相型（混合型）で病変が片側にとどまっており，周囲臓器への

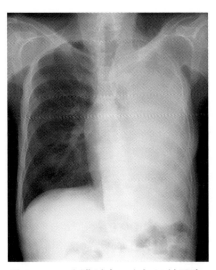

図Ⅲ-7-6 胸膜腫瘍の胸部X線写真
左胸水貯留を認める．

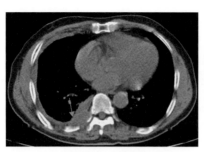

図Ⅲ-7-7　胸膜腫瘍の胸部 CT
右胸膜にびまん性の肥厚，腫瘤（矢印）形成を認める．

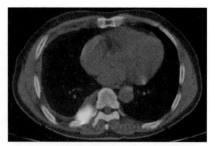

図Ⅲ-7-8　胸膜腫瘍の FDG-PET
胸膜肥厚部，腫瘤形成部に FDG 集積を認める．
図Ⅲ-7-7 と同一症例．

浸潤が高度でなければ手術が行われる．ただし，手術単独ではなく化学療法・放射線治療を組み合わせた治療（集学的治療といわれる）が必須となる．肉腫型では手術を行っても予後が延長しない予後不良群が多く，一般的には手術以外の治療法が選択される．

1）手術

手術の目的は肉眼的な腫瘍切除であり，細胞レベルでの腫瘍の遺残は許容する．遺残に対しては化学療法・放射線治療を組み合わせて治療を行う．術式には胸膜肺全摘術（EPP）と胸膜切除/肺剥皮術（P/D）がある．

EPP は片肺全摘に加え，壁側胸膜（心膜・横隔膜上の胸膜を含む）もすべて取り除く術式である．これだけでも呼吸器外科領域では最大侵襲の術式であるが，さらに胸壁，心膜，横隔膜の合併切除を伴うことも多い．

P/D は壁側胸膜と臓側胸膜をすべて剥離して除去する術式であり，EPP とは異なり肺実質を温存する．こちらも大きな侵襲の手術であるが，EPP と比較すると肺が温存される分だけ侵襲は小さい．

どちらの術式が優れているのかについて明確な決着は出ていないが，近年は P/D が EPP と同等以上の治療成績で手術関連死亡率も低いという意見が主流になりつつある．

2）化学療法

切除不能例の治療の柱であり，また集学的治療の一環としても重要である．殺細胞性抗がん薬であるシスプラチンとペメトレキセドの併用療法が推奨される．近年では，免疫チェックポイント阻害薬による治療でさらに予後が延長するとの報告があり，実際の治療でも使用されている（ニボルマブ＋イピリムマブ併用療法）．

3）放射線治療

EPP の術後治療として用いられ再発予防効果がある．また，治療の他に疼痛緩和目的に放射線照射が用いられることがある．

治療経過・予後

予後はきわめて不良であり，発症後無治療での生存期間は 6〜9 ヵ月であ

EPP：extrapleural pneumonectomy

P/D：pleurectomy/ decortication

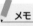
メモ
手術関連死亡率はいずれの術式も 3〜10％程度と報告されることが多く，肺がんの手術（肺葉切除術：0.4％）など，他の手術と比較して非常に高い．

る．外科治療が可能で集学的治療を行った症例に限れば生存期間は15〜30ヵ月程度であるが，根治・長期生存の可能性は高くはない．

退院支援・患者教育

まれな疾患であり病態・治療も特殊であることから，治療は専門性の高い医療機関で行われる．一般病院ではできるだけスムーズに専門病院への紹介を行うことができるようサポートする．確定診断がなされた場合には労災保険制度や石綿健康被害救済法などの社会保障制度の申請が可能である．その旨を患者に伝え，申請の手助けとなる情報提供を行うことが重要である．

4-2 孤立性線維性腫瘍

A 病 態

孤立性線維性腫瘍（SFT）とは

SFT：solitary fibrous tumor

全身に発生する間葉系細胞由来の腫瘍であるが，胸膜に発生するものが最も多いとされている．胸腔内のSFTは，かつては同じ胸膜腫瘍である悪性中皮腫と比べて性質の異なる良性の腫瘍，つまり，単発で，転移はせず，他臓器への浸潤性に乏しい胸膜腫瘍とされた．しかし，中には悪性度が高く他臓器へ浸潤したり，遠隔転移したりするものもあることが近年は知られている．

疫学

10万人あたり2.8人に発生するまれな腫瘍である．悪性中皮腫とは異なりアスベストとの関連はない．

症状

ほとんどの症例で無症状である．腫瘍が増大すると排圧性に無気肺が生じ呼吸苦を伴うことがある．

B 診 断

CTなどの画像所見でSFTが疑われる単発の境界明瞭な腫瘍があれば，治療を兼ねた外科的切除を行い組織診で診断を確定する．

C 治 療

主な治療法

外科的切除による完全切除を行う．

治療経過・予後

完全切除すれば再発しないものも多いが，一部の悪性度の高いSFTでは再発する．再発した場合の予後は不良である．

5 | 縦隔腫瘍

A | 病 態

縦隔腫瘍とは

　縦隔とは左右の肺に挟まれた領域を指し，胸膜，心臓，気管，大血管，食道，神経，リンパ節，脂肪組織などで構成されている．そこに発生した腫瘍を総称して縦隔腫瘍といい，具体的には胸腺腫，胸腺がん，胚細胞性腫瘍，神経原性腫瘍，先天性嚢胞（気管支嚢胞，食道嚢胞，心膜嚢胞），縦隔内甲状腺腫，悪性リンパ腫などがある．

疫 学

　縦隔腫瘍の中で最も多いものは胸腺腫である．約40％を占めるとされ，続いて神経原性腫瘍と先天性嚢胞がそれぞれ約15％，その他が各5％程度である．

発症機序

　腫瘍によりさまざまである．代表的な胸腺腫，胸腺がんは胸腺上皮から発生する．神経原性腫瘍はその名のとおり肋間神経や交感神経幹といった神経から発生する．胚細胞性腫瘍や縦隔内甲状腺腫は胎生期＊に縦隔に取り残された（遺残），胚細胞や甲状腺組織が後に腫瘍化したものとされている．

症 状

　多くの場合は無症状で，検診や他疾患での検査中に発見される．周囲臓器への圧迫や浸潤があると症状をきたし，具体的には胸痛，圧迫感，咳嗽，喘鳴（ぜんめい）などを伴う．また特徴的な症状として，上大静脈症候群＊，横隔膜の挙上，ホルネル（Horner）症候群＊などがある．

　これらは腫瘍の浸潤など，物理的な要因による症状であるが，一方で自己抗体やホルモンなどの生物学的活性によって引き起こされる症状（傍腫瘍症候群）もある．代表的なものとして，胸腺腫には重症筋無力症＊，赤芽球癆（せきがきゅうろう），低ガンマグロブリン血症などがある．

B | 診 断

どのような症状から縦隔腫瘍が疑われるか

　胸部X線やCTの異常（**図Ⅲ-7-9, 10**），前述のような腫瘍の圧迫・浸潤に伴う症状で発見される．

診断の進め方・確定診断の方法

　縦隔腫瘍は生検が困難な場合が多く，診断は主にCTやMRIなどの画像検

＊胎生期
受精卵が胎児となり，出生するまでの期間．

＊上大静脈症候群
腫瘍による上大静脈の狭窄により，上半身の浮腫（むくみ）や静脈怒張が生じる．

✎メモ
腫瘍が横隔神経に浸潤して麻痺することにより，横隔膜が挙上する．

＊ホルネル症候群
上部の交感神経が障害されることで生じる諸症状をまとめてホルネル症候群とよび，縮瞳，眼瞼下垂，眼球陥凹などを引き起こす．

＊重症筋無力症
全身に力が入りにくくなる病態．朝より夕に症状が強い．胸腺腫の約30％に合併する．

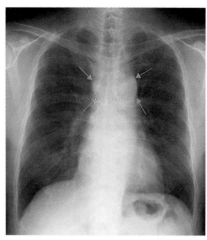

図Ⅲ-7-9　胸腺腫の胸部X線写真
左右の肺に挟まれた領域に腫瘤影を認める(矢印).心陰影などと重なっているため,胸部X線を見慣れていないと見落としやすいので注意が必要である.

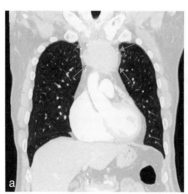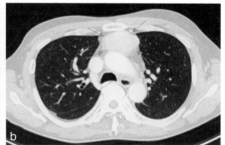

図Ⅲ-7-10　胸腺腫の胸部造影CT
a:冠状断. b:水平断.
前縦隔に造影効果を伴う腫瘤影を認める(矢印).

査で臨床的に行う.腫瘍ごとに特徴的な所見や好発部位がある.外科的切除がなされれば,確定診断となる.

重症度判定・ステージ・臨床分類など

　ここでは,縦隔腫瘍として多い胸腺腫,神経原性腫瘍,胚細胞性腫瘍について解説する.

1)胸腺腫

　胸腺腫の病期分類として,正岡分類およびTNM分類が用いられる.

　正岡分類では,正岡Ⅰ期(腫瘍が被膜内にとどまっている),Ⅱ期(被膜外へ浸潤あり),Ⅲ期(隣接臓器[肺や心膜,大血管]に浸潤あり),Ⅳa期(胸

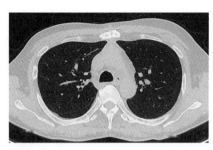

図Ⅲ-7-11　胸腺腫を手術で摘出した後の胸部単純CT
図Ⅲ-7-10の症例の術後. 縦隔腫瘍が摘除されていることがわかる.

膜播種・心膜播種), Ⅳb期（リンパ節転移, 血行性転移あり）としている.

　TNM分類では, 正岡Ⅰ期と正岡Ⅱ期をⅠ期に, 正岡Ⅲ期を浸潤臓器別に区分し（心膜：Ⅱ期, 肺・大血管：Ⅲ期), 播種や転移は正岡分類と同様にⅣ期に分類している.

2）神経原性腫瘍

　成人の神経原性腫瘍の大半は, 良性の神経鞘腫である. 先天性疾患のフォン・レックリングハウゼン（von Recklinghausen）病の一部に, 縦隔の神経線維腫がみられることがある.

3）胚細胞性腫瘍

　胚細胞性腫瘍は奇形腫, セミノーマ, 非セミノーマに分類される. 奇形腫は大半が良性の成熟奇形腫で, 縦隔胚細胞性腫瘍の約80％を占める. 悪性胚細胞性腫瘍のセミノーマと非セミノーマは, 20～30歳代の男性に好発する.

C　治　療

主な治療法

　多くの場合, 診断と治療の両方の目的を兼ねた手術が行われる（**図Ⅲ-7-11**). 浸潤がある場合, 大血管や肺などの合併切除を要する場合もある.

1）胸腺腫

　胸腺摘除術を行う. 浸潤臓器を含めた切除が必要で, 外科的切除が困難な場合や転移を伴う場合は, 化学療法を主とする集学的治療を行う.

2）神経原性腫瘍

　基本的に, 外科的切除が行われる.

3）胚細胞性腫瘍

　成熟奇形腫は良性腫瘍であるものの, その内容物が周囲組織に強い炎症を引き起こし, 浸潤をきたすことがあるため, 外科的切除を要する.

合併症とその治療法

腫瘍浸潤や手術の部位により神経障害が起こる．反回神経麻痺では，嗄声
や誤嚥を生じる．交感神経障害では，患側の発汗低下やホルネル症候群がみ
られる．横隔神経麻痺による呼吸機能低下に対して，横隔膜縫縮術を行うこ
とがある．

治療経過・予後

胸腺腫の完全切除後の予後は，比較的良好である．5 年生存率では，正岡
Ⅰ期 100％，Ⅱ期 98％，Ⅲ期 89％，Ⅳa 期 70％，Ⅳb 期 53％である．胸腺が
んではこれより不良であり，正岡Ⅰ期およびⅡ期 88％，Ⅲ期 52％，Ⅳ期 38％
である[1]．

退院支援・患者教育

胸腺腫に重症筋無力症などの全身疾患を合併する場合は，各領域の専門医
との連携が必要である（やはり神経内科との連携がとくに重要となる）．若年
者が外科治療の対象となることも多く，術後の社会復帰などを気にする者も
多い．家族とも協力して，患者本人にも病状の理解が得られるよう，説明と
サポートが必要となる．

● 引用文献
1）日本呼吸器外科学会/呼吸器外科専門医合同委員会（編）：呼吸器外科テキスト［Web 動画付］—
外科専門医・呼吸器外科専門医をめざす人のために，第 2 版，南江堂，p381, 382, 2021

6 縦隔気腫

A 病 態

縦隔気腫とは

縦隔とは左右の肺に挟まれた領域を指し，縦隔気腫はなんらかの原因で縦
隔に空気が入り込み貯留した病態のことである．

疫 学

特発性縦隔気腫は青年期に好発し，原発性自然気胸と同様な特徴がみられ
る．小児例では，呼吸器感染症や喘息に合併するもの，人工呼吸によるもの
が多い．

発症機序

特発性縦隔気腫（原疾患がなく発症するもの），および二次性縦隔気腫（原
疾患を有するもの）がある．

1）特発性縦隔気腫

特定の原疾患がなく発症するものである．肺胞が破裂して間質側に漏れ出た空気が，肺血管や気管支の周囲をつたって中枢方向（縦隔の方向）に進むことで発症する．喘息などによる咳嗽の重積，重量物の挙上，吹奏楽器の演奏などの気道内圧の上昇が要因といわれている．依存性薬物や麻酔薬が誘因となることもある．約20％に微熱を伴う．

2）二次性縦隔気腫

他の原因疾患により発症したものである．外傷性，特発性食道破裂，医原性などがある．外傷性縦隔気腫は，胸部の外傷により生じた縦隔臓器（気管・気管支，食道）の損傷により縦隔内に空気が漏出し発生するものである．特発性食道破裂（ブールハーフェ［Boerhaave］症候群）は，嘔吐などが誘因となって起こる内因性の食道破裂である．医原性縦隔気腫は，縦隔，後腹膜や頸部などの外科治療によるものや人工呼吸など，医療手技によって引き起こされるものを指す．その他，頸部の外傷や炎症の縦隔への波及，後腹膜の手術や検査，ガス発生菌による縦隔内の感染によるものなどがある．

症状

特発性縦隔気腫では，突然の胸痛や呼吸困難を自覚することが多い．他に嚥下困難や咽頭痛，前胸部の違和感などがある．

二次性縦隔気腫の中でも，特発性食道破裂などはとくに注意が必要で，縦隔炎に至ると敗血症*を引き起こしうる．

＊敗血症
細菌が血流に乗って全身を周る病態．非常に予後不良．

B 診断

どのような症状から縦隔気腫が疑われるか

突然の胸痛や呼吸困難感などが自覚症状としてみられる．最も多い診察所見は皮下気腫である．皮下気腫は皮下に空気が貯留することであり，触診では握雪感（雪を握りつぶすような感触）が認められる．聴診所見では，心音に同期した捻髪音が聴収される（ハンマン［Hamman］徴候）．

診断の進め方・確定診断の方法

自覚症状や身体所見から縦隔気腫が疑われた場合は，まずは病歴の聴取が重要となる．気道内圧上昇の原因となるような労作がなかったか，また気管・食道の損傷につながる外傷などがないか，などを確認する．次に胸部X線およびCTによる診断を行う．胸部X線では，食道・気管支・心膜などの周囲に空気の層が描出される（図Ⅲ-7-12）．胸部CTでは，気腫が少量であっても描出可能である（図Ⅲ-7-13）．

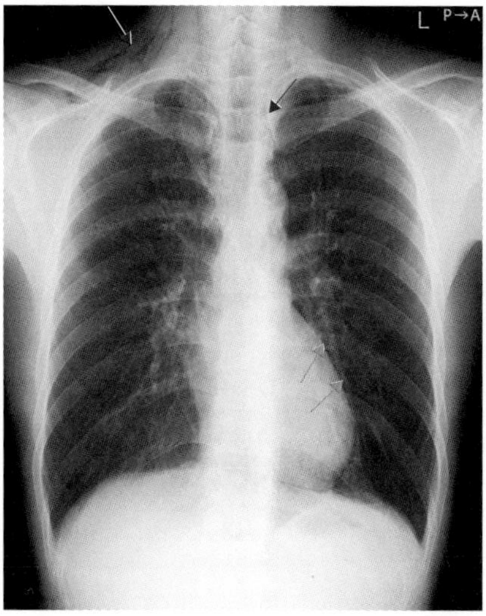

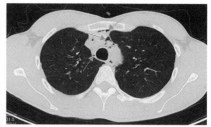

図Ⅲ-7-13 縦隔気腫の胸部単純 CT
大血管や気管周囲に気腫を認める（矢印）．図は上縦隔．

図Ⅲ-7-12 縦隔気腫の胸部 X 線写真
心臓の周囲や上縦隔に気腫（空気の層）を認める（→）．頸部にも皮下気腫を認める（→）．胸部 X 線を見慣れていないと見落としやすいので注意が必要である．

C 治 療

主な治療法

　特発性縦隔気腫では，高い気道内圧がかかることを避け，安静による経過観察を行う．喘息発作など咳嗽が原因の場合は，喘息の治療と鎮咳薬の投与によって増悪を防ぐ．

　二次性縦隔気腫で臓器損傷が明らかな場合は，**外科治療**が原則である．気管支や食道の損傷を伴う場合，緊急気管支鏡や食道造影により損傷の部位や程度を把握し，ドレナージや外科治療が行われる．場合によっては人工呼吸管理を行い，同時に縦隔内の感染に対する治療を行う．

合併症とその治療法

　高度の皮下気腫を伴う場合に，頸部が圧排されることがある．頸部の絞扼を防止するために，皮膚切開や穿刺による脱気を行う．

治療経過・予後

　特発性縦隔気腫では多くの場合，安静により軽快する．気腫の増悪がなければ，縦隔内の空気は次第に吸収されていく．治療後の経過は一般に良好である．

　二次性縦隔気腫では，原病の重症度により治療後の経過は異なる．

退院支援・患者教育

　喘息による咳が原因となっている場合，喘息症状の悪化により縦隔気腫の

再発がみられることがある．原因となる疾患のケアが重要であることを伝える．

8 呼吸不全

1 | 急性呼吸窮迫症候群（ARDS）

A 病態

急性呼吸窮迫症候群（ARDS）とは

ARDS：acute respiratory distress syndrome

　急性呼吸窮迫症候群（ARDS）とは，さまざまな原因疾患により惹起された肺の高度な炎症によって，肺胞上皮細胞および血管内皮細胞がびまん性に障害され，透過性亢進型肺水腫により急性呼吸不全をきたす症候群である．急速に出現する重篤な呼吸不全のため，多くの場合で人工呼吸管理が必要となる．

疫学

　過去の海外の報告では，人口10万人あたり年間4.5〜80人程度の発症率とされている．報告により発症頻度に差はあるが，決してまれな疾患ではない．

発症機序

　肺炎や誤嚥などの肺への直接的な損傷や，敗血症や外傷，熱傷など肺外の疾患による間接的な要因（**表Ⅲ-8-1**）により産生される血液中の炎症性メディエーターによって，好中球の肺内への過剰な集積が起こり，活性化好中球から放出された好中球エラスターゼや活性酸素などの組織傷害性物質により，肺胞上皮や血管内皮，細胞外基質が傷害される．その結果，透過性亢進による肺胞隔壁や血管・気管支周囲などの間質性浮腫，肺胞への滲出液の充

表Ⅲ-8-1　ARDS の原因となる主な疾患

直接損傷	間接損傷
肺炎	敗血症
胃内容物の吸引（誤嚥）	外傷
脂肪塞栓	重症熱傷
有毒ガス吸入	心肺バイパス術
再灌流肺水腫（肺移植後など）	薬物中毒（パラコート中毒など）
溺水	急性膵炎
放射線肺障害	自己免疫性疾患
肺挫傷	輸血や血液製剤の投与

満による肺胞性肺水腫を引き起こす．さらに，肺胞Ⅱ型上皮細胞の障害により
サーファクタントの機能障害が生じることで，傷害肺の肺胞は容易に虚脱
することも重篤な酸素化不全の一因となる．

好発症状と特異的な症状，症状が生じる機序

ARDS に特異的な症状はなく，ARDS の原因疾患による症状とともに，
咳，痰，呼吸困難などの非特異的な呼吸器症状および呼吸不全が出現する．
多くの場合，原因疾患発症から数日以内に症状が出現し，急速に呼吸困難の
増悪と重篤な低酸素血症を呈するようになる．ARDS 肺では，下側荷重域で
肺胞の虚脱や滲出液の充満により肺胞の含気が失われ，肺内シャント*を形
成するため，高濃度酸素投与に抵抗性の低酸素血症を示すことが特徴である．

＊肺内シャント

混合静脈血が肺毛細血管
を流れるが，肺胞に換気が
ないためにガス交換を受け
ずに左心系へ還流する現
象．酸素化障害の機序の1
つである．他に肺胞低換
気，換気血流比不均等分
布，拡散障害がある．

B 診断

どのような症状から ARDS が疑われるか

ARDS の原因となる先行疾患が存在し，急速に呼吸状態が悪化する場合
は，本疾患が疑われる．

診断の進め方・確定診断の方法

急速に進行する呼吸不全に加え，胸部 X 線で両側浸潤影を認めた場合，
ARDS を疑い対処を行う．心不全や腎不全などの体液超過による肺水腫が疑
われる場合には，心エコーや血液生化学検査を参考に，その可能性を否定す
る．胸部 CT は，病変の性状や広がりによる ARDS の診断や，間質性肺炎な
どの鑑別疾患の除外に有用である．しかし，ARDS の診断はあくまでも，急
性の発症経過，胸部 X 線所見，左心不全や体液超過による肺水腫の否定に加
え，酸素化障害の程度の4項目からなる診断基準（ベルリン定義）に基づき，
臨床的に判断する（**表Ⅲ-8-2**）．また並行して，原因疾患に対する検査も必
要である．

表Ⅲ-8-2 ベルリン（Berlin）定義

発 症	誘因となる侵襲もしくは呼吸器症状の新たな出現または悪化から1週間以内
胸部 X 線	胸水や無気肺，結節影では説明のつかない両側浸潤影
肺水腫の原因	心不全や輸液超過では説明のつかない呼吸不全．リスク因子が存在しない場合，静水圧性肺水腫を除外するために客観的評価（エコー検査など）が必要
酸素化	軽症：200 Torr＜PaO_2/FIO_2≦300 Torr， 　　　　PEEP または CPAP≧5 cmH$_2$O 中等症：100 Torr＜PaO_2/FIO_2≦200 Torr，PEEP≧5 cmH$_2$O 重症：PaO_2/FIO_2≦100 Torr，PEEP≧5 cmH$_2$O

重症度

ARDS の診断および重症度の判定は，現在は 2012 年に提唱されたベルリン定義（**表Ⅲ-8-2**）に従って行われ，酸素化障害の程度によって軽症，中等症，重症に分類される．

C 治療

主な治療法

NPPV：noninvasive positive pressure ventilation

ARDS に対しては，これまで有効性が確立された特異的薬物療法は存在せず，原因疾患のすみやかな制御と，呼吸不全への対処が治療の中心となる．酸素投与に抵抗性の重篤な低酸素血症を呈するため，ほとんどの場合人工呼吸管理が必要となる．初期においては，非侵襲的陽圧換気療法（NPPV）やハイフローセラピーを用いてもよいが，必要な気管挿管の遅れは呼吸不全患者の死亡リスクを増加させることに注意が必要である．ARDS に対する人工呼吸では，肺が陽圧換気によってさらに傷害を受け人工呼吸誘発肺損傷（VILI）を生じることから，いかにその発生を抑制するかが重要となる．VILI

VILI：ventilator-induced lung injury

は，大きすぎる 1 回換気量や高すぎる気道内圧によって，傷害肺胞に大きな力が加わることや肺胞が過伸展にさらされることで生じると考えられる．このため，1 回換気量を予測体重*あたり 4〜8 mL に制限する肺保護換気を行う．中等症・重症例では，発症早期に限り筋弛緩薬を投与することがある．

*予測体重
以下の式により求める．
男性（kg）：50.0+0.91×（身長（cm）−152.4）
女性（kg）：45.5+0.91×（身長（cm）−152.4）

また，中等症・重症例に対して，1 日あたり 12 時間以上の長時間の腹臥位療法を行う場合がある．重度の低酸素血症や高二酸化炭素血症に改善がみられず治療抵抗性の場合，体外式膜型人工肺（ECMO）*の導入を考慮する．さらに，炎症を抑制する目的で低用量副腎皮質ステロイド（メチルプレドニン換算で 1〜2 mg/kg/日）を使用する場合があるが，その導入は発症早期より行う必要がある[1]．

*体外式膜型人工肺（ECMO）
extracorporeal membrane oxygenation. 重症呼吸不全や重症心不全に対し，体外循環回路と人工肺により行われる呼吸循環機能の補助療法．主なものとして，体外循環を静脈より脱血し動脈へ送血する V-A ECMO と，静脈より脱血し静脈へ送血する V-V ECMO がある．呼吸不全に対しては，通常 V-V ECMO が用いられる．

合併症とその治療法，看護ケア

1）気胸

人工呼吸中に気胸を合併した場合，急激に低酸素血症の増悪をきたし，また緊張性気胸によりショックに陥る危険がある．SpO_2 の突然の低下や 1 回換気量の低下，気道内圧の上昇などの人工呼吸器モニターの変化に注意し，疑わしい場合には胸部 X 線にて確認のうえで胸腔ドレナージを行う．

2）人工呼吸器関連肺炎

気管内に留置された人工気道（気管チューブや気管切開チューブ）を経由して，口腔内容物の垂れ込みや，人工気道から下気道への菌の侵入により肺炎を発症する．このため，人工呼吸器関連肺炎を予防するために，マウスケアによる口腔内清浄の維持や，適切なカフ圧管理による垂れ込みの防止，吸引などの処置の際の手指消毒の徹底などの接触感染の予防が重要となる．

3）ICU 関連筋力低下

早期からのリハビリテーションを行うことで，神経障害や筋萎縮の発症および進行を防ぐよう努める．

4）不穏・せん妄

絶え間ないモニター音や身体拘束，治療行為による刺激や痛み，心理的ストレスなどが促進因子となり，不穏やせん妄を起こしやすい．照明の調節による1日のリズムや音楽などで快適な環境を整え，時計やカレンダーの利用，文字盤や筆談によるコミュニケーションなどで，見当識障害を防ぎ，不穏・せん妄を予防する．また，重篤な経過から，家族も強い不安にさいなまれる．家族への精神的サポートも必要であり，家族の面会や，可能であれば患者のケアに積極的に家族の参加を図ることが，患者のみならず家族への心理的ケアとなる．

治療経過・予後

集学的治療にもかかわらず，ARDS の死亡率は約 40% と高い．

退院支援・患者教育

生存退院しえた場合でも，肺の線維化や呼吸筋の萎縮などにより，呼吸機能障害が残存し，在宅酸素療法が必要となる場合もある．さらに，ADL の低下も伴いやすい．退院後も精神的・社会的サポートが求められる．

● 引用文献
1）日本集中治療医学会/日本呼吸器学会/日本呼吸療法医学会 ARDS 診療ガイドライン作成委員会：ARDS 診療ガイドライン 2021

9 胸部外傷

外傷患者に対する初期診療では，全身の解剖学的な評価よりも呼吸，循環，意識といった生理学的な評価を優先し，いずれかに異常があればただちに是正することが原則である．まず，呼吸数，SpO_2，血圧，脈拍数などのバイタルサインと視診・聴診・触診を駆使して，フレイルチェスト，緊張性気胸，大量血胸といった致死的な胸部外傷の有無を確認し，これらを診断した場合にはすみやかに気管挿管，人工呼吸，胸腔ドレナージなどの蘇生処置を実施することが重要である．

1 胸郭損傷

1-1 肋骨骨折

A 病態

鈍的胸部外傷の中でも，肋骨骨折は発生する頻度が高い．肋骨骨折自体は致死的ではないが，とくに多発肋骨骨折や転位を伴う骨折では血胸・気胸，右下位の肋骨骨折では肝損傷，左下位の肋骨骨折では脾損傷といった合併損傷に注意する必要がある．

B 診断

触診で打撲部位に一致する胸壁に局在性の圧痛や軋音があれば，肋骨骨折を強く疑う必要がある．X線検査では肋骨骨折を検出できないことも多いが，CT検査は骨折の診断に加えて血胸・気胸などの合併損傷の有無を評価するうえで有用である．さらに近年では，肋骨骨折の診断に対する超音波検査の有用性も示唆されている．

C 治療

転位の少ない数本以内の肋骨骨折では胸壁固定用バンドを用いて安静を保

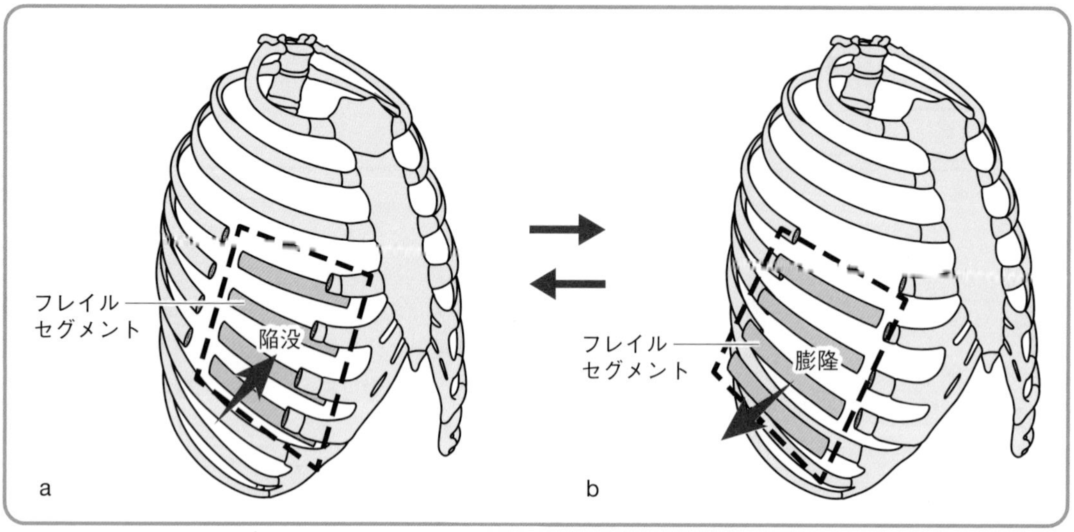

図Ⅲ-9-1　フレイルチェスト

a：吸気時．b：呼気時．

通常，吸気時に胸郭は外側に広がり，横隔膜は下降する結果，胸腔内圧は低下して肺胞が広がる．図のように連続する4本の肋骨が各2ヵ所で骨折して支持性を失ったフレイルセグメント（破線部分）は，吸気時（a）には内側に陥没する結果，健常時よりも胸腔内圧が低下しないため，肺胞の広がりが制限されて換気障害をきたす．また，呼気時（b）のフレイルセグメントも外側に膨隆して健常時と逆の胸郭運動となり，これを「奇異呼吸」という．

つことで，入院は原則不要である．疼痛による浅い呼吸が無気肺や肺炎を誘発する可能性があるため，とくに肺損傷のある患者では鎮痛と呼吸理学療法が重要であり，フレイルチェストや骨折片の著明な変形・突出がある場合には手術療法を考慮する．

1-2　胸郭動揺（フレイルチェスト）

　フレイルチェストとは，「2本以上の連続する肋骨（または肋軟骨）が2ヵ所以上で骨折して，自発呼吸では吸気時に支持性を失った部分（フレイルセグメント）が陥凹し，呼気時に突出する**奇異呼吸**を呈する胸郭損傷」と定義されている[1]．肋骨骨折に伴う疼痛に加えて，フレイルセグメントによって胸郭が不安定となった結果，低換気性呼吸不全をきたす．治療は患者の年齢・基礎疾患や呼吸・循環を含む全身状態に応じて，気管挿管下での陽圧による人工呼吸管理（内固定）や外科的な肋骨整復固定（外固定）が選択される（**図Ⅲ-9-1**）．

●引用文献
1）日本救急医学会：フレイルチェスト．医学用語解説集，〔https://www.jaam.jp/dictionary/dictionary/index.html〕（最終確認：2023年6月29日）

2 | 外傷性血胸

A 病 態

　胸腔（壁側胸膜と臓側胸膜の間）に血液が貯留した状態であり，肺裂傷や肋間動静脈，内胸動脈の損傷によって生じることが多い．多発肋骨骨折や心臓・大血管損傷に伴う大量血胸では，出血に伴う循環血液減少性ショックや胸腔内圧の上昇によって静脈還流が障害されて閉塞性ショックをきたす可能性があり，致死率も高い．

B 診 断

　身体診察では頻呼吸，胸郭運動の左右差，打診での濁音，呼吸音の減弱・消失などが診断の一助となり，ショック状態で頸静脈怒張を認める場合には閉塞性ショックを強く疑う．臥位X線検査では少量の血胸を検出することが困難であり，確定診断には超音波検査やCT検査の方が有用である．

C 治 療

　一般に胸部X線検査で血胸が確認された場合，チェストチューブによる胸腔ドレナージが行われる．大量血胸や出血が持続する場合には複数の静脈路からの急速輸液や輸血によって循環の安定を図り，開胸術を考慮する必要がある．また，抗血栓療法中の患者の多発肋骨骨折では受傷直後に血胸を認めなくても時間経過とともに大量血胸を合併する可能性があり，入院による経過観察が望ましい．

> **FAST**
>
> FAST（focused assessment with sonography for trauma）とは，外傷の初期診療における迅速簡易超音波検査法をいい，とくに循環の異常を認める傷病者に対して心囊腔，腹腔および胸腔の液体貯留（出血）の有無の検索を目的として行う[1]．

●引用文献
1）日本救急医学会：FAST．医学用語解説集，〔https://www.jaam.jp/dictionary/dictionary/index.html〕（最終確認：2023 年 6 月 29 日）

3 | 肺挫傷

A 病態

　肺組織の破壊によって生じた肺胞出血に炎症や浮腫を伴って低酸素血症をきたす．肺挫傷は一般に交通外傷や高所からの墜落といった高エネルギーの鈍的胸部外傷で発症し，肋骨骨折を合併することも多い．

B 診断

　頻呼吸，SpO_2値の低下，呼吸困難，血痰などを認めた場合には本症を疑うが，発症早期の軽症例では無症状であることも多い．X線検査よりもCT検査の方が診断に対する感度が高く，CT検査では肺野に局所性あるいはびまん性のすりガラス影や浸潤影などの多彩な所見を示す．

C 治療

　気胸や血胸を合併しない場合には保存的治療が主体であり，軽症例では経過観察や低流量の酸素投与で軽快することが多い．高度の低酸素血症を呈する重症例では，マスク装着による非侵襲的陽圧換気療法（NPPV）や気管挿管下での人工呼吸管理を要する．

NPPV：noninvasive positive pressure ventilation

10 その他の肺疾患

1 気管支拡張症

A 病態

気管支拡張症とは

気管支拡張症とは慢性的な気道の感染，炎症を繰り返して，気管支が拡張した状態である．

疫学

大きく先天性と後天性に分けられる．先天性としては，原発性線毛機能不全，囊胞性線維症，カルタゲナー（Kartagener）症候群などがあげられる．後天性にはあらゆる感染症（結核の後遺症や，幼少期の肺炎，非抗酸菌症など），膠原病（とくに関節リウマチ，シェーグレン［Sjögren］症候群）や潰瘍性大腸炎などの全身性炎症性疾患，アレルギー性気管支肺アスペルギルス症，間質性肺炎の進行期などがある．先天性の場合，若年時から症状が起こることやその他の臓器障害などもあり，予後は不良である．

症状

> **メモ**
> 感染を起こすと痰は膿性になる．

頑固な咳と粘度の高い痰が出る．炎症から出血して血痰を伴うこともあり，ひどいと喀血の原因にもなる．感染を起こすと，咳，痰が増え，息苦しさが増悪し，喘鳴を伴うようになり，慢性閉塞性肺疾患（COPD）と同じく急性増悪という概念がある．

もう少しくわしく　気管支拡張は治るのか？

いったん拡張した気管支は，なかなか元に戻らない．線毛も障害を受けてうまく機能せず，細菌が侵入，定着しやすい状態になる．また慢性的な気管支拡張を持つ者はさまざまな要因によりやせていることが多く，うまく排痰できない．そのため，すぐに気管支炎，肺炎を起こすことになる．さらにその炎症が気管支拡張につながり，慢性，難治化することになる．

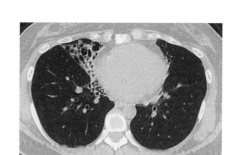

図Ⅲ-10-1　気管支拡張症の胸部 CT
中葉に拡張した気管支を認める（矢印）.

B 診 断

どのような症状から気管支拡張症が疑われるか

咳と粘り気の多い痰という慢性気管支炎様の症状から疑うこともあるが，ときに無症状で，胸部 X 線や CT で偶然発見されることもある.

診断の進め方・確定診断の方法

1）聴 診

聴診では，気管支や肺胞に痰が貯留することで生じるロンカイや水泡音，細い気管支の狭窄で聴かれるウィーズがあちこちで聴かれ，一般的には派手な聴診所見となる.

2）画像検査

診断では，画像検査がキーポイントとなる. 胸部 X 線では，進行すると気管支が拡張して線状（tram line）にみえたり，囊胞がたくさん集まってみえたりすることがある.

胸部 CT では，より詳細に気管支拡張や気管支壁の肥厚がみえる（**図Ⅲ-10-1**）. 気管支内に液体貯留があると，痰が多いことが予想される. また，原因となった疾患（結核，非結核性抗酸菌，アレルギー性気管支肺アスペルギルス症など）を推定できることがある.

C 治 療

主な治療法

急性増悪の頻度の減少と QOL の改善が治療目標となる.

1）急性増悪の頻度の減少

感冒などを契機に急性増悪が起こる. 感染であれば，早期に適切な抗菌薬や排痰処置を行う.

2）QOL の改善（慢性期安定期の治療）

気道分泌物のスムーズな喀出（排痰）と，慢性炎症のコントロールが重要

である．喀痰をスムーズに出しやすくする去痰薬，気管支拡張薬などの内服，吸入が有効である．また，体位排痰法や，自己排痰訓練などの理学療法も重要である．呼吸リハビリテーションの有用性も示されている．るいそうが目立つ患者には適切な栄養指導も行い，筋力低下の予防に努めることも大切である．

　近年，マクロライド少量持続投与の効果が証明されてきている．これは，マクロライドによる抗菌作用というよりも，線毛機能改善や抗炎症作用や喀痰調整（分泌抑制）作用によって喀痰を減少させる作用である．また，感染に気をつけながらではあるが，吸入ステロイドを使用することによって，症状がコントロールされることもある．最終的に，気管支拡張の範囲が広がると，低酸素血症が起こりうる．その場合は6分間歩行などを参考に，在宅酸素導入を図る必要がある．

合併症とその治療

　血痰時などは，止血薬を点滴または内服で投与する．大量喀血時や喀血を繰り返すときは気管支鏡でも止血困難なことが多々あり，その場合は，気管支動脈などの血管塞栓術が必要になることもある．また喀血，感染に難渋する場合は限局的であれば外科的切除手術も検討される．

治療経過

　感染と炎症をうまくコントロールできれば，かなり安定して日常生活を送ることができるが，感染を繰り返し難治性進行性で肺が荒廃していく例もある．初期病変ではインフルエンザ桿菌が定着しやすく，病期が進行すると緑膿菌が付着する．気管支拡張症の患者で喀痰から緑膿菌が検出されると，予後不良といわれている．

退院支援・患者教育

　長く病気と付き合っていかなくてはならないことを患者に認識してもらう必要がある．以下の点について指導を行う．

- 感染予防：感染との付き合いがポイントとなる．予防の観点からも，肺炎球菌やインフルエンザのワクチン接種，手洗い，うがいなどを励行する
- 排痰：しっかり排痰させるよう指導する（理学療法，確実な吸入薬の使用など）
- 服薬：なぜその薬が必要か患者に理解してもらい，忘れないように工夫する（薬カレンダーなど）
- 禁煙：禁煙の意志があるかを確認する．無関心な患者に禁煙を誘導するのは難しい．関心がある患者には情報提供などを行い（禁煙外来などを含む），禁煙に誘導する

- ●急性増悪：急性増悪が起こることを説明し，体調の異変があればすぐに受診するように指導する．とくに痰の膿性化は感染を意味しており，痰の量や性状を観察するよう指導する
- ●血痰，喀血時の対応：血痰が出たときは，まずは量を確認し，痰がすべて真っ赤になる場合は大量出血の可能性があるため，すぐに病院受診を考えるよう指導する．その際，いちばん危険なのは窒息であるため，できる限り，気道確保しやすい体位（自然と坐位になっていることも多い）を取って対処するよう伝える．血痰が続く場合や大量喀血の場合は気管支動脈塞栓術というカテーテル治療を行うこともある．

2 ｜ リンパ脈管筋腫症

A 病態

リンパ脈管筋腫症とは

LAM：lymphangioleio-myomatosis

リンパ脈管筋腫症（LAM）とは，平滑筋様の腫瘍細胞（LAM細胞）が，肺，リンパ節，腎臓などで緩徐に増殖する全身性腫瘍性疾患であり，肺には多発性嚢胞を形成する．LAMには，結節性硬化症（TSC）に伴って発症するTSC-LAMと，単独で発症するLAMがある．

TSC：tuberous sclerosis complex

疫学

多くは妊娠可能な年齢の女性に発症し，日本での有病率は100万人あたり1.9〜4.5人と推測されている．

発症機序

単独で発症するLAM，TSCに伴って発症するTSC-LAMともに，*TSC*遺伝子の異常が発症に関与している．

原因遺伝子は2つあり，*TSC1*遺伝子と*TSC2*遺伝子が発見されている．遺伝形式は常染色体顕性遺伝（優性遺伝）*を示すが，両親からの遺伝ではなく，両親の精子または卵子に突然変異が起こり発症することもある（孤発例）．孤発例の患者の子は，常染色体顕性遺伝（優性遺伝）によりTSCになる可能性がある．

> **メモ**
>
> *TSC1*遺伝子と*TSC2*遺伝子はそれぞれハマルチン，チュベリンというタンパク質をつくり，それらのタンパク質は共同でmTORという物質を抑制し，腫瘍ができるのを抑えている．どちらか一方の遺伝子に異常があると腫瘍が増殖する．

症状

＊**常染色体顕性遺伝（優性遺伝）**

対をなす染色体のどちらか一方にでもその遺伝子があると発現する遺伝形式のこと．

労作時呼吸困難，咳嗽（がいそう）を呈し，自然気胸を反復することがある．その他，リンパ節症状（乳び胸水または腹水，下肢のリンパ浮腫），腎血管筋脂肪腫に伴う症状（腹痛，血尿など）がある．

TSCでは多くの臓器（脳，皮膚，心臓，肺，腎臓など）でLAM以外の病気も生じるが，出現程度や組み合わせはさまざまであり，明らかな異常を示

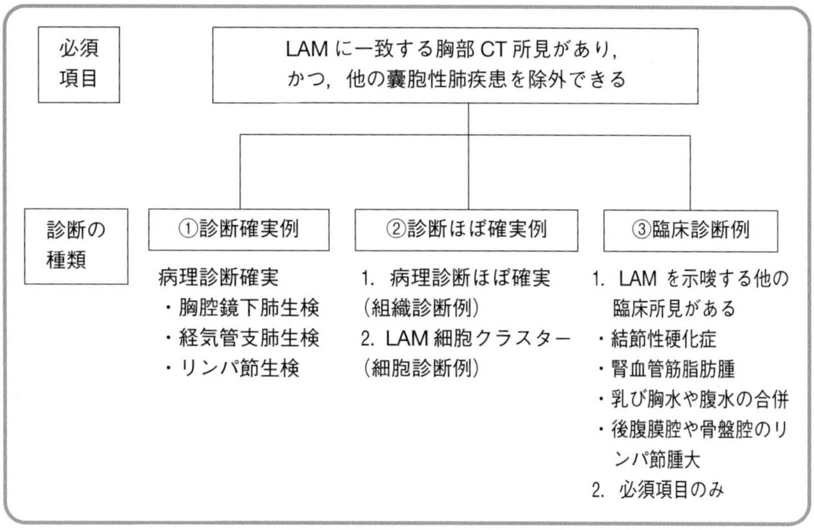

図Ⅲ-10-2 リンパ脈管筋腫症（LAM）の指定難病認定の手順

さない不全型もある.

B 診 断

どのような症状からリンパ脈管筋腫症が疑われるか

① 若年女性，② 非喫煙者または軽度の喫煙歴，③ 息切れや再発性の気胸を有する場合に，LAM が疑われる．労作性の息切れや自然気胸で発症する例が多く，乳び胸水や腹水，腎血管筋脂肪腫の指摘から LAM と診断される例もある．

診断の進め方・確定診断の方法

診断には胸部CT検査が推奨され，境界明瞭な多発性囊胞性病変を認める．可能であれば経気管支肺生検や外科的肺生検で，病理診断を得ることが推奨される（図Ⅲ-10-2）．

重症度判定

症状の程度はさまざまであり，現在のところ重症度分類はない．個々に応じて症状や合併症の治療を行うことになる．

C 治 療

主な治療法

呼吸機能が進行性に低下する場合，および内科的に管理困難な乳び胸水や腹水の合併例には，シロリムス（mTOR 阻害薬）を検討する．閉塞性肺障

> **シロリムス**
> 創傷治癒不良のおそれがあり，手術前には休薬が必要である．とくに肺移植前は注意する．また，妊娠中の投与は禁忌．

LABA : long-acting beta 2 agonist

害を認める場合は，COPD に準じて長時間作用性 β_2 刺激薬（LABA）を使用する．呼吸不全については酸素療法を導入，重症例には肺移植を検討する．

合併症とその治療法

気胸や腎血管筋脂肪腫からの出血を合併することがある．LAM では気胸の再発が多く，胸膜癒着術や外科的治療にて再発防止を講じる必要がある．腎血管筋脂肪腫から出血をきたした場合には，血管塞栓術や外科的治療を要することがある．

HOT : home oxygen therapy

呼吸不全をきたした症例には COPD に準じて，呼吸器リハビリテーションや在宅酸素療法（HOT）を導入し，感染症の合併に注意する．

治療経過・予後

LAM による肺機能障害の進行速度は多様で，無治療でも緩徐な進行にとどまる例もあれば，各種治療を行っても急速に進行するものもある．急速に進行する例では，肺移植も視野に入れて治療にあたることが望ましい．

退院支援・患者教育

妊娠・出産は禁忌とはいえないが，病状が悪化する可能性があるため，LAM の病勢に及ぼす影響や呼吸機能を考慮し考えることになる．

3 じん肺症・アスベスト（石綿）肺

3-1 じん肺症

A 病態

じん肺症とは

じん肺法によると，じん肺（塵肺）とは粉じん（粉塵）（空気中に含まれる非常に細かい固体粒子）を吸入することによって肺に生じた線維増殖性変化を主体とする疾病と定義されている．一般には無機粉じんに起因する無機じん肺を意味するが，微生物や食物由来の粉じんによる有機じん肺を含める場合もある．

粉じんへの曝露は仕事の作業中に多く，特定の職業集団に多く発症することから，じん肺は職業関連疾患，職業性肺疾患と考えられている．粉じん吸入を避けるような労働環境の整備や労働者の健康管理を進める目的で，昭和35 年（1960 年）に「じん肺法」が制定された．

じん肺法には「じん肺健康診断」により健康診断の方法が規定されている．

じん肺の分類

珪肺（吸入粉じん：遊離珪酸），石綿肺（石綿），溶接工肺（酸化鉄），炭坑夫肺（石炭），滑石肺（タルク），アルミニウム肺（アルミニウム），ベリリウ

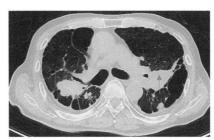

図Ⅲ-10-3　珪肺の CT
大小さまざまな珪肺結節（小陰影や大陰影）を認める（矢印）.

ム肺（ベリリウム），超硬合金肺（コバルト）など，吸入粉じんの種類により多岐にわたる.

疫 学

じん肺の罹患率は職場の曝露対策の普及や石綿の全面使用禁止などに伴い1975 年をピークに減少傾向にある．しかし，じん肺健康診断受診の対象となる業務が拡大されたため，じん肺健康診断を受ける労働者数は増加している.

発症機序

粉じんを繰り返し吸引することで，末梢気道から肺胞に慢性的な炎症が生じ，線維化が進むと考えられている.

症 状

軽症例では無症状のことが多く，病状が進行すると咳嗽，喀痰，呼吸困難が生じる.

合併症

じん肺法施行規則に定められた疾病として肺結核，結核性胸膜炎，続発性気管支炎，続発性気管支拡張症，続発性気胸，原発性肺がんがある.

B 診 断

粉じん曝露歴，および，じん肺に特徴的な画像所見を確認することで診断される（**図Ⅲ-10-3**）.

現在だけでなく，過去の職業歴の聴取が重要である．粉じん作業に従事していた期間を確認する.

| コラム | じん肺法に基づく健康管理 |

粉じん作業に従事する労働者は，定期的にじん肺健康診断を受ける．健診結果により，じん肺管理区分が決定され，必要に応じて作業場所の変更や作業時間の短縮など，適切な措置が講じられる．最近では稀少金属（レアメタル）の産業への活用により，新たな職業性呼吸器疾患も発生している．あらゆる吸入曝露について問診することが重要である

C 治 療

主な治療法

粉じん曝露の回避が重要である（職場環境の調整，マスクの着用など）．根本的な治療はないため，対症療法が中心となる．鎮咳薬，去痰薬，気管支拡張薬などが用いられる．合併症に対しては疾患に応じた治療が行われる．呼吸不全が進行した場合，呼吸リハビリテーションや酸素療法が検討される．

治療経過・予後

病状が進行した場合は呼吸不全をきたし，死亡することもある．石綿肺で線維化の進行したものは予後不良である．

退院支援・患者教育

禁煙，感染予防（肺炎球菌ワクチン，インフルエンザワクチンなど），社会資源の活用（労災保険申請，介護保険申請，在宅療養支援体制の検討）を勧める．

とくに石綿肺の場合は，労災申請ができるかどうか，石綿健康被害救済制度の申請ができるかを検討することが重要である．

3-2 アスベスト（石綿）肺

A 病 態

アスベスト肺とは

アスベスト肺とは，石綿（いしわた，せきめん）の曝露によって発生するじん肺の一種である．石綿吸入によって生じる健康障害としては，悪性胸膜中皮腫，石綿による肺がん，石綿肺およびびまん性胸膜肥厚などが知られている．石綿の使用は段階的に禁止され，2012年に全面使用禁止となった．石綿による健康被害に対しては，石綿健康被害救済制度が定められている．

社会問題としてのアスベスト

石綿は防音材，断熱材，保温材などで使用されてきたが，現在は原則として製造などが禁止されている．2004 年頃から大手機械メーカーの周辺住民に石綿関連疾患が多く発生しているとの報道があり，社会問題として世間に広く知られるようになった．石綿製品の製造にかかわる作業の他に，配管・断熱・保温・ボイラー・築炉関連作業，造船所内の作業や船員，建築現場の作業，解体作業に従事する者などが石綿に曝露する可能性が高いとされている．

石綿による健康被害は石綿を扱ってから長い年月を経て出てくる．たとえば，中皮腫は平均 35 年前後という長い潜伏期間の後に発症するといわれているため，石綿の規制が進んだ現在でも新規患者が報告されている．

症 状

軽症の場合は無症状のことが多い．病状が進行した場合，じん肺と同様の症状を呈する．身体所見は，間質性肺炎と似た所見を呈する．

B 診 断

職業性石綿曝露歴があること，画像で以下のような特徴的な所見があること，他の類似疾患（間質性肺炎）や石綿以外の原因物質による疾患を除外すること，これらを組み合わせて総合的に診断する．画像では胸膜肥厚，胸膜プラーク，胸膜直下の線状影などを認める（**図Ⅲ-10-4**）．呼吸機能検査では，スパイロメーターにて拘束性換気障害が認められる．

C 治 療

じん肺症の項に準ずる．

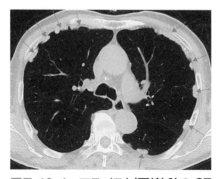

図Ⅲ-10-4 アスベスト(石綿)肺の CT
胸膜肥厚，胸膜プラークを認める（矢印）．

4 過換気症候群

A 病態

過換気症候群とは

　過換気症候群とは，精神的不安や極度の緊張により過呼吸となり，換気量
の増加に伴い肺胞内の CO_2（二酸化炭素）が低下し，呼吸性アルカローシス
（p.68 参照）となることでさまざまな症状を呈する状態を指す．不安や緊張，
精神的興奮などを誘因とする場合が多いが，まれになんらかの疾患（喘息，
肺炎，肺塞栓症など）に続発して起こることがある．

疫学

　一般人口の 6〜11％に発症するとされる．思春期などの若年に多くみられ
る傾向にあるが，罹患年齢層は幅広い．救急外来で診療する機会が多い疾患
である．

発症機序

　心理的要因から過呼吸状態になると，換気により CO_2 が消費され，血中の
CO_2 濃度が低下する．すると呼吸中枢は呼吸を抑制しようとするため，患者
は呼吸できない苦しさを自覚する．また，血中の CO_2 が低下することでアル
カローシスとなり，血中の Ca^{2+} 濃度が低下することで手足のしびれや筋肉
のけいれんを引き起こす．このような症状がさらにパニックを誘発し，過呼
吸状態が悪化する．

症状

　自覚症状としては，呼吸困難感や動悸などを認める．身体所見としては，
呼吸回数が速い，手足のしびれや筋肉のけいれん，手指の硬直（助産師の手）
などを認める．

表Ⅲ-10-1 過換気をきたす背景疾患

呼吸器疾患	肺炎，喘息，気胸，肺塞栓，間質性肺炎など
心血管系疾患	うっ血性心不全，心筋梗塞など
代謝性疾患	代謝性アシドーシス（糖尿病など），甲状腺機能亢進症など
脳神経疾患	中枢神経系感染症や腫瘍など
精神疾患	不安神経症，パニック障害など

B 診断

どのような症状から過換気症候群が疑われるか

本症は器質的な疾患ではない．患者が呼吸困難を訴えていても呼吸器に異常はないため，過換気の影響で過度に酸素を取り込むことから SpO_2 は100%を表示することが多い．逆に過換気状態にもかかわらず SpO_2 が低い場合は，背景になんらかの疾患がある可能性があるため注意が必要である．また，手足のしびれや手指の硬直は，過換気症候群に特徴的な症状である．

診断の進め方・確定診断の方法

本症に確定診断法はない．動脈血液ガス分析では PaO_2 の上昇，$PaCO_2$ の低下，pH の上昇を認める．一般採血や胸部 X 線，心電図などは，背景疾患（表Ⅲ-10-1）の検索目的で適宜実施する．過換気が解除され症状が消失することで，診断にいたる．

C 治療

主な治療法

過換気症候群に対する治療は，意識的に呼吸を遅くすることである．しかし不安や興奮状態に陥っていることが多く，なかなか従命できないことが多い．患者の不安を取り除くことが重要である．また，患者に会話を促すことも有用である．患者に積極的に話させることで，無意識に促迫した呼吸が落ち着くことがある．

不安が強く，上記治療法でも改善が期待できないような場合もある．その際は精神科医などの専門家に相談したうえで，抗不安薬の投与により鎮静を図ることもある．

合併症とその治療法

過換気をきたす他疾患が明らかになった場合は，その治療を優先する．他疾患が背景にある場合は，喘息や肺塞栓，心不全などで低酸素血症を呈している場合や，代謝性アシドーシスを呈していて，過換気により CO_2 を過剰に排泄してホメオスタシスを保とうとしている場合など，過換気になる理由が

メモ

有名な治療法として，ペーパーバック法が知られている．紙袋を口にあてて，いったん吐いた息を再び吸わせることにより，血液中の炭酸ガス濃度を上昇させることを目的としているが，低酸素血症を誘発する可能性もあるため，十分な注意が必要である．

あることが多い．ゆえに，他疾患の存在が背景に疑われた場合は，盲目的に過換気症候群に対応をすることは有害となる可能性がある．

治療経過・予後

本疾患の予後は良好である．

患者教育

原因に不安神経症やパニック障害など，なんらかの精神疾患が疑われる場合は何度も繰り返すことも多く，心療内科での通院治療を要することがある．また，家庭や生活環境に原因がある場合もあり，家族の理解や協力が必要である．

5 睡眠時無呼吸症候群 (SAS)

A 病態

睡眠時無呼吸症候群 (SAS) とは

SAS：sleep apnea syndrome

睡眠時無呼吸症候群 (SAS) とは，睡眠中に無呼吸を繰り返すことでさまざまな合併症（高血圧，不整脈，虚血性心疾患，心不全，脳血管疾患など）を引き起こす病態を指す．

疫学

成人男性の約 3〜7％，女性の約 2〜5％に認める．男性では 40〜50 歳代が半数以上を占め，女性では閉経後に増加する．

発症機序

OSAS：obstructive SAS
CSAS：central SAS

上気道の閉塞で生じる閉塞型睡眠時無呼吸症候群 (OSAS) と，呼吸そのものが停止する中枢型睡眠時無呼吸症候群 (CSAS) に分かれるが，実臨床では閉塞型無呼吸症候群が大半を占める．

閉塞型は空気の通り道である上気道が狭くなることが原因であり，肥満による首周りの脂肪沈着が主な要因であるが，肥満以外にも扁桃肥大，鼻炎・鼻中隔彎曲なども原因となる（図Ⅲ-10-5）．日本では，小顎症など顔面骨格が原因となることが多いのも特徴である．

一方，中枢型はうっ血性心不全や脳卒中，脳炎など心疾患や神経疾患が原因となる．これらの病態では呼吸中枢が正常に機能していないため，呼吸そのものが停止する．

症状

いびき，日中の眠気，起床時の頭痛，夜間の頻尿などが主な症状である．とくに日中の眠気は集中力の低下を引き起こし，作業効率の低下や，事故につながる危険性を伴う．

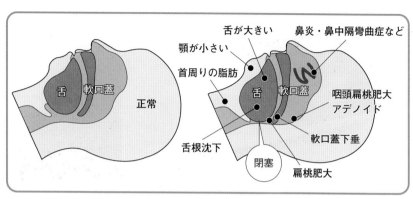

図Ⅲ-10-5　睡眠時無呼吸症候群の気道の閉塞
〔日本呼吸器学会：睡眠時無呼吸症候群（Sleep Apnea Syndrome：SAS），〔https://www.jrs.or.jp/citizen/disease/i/i-05.html〕（最終確認：2023 年 8 月 30 日）より許諾を得て転載〕

B　診　断

どのような症状から疑われるか

　いびき，日中の眠気，起床時の頭痛などを認める肥満の中年男性であれば，OSAS の可能性が高い。

診断の進め方・確定診断の方法

　ポリソムノグラフィ（**PSG**）を実施し，睡眠中の呼吸状態を検査する．PSG にて 1 時間あたりの無呼吸と低呼吸を合わせた回数である**無呼吸低呼吸指数（AHI）**が 5 以上であり，日中の眠気など症状を伴う場合や，無症状でも AHI が 15 以上である場合に SAS と診断する．無呼吸は 10 秒以上の気流の停止であり，低呼吸は 10 秒以上の気流の低下（正常の 50％以下）である．

重症度

　AHI＜15 を軽症，15≦AHI＜30 を中等症，AHI≧30 を重症，と定義している．

C　治　療

主な治療法

　AHI が 20 以上で日中の眠気など症状を伴う場合は，**経鼻的持続陽圧呼吸療法（CPAP）**の装着（**図Ⅲ-10-6**）が適応とされている．睡眠時に持続的な陽圧をかけることができる人工呼吸器を装着することで，気道の開存を図る．軽症例ではマウスピースを用いたり，鼻腔ステントを用いたりすることもある．扁桃肥大が原因である場合は，扁桃摘出術が有効である．また，肥満が背景にある場合は減量することも重要である．

メモ
日中の眠気を主観的に評価するツールとして，エプワース眠気尺度テスト（Epworth sleepiness scale：ESS）が広く使用されている．

PSG：polysomnography

AHI：apnea hypopnea index

CPAP：continuous positive airway pressure

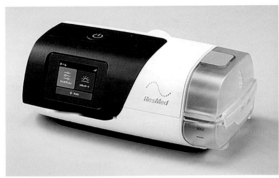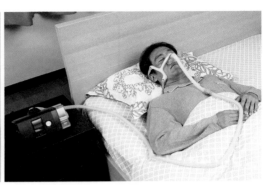

図Ⅲ-10-6　CPAP による治療
［写真提供：帝人ファーマ株式会社］

合併症とその治療法

　SAS では，高血圧，脳卒中，心筋梗塞，不整脈などのリスクが約 3〜4 倍高くなるとされる．SAS の診断にいたる場合は，治療前のスクリーニングとして心機能，呼吸機能をスクリーニングすることも重要である．CPAP 治療にて，これらのリスクや，死亡率が健常者と同等まで低下するとされている．

治療経過・予後

　CPAP を導入後，簡易モニターや PSG 検査を実施することで，AHI だけでなく，SpO_2 や脈拍の推移なども確認し，CPAP 圧を適切に設定することができる．

退院支援・患者教育

　肥満が原因で OSAS を呈している場合は，減量が推奨される．SAS に限らず，糖尿病や脂質異常症などは他疾患を併発するリスクが高く，適度な運動や食生活の是正が望ましい．また，アルコールは睡眠の質を低下させるため，摂取は控えるべきである．喫煙は咽喉頭部の炎症を起こし，OSAS を悪化させるリスクが高まるため，禁煙を指導する．

　CPAP の扱い方については退院までにしっかりと説明し，アドヒアランスの向上に努める必要がある．マスクのフィッティングがわるいことで鼻尖部に発赤や疼痛を認めることがあり，外来通院時に皮膚トラブルがないかを確認して，適宜マスクの調整や皮膚ケアに努めることも重要である．

6 | 肺胞タンパク症

A 病 態

肺胞タンパク症とは

肺胞には，肺胞が虚脱する方向に表面張力が働いている．虚脱を防ぐために，Ⅱ型肺胞上皮細胞から肺サーファクタントという肺表面活性物質が分泌され，表面張力を緩和している．

PAP：pulmonary alveolar proteinosis

肺胞タンパク症（PAP）とは，肺サーファクタントの生成または分解過程の障害が生じ，肺胞内腔にサーファクタント由来物質が異常貯留する疾患の総称であり，拘束性換気障害や拡散能低下をきたす．その発症機序により，自己免疫性 PAP，続発性 PAP，先天性 PAP，未分類 PAP に分類される．

疫 学

最近の調査では，罹患率は平均 0.7 人/100 万人である．自己免疫性，続発性，先天性，未分類の割合はそれぞれ 92.8％，6.2％，0.4％，0.6％と，9 割以上が自己免疫性 PAP であった．

発症機序

1) 自己免疫性 PAP

本来，肺サーファクタントは肺胞マクロファージにより処理される．生まれたてのマクロファージを肺胞マクロファージまで成熟させるには，顆粒球マクロファージコロニー刺激因子（GM-CSF）が必要である．この GM-CSF を働かなくする抗体（抗 GM-CSF 抗体）によって，PAP が発症する．

GM-CSF：granulocyte/macrophage colony-stimulating factor

2) 他の PAP

続発性 PAP は，血液疾患，悪性疾患，免疫不全，その他により発症するといわれている．

先天性 PAP の多くは，常染色体潜性遺伝（劣性遺伝）*である．

＊常染色体潜性遺伝（劣性遺伝）
対をなす染色体のどちらか一方にだけその遺伝子があっても発現せず，両方の染色体にある場合のみ発現する遺伝形式のこと．

症 状

約 1/3 の患者は無症状である．労作時呼吸困難，咳，痰，微熱，倦怠感などを症状として認めるが，PAP に特徴的なものはない．

B 診 断

どのような症状から肺胞タンパク症が疑われるか

PAP に特徴的な症状はないが，画像所見に比べて症状，身体所見に乏しいことが PAP の特徴である．

診断の進め方・確定診断の方法

BAL：bronchoalveolar lavage

胸部 CT 検査にて PAP が疑われた場合，気管支肺胞洗浄（BAL）や肺生

表Ⅲ-10-2　重症度に基づく肺胞タンパク症の治療指針

重症度	1	2	3	4	5
症状	なし	あり	不問		
PaO$_2$ (Torr)	PaO$_2 \geqq 70$		70> PaO$_2 \geqq 60$	60> PaO$_2 \geqq 50$	50>PaO$_2$
治療方針	経過観察		去痰薬 対症療法	区域洗浄，全肺洗浄 あるいは試験的治療	
				長期酸素療法	

検の所見と合わせて確定診断とする．さらに，自己免疫性 PAP では抗GM-CSF 抗体が重症度と関係なく血清中に検出される．抗 GM-CSF 抗体が陰性の場合は，続発性 PAP についての評価を追加する．

C　治療

主な治療

　重症度に応じて治療を行う（**表Ⅲ-10-2**）．肺胞洗浄療法には，気管支鏡を用いる方法，全身麻酔下で一側肺を洗浄する方法，全身麻酔・膜型人工肺下で両肺全体を洗浄する方法がある．自己免疫性 PAP は，試験的治療法として GM-CSF の吸入療法が試みられる．副腎皮質ステロイドや免疫抑制薬の効果は期待されない．

> **GM-CSF 吸入療法**
> 未承認．特定臨床研究という形で実施している施設がある．

治療経過・予後

　慢性に経過するが，8〜28％に自然軽快を認める．自己免疫性 PAP の 5 年生存率は 96％，10 年生存率は 88％であるが，この間に肺胞洗浄療法の繰り返しを要する場合がある．先天性 PAP は予後がきわめてわるく，続発性PAP も自己免疫性 PAP に比べて予後はわるい．

退院支援・患者教育

　科学的な証明はされていないが，PAP の患者には喫煙者や粉じん吸入歴のある者が多い．禁煙指導や，粉じん吸入を避けるように注意が必要である．また，安静時，労作時の呼吸状態，低酸素血症の有無を把握する．

7 無気肺

A 病態

無気肺とは

無気肺とはさまざまな原因により気管～肺に空気が入らず，肺が潰れて縮んでしまった状態である．異物，肺がん，痰，瘢痕気管狭窄，胸水などが原因で気管支が細くなり，閉塞し末梢肺に空気が入らなくなってしまう．

分類

無気肺の分類を，**表Ⅲ-10-3**に示す．このうち，圧倒的に臨床で問題になるのは閉塞性と圧排性であり，日常多く経験するのは痰詰まりによる**閉塞性無気肺**である．

症状

無症状のこともあるが，咳，痰，胸部圧迫感，呼吸困難などが症状として現れることも多い．

B 診断

どのような症状から無気肺が疑われるか

身体所見で無気肺に陥った部分は，呼吸音が低下する．また打診では，濁音（dullness），触覚震盪の低下が認められ，疑う契機となる．

画像検査

胸部 X 線（**図Ⅲ-10-7**）および CT（**図Ⅲ-10-8**）で確定できる．CT では，原因もわかることがある．閉塞のパターンにより，さまざまな画像所見をとる．ポイントは，無気肺の病態を考えることである．

- 空気が入らない：X 線では白くなる．
- 無気肺部分は肺が小さくなる：X 線では，気管支や心臓，横隔膜など，正

触覚震盪

肺に手をあてて「あー」と発声させてみると，健常肺では空気の振動が手の平にしっかり伝わり震えているのがわかるが，無気肺になると空気の振動がなく，それが伝わらなくなる．

表Ⅲ-10-3　**無気肺の分類**

閉塞性	気道分泌物の貯留，気道内の腫瘍（良性・悪性とも），気道異物などにより気道が閉塞し，閉塞部位より末梢にかけて含気量が減少した病態となる（図Ⅲ-10-8）
圧排性	胸水，気胸，肺および縦隔腫瘍など肺が圧排・虚脱するため含気量が低下する
癒着性	肺サーファクタントが減少すると，肺胞が膨らまなくなり無気肺になる新生児呼吸窮迫症候群が有名．サーファクタントを用いて治療する
瘢痕性	肺線維症などで肺胞が膨らまなくなり，含気量が低下して無気肺となる

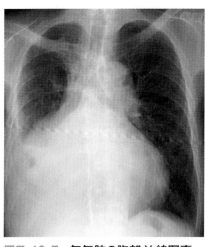

図Ⅲ-10-7　無気肺の胸部 X 線写真
右下肺は透過性が低下し，心陰影の右縁はみえなくなっている．

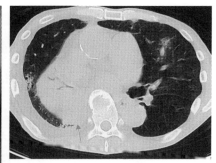

図Ⅲ-10-8　無気肺の胸部 CT
右下葉は含気が失われている（矢印）．

常臓器が牽引される．

C　治　療

主な治療法

　治療は，原因の除去が重要である．がんなら手術，放射線，化学療法を行い，腫瘍を除去，縮小させる．痰詰まりなら吸引やネブライザー吸入，体位ドレナージにて痰を除去する．胸水が原因であれば，胸水穿刺にて排液が必要である．

合併症とその治療法

　無気肺に陥った部分は痰がうまく喀出できず，合併症として肺炎を起こしやすくなる（これを閉塞性肺炎とよぶ）．肺炎が生じた場合は抗菌薬を使用して治療するが，原因が改善されていないことも多く，通常の肺炎より治りにくい傾向がある．そのため，肺炎の徴候には十分に注意した看護観察が必要である．

退院支援・患者教育

　原因によるが，基本的に喀痰分泌排泄がうまくいかずに起こる閉塞性無気肺が多い．患者にはどこの位置に無気肺があるかをしっかり伝え，体位ドレナージを指導する．また吸入，内服などで気管支拡張や喀痰量の減少を図ることができるため，内服，吸入を忘れないよう，きちんとした服薬指導をすることも大切である．

索引

看護学テキスト NiCE

病態・治療論[2] 呼吸器疾患（改訂第 2 版）

| 2019 年 3 月 15 日　第 1 版第 1 刷発行 | 編集者 石原英樹，竹川幸恵 |
| 2024 年 2 月 15 日　改訂第 2 版発行 | 発行者 小立健太 |

発行所 株式会社 南 江 堂
〒113-8410 東京都文京区本郷三丁目 42 番 6 号
☎(出版) 03-3811-7189 (営業) 03-3811-7239
ホームページ https://www.nankodo.co.jp/
印刷・製本 横山印刷

© Nankodo Co., Ltd., 2024

看護学テキスト NiCE

- 看護学原論
- 基礎看護技術
- ヘルスアセスメント
- 看護倫理
- 看護理論
- 地域・在宅看護論Ⅰ 総論
- 地域・在宅看護論Ⅱ 支援論
- 成人看護学 成人看護学概論
- 成人看護学 急性期看護Ⅰ 概論・周手術期看護
- 成人看護学 急性期看護Ⅱ 救急看護・クリティカルケア
- 成人看護学 慢性期看護
- 成人看護学 成人看護技術
- リハビリテーション看護
- エンドオブライフケア
- がん看護
- 緩和ケア
- 老年看護学概論
- 老年看護学技術
- 小児看護学Ⅰ 小児看護学概論・小児看護技術
- 小児看護学Ⅱ 小児看護支援論
- 母性看護学Ⅰ 概論・ライフサイクル
- 母性看護学Ⅱ マタニティサイクル
- 精神看護学Ⅰ こころの健康と地域包括ケア
- 精神看護学Ⅱ 地域・臨床で活かすケア

病態・治療論（シリーズ全14巻）
- 【1】病態・治療総論
- 【2】呼吸器疾患
- 【3】循環器疾患
- 【4】消化器疾患
- 【5】内分泌・代謝疾患
- 【6】血液・造血器疾患
- 【7】腎・泌尿器疾患
- 【8】脳・神経疾患
- 【9】運動器疾患
- 【10】感染症/アレルギー/膠原病
- 【11】皮膚/耳鼻咽喉/眼/歯・口腔疾患
- 【12】精神疾患
- 【13】産科婦人科疾患
- 【14】小児疾患

- 災害看護
- 国際看護
- 看護管理学
- 医療安全
- 感染看護学
- 家族看護学
- 看護教育学
- 看護関係法規
- 生化学
- 薬理学
- 微生物学・感染症学
- 看護と研究 根拠に基づいた実践

※最新の情報は南江堂 Web サイトをご確認ください.

 NANKODO Since 1879 南江堂 〒113-8410 東京都文京区本郷三丁目42-6 （営業）TEL 03-3811-7239 FAX 03-3811-7230 www.nankodo.co.jp

231025TT